Sarah Kucera

Heilen mit der Kraft des Ayurveda

Über 100 alte Rituale für das moderne Leben

riva

Bibliografische Information der Deutschen Nationalbibliothek
Die Deutsche Nationalbibliothek verzeichnet diese Publikation in der Deutschen Nationalbibliografie.
Detaillierte bibliografische Daten sind im Internet über http://d-nb.de abrufbar.

Für Fragen und Anregungen
info@rivaverlag.de

Wichtiger Hinweis
Dieses Buch ist für Lernzwecke gedacht. Es stellt keinen Ersatz für eine individuelle medizinische Beratung dar und sollte auch nicht als solcher benutzt werden. Wenn Sie medizinischen Rat einholen wollen, konsultieren Sie bitte einen qualifizierten Arzt. Der Verlag und die Autorin haften für keine nachteiligen Auswirkungen, die in einem direkten oder indirekten Zusammenhang mit den Informationen stehen, die in diesem Buch enthalten sind.

1. Auflage 2020

Nymphenburger Straße 86
D-80636 München
Tel.: 089 651285-0
Fax: 089 652096

Die amerikanische Originalausgabe erschien 2019 bei The Experiment, LLC unter dem Titel *The Ayurveda Self-Care Handbook*.

Übersetzung: Marion Zerbst
Redaktion: Silke Panten
Umschlaggestaltung: Manuela Amode
Umschlagabbildung: Sarah Smith
Layout: Ortrud Müller, Die Buchmacher – Atelier für Buchgestaltung, Köln
Satz: Ortrud Müller, Die Buchmacher – Atelier für Buchgestaltung, Köln
Bildnachweis: Suzanne Corum-Rich: 295

Druck: Florjancic Tisk d.o.o., Slowenien
Printed in the EU

ISBN Print 978-3-7423-1142-9
ISBN E-Book (PDF) 978-3-7453-0798-6
ISBN E-Book (EPUB, Mobi) 978-3-7453-0799-3

Weitere Informationen zum Verlag finden Sie unter

www.rivaverlag.de

Beachten Sie auch unsere weiteren Verlage unter www.m-vg.de

Sarah Kucera

Heilen mit der Kraft des Ayurveda

Dieses Buch widme ich all meinen Patienten und Schülern.
Egal ob ihr im Lauf der Jahre viele Kurse oder Termine bei mir hattet
oder nur einen einzigen – ihr habt stets darauf vertraut,
dass ich euch in die richtige Richtung führe.
Und so wie ich eure Lehrerin war,
habe ich auch von euch eine Menge gelernt.
Ich bin euch so dankbar.

Inhalt

Vorwort von Dr. Suhas Kshirsagar

Das Buch *Heilen mit der Kraft des Ayurveda* ist der optimale Wegweiser für Menschen, die mehr Kontrolle über ihre Gesundheit und ihr Wohlbefinden erlangen möchten. Die neuesten medizinischen Erkenntnisse weisen alle in die gleiche Richtung: Pflanzliche Ernährung, genügend Schlaf, Bewegung, Meditation und wirksames Stressmanagement sind der beste Weg zu einem gesunden Alltagsleben. Für Menschen, die solche Lebensstiländerungen in ihren Alltag integrieren möchten, gibt es keinen besseren Wegweiser als die ayurvedische Medizin. Und nicht nur das: Ayurveda ist auch die Kunst und Wissenschaft eines langen Lebens.

Wir stehen in der Medizin zurzeit an einem Scheideweg, an dem wir uns wieder auf die wahre Bedeutung des Wortes »Prävention« besinnen müssen. Prävention bedeutet, aktiv etwas für die eigene Gesundheit zu tun und verantwortungsvolle Entscheidungen zu treffen. Genau auf die Mondphasen und den Wechsel der Jahreszeiten, auf traditionelle Festlichkeiten und das Gemeinschaftsleben abgestimmte Selbstfürsorgerituale spielten in allen alten Kulturen eine wichtige Rolle. Auf seine Gesundheit zu achten, war ein Lebensstil, und das Wohlergehen der Gesellschaft basierte auf nachhaltigem Leben.

Die moderne Wissenschaft der Chronobiologie unterstreicht die Bedeutung dieser uralten Weisheit und zeigt eindeutig, dass der Ablauf der Zeit in unseren Genen verankert ist. Die Wahl des richtigen Zeitpunkts für Essen, Schlaf und körperliche Aktivität spielt eine sehr wichtige Rolle dabei, wie wir die Welt um uns herum »verdauen« (und damit ist nicht nur die Nahrung gemeint); und dieser Verarbeitungsprozess wirkt sich wiederum auf unsere körperliche, emotionale und spirituelle Gesundheit aus. Diese aus der westlichen Welt kommenden neuen wissenschaftlichen Erkenntnisse sind hochinteressant, bestätigen aber gleichzeitig auch die Gültigkeit uralter ayurvedischer Prinzipien, die ich im Rahmen meiner Forschungsarbeit und in meinen Büchern untersucht habe und bei denen es darum geht, dass wir unsere Tage und Nächte im Kreislauf der Jahreszeiten und Lebensalter nach bestimmten festen Mustern gestalten sollten.

Das Buch, das Sie in den Händen halten, wird Ihnen eine große Hilfe dabei sein, in unserer modernen Zeit liebevoller und verantwortungsbewusster mit sich selbst umzugehen. Sarah Kucera ist eine gute Freundin und Kollegin von mir, die bei der Weitergabe dieses Gedankenguts an ihre Klienten und Studenten Pionierarbeit leistet. Als Chiropraktikerin kombiniert sie diese physische Wissenschaft mit ihrer stark von Intuition geprägten yogischen und ayurvedischen Sichtweise, bei der es darum geht, die Ungleichgewichte, aus denen Krankheiten entstehen, zu erkennen und zu korrigieren und Menschen dabei zu helfen, die Verantwortung für ihre eigene Gesundheit zu übernehmen. Ayurveda und Yoga sind zwei verwandte Wissenschaftszweige, mit deren Hilfe man ein krankheitsfreies, spirituelles Leben führen kann. Die Rezepte dieser beiden uralten Wissenschaften unterscheiden sich allerdings von dem, was die meisten Menschen in unserer heutigen westlichen Welt kennen. Zu den Heilmitteln dieses Gesundheitssystems gehören ganz einfache Formen der Selbstfürsorge, beispielsweise tägliche Ölmassagen, morgendliche Spaziergänge, Kräutertees, Gewürze und heilsame Nahrungsmittel, die nicht nur der Entstehung krankheitsverursachender Ungleichgewichte vorbeugen, sondern auch die allgemeine Qualität und Quantität unseres Lebens verbessern.

Obwohl das Konzept der Selbstfürsorge sich inzwischen immer größerer Beliebtheit erfreut, war es in der westlichen Welt noch bis vor Kurzem kaum bekannt. Da Wirtschaft und Industrie in unserem Leben einen immer höheren Stellenwert einnehmen, sind wir darauf konditioniert, immer mehr zu wollen, zu erstreben und zu erkämpfen und ununterbrochen hart zu arbeiten. Viele berufstätige Menschen – vor allem aus der Generation Y – wagen es heute kaum noch, Urlaub zu nehmen oder sich krankzumelden; sie haben das Gefühl, rund um die Uhr im Büro sein zu müssen. Die meisten meiner Patienten leiden unter solchen Problemen; ihr Leben ist ein ständiger Kampf gegen Enttäuschung, Burn-out und Depressionen, die ihr Berufs- und Privatleben beeinträchtigen. Das erzeugt natürlich auch einen enormen Druck auf ihre Familien und ihre zwischenmenschlichen Beziehungen; ihre Work-Life-Balance gerät dauerhaft aus dem Gleichgewicht, und sie kümmern sich nicht mehr um ihr eigenes Wohlbefinden. Aber wir können unsere Mitmenschen nur dann lieben, wenn wir dieses Gefühl zunächst einmal uns selbst entgegenbringen.

Jeder Mensch hat von Natur aus den Wunsch, glücklich zu sein – der Sinn unseres Lebens besteht schlicht und einfach darin, mehr Glück zu erleben. Doch die meisten Menschen suchen ihr Glück in der Außenwelt. Erst ab einem bestimmten Zeitpunkt unserer Entwicklung lernen wir, dass Glück nichts ist, was man erwerben kann, sondern ein Seinszustand. Was wir im Alltag erleben, können wir uns nicht aussuchen: Manchmal hängt man im Stau fest, manchmal steht man staunend vor einem Regenbogen. Aber das Leben von einer positiveren Seite zu betrachten, statt sich von negativen Ereignissen herunterziehen zu lassen – so eine innere Einstellung zu entwickeln, das haben Sie selbst in der Hand. Nur dadurch können Sie die Voraussetzungen für einen wirklich sattvischen (ausgeglichenen und freudigen) Seinszustand schaffen: einen Zustand, der auf Selbstliebe als Quelle des Glücks beruht.

Selbstliebe bedeutet, dem eigenen Glück und Wohlbefinden einen hohen Stellenwert einzuräumen. Es ist eine Haltung der Akzeptanz oder bedingungslosen Unterstützung und Fürsorge sich selbst gegenüber. Sie erfordert Engagement für das eigene Ich und die Bereitschaft, seine persönlichen Bedürfnisse zu erkennen und zu erfüllen, sich wertfreies Denken zu erlauben und sich selbst im Großen und Ganzen als guten, wertvollen Menschen zu betrachten, der Gesundheit und Glück verdient hat. Aber all das muss tief aus unserem eigenen Inneren kommen und nicht von außen.

Wie Sarah in diesem von Herzen kommenden Buch ausführlich und unmissverständlich erklärt, besteht der einfachste Weg zur Erreichung dieses Ziels aus ayurvedischer Sicht in der täglichen und jahreszeitlichen Ausrichtung unseres Lebens an der Natur. Die natürlichen Biorhythmen wirken sich ständig auf unseren Geist und Körper aus; daher können wir Ungleichgewichten vorbeugen, indem wir in unserem Leben bewusst an bestimmten festen Abläufen festhalten. Wenn es Ihnen gelingt, Ihr Alltagsleben auf diese Weise ins Gleichgewicht zu bringen, wird bald auch eine harmonische Ausgewogenheit in Ihre Gedanken einkehren, Sie werden sich angewöhnen, auf Ihren Körper zu hören – und das kann Ihr Leben verändern.

Der wahre Grund für diese Selbstfürsorge und Selbstliebe ist gar nicht so selbstsüchtig, wie er auf den ersten Blick vielleicht erscheinen mag: Wir versuchen ins Gleichgewicht zu kommen, um mehr innere und äußere Harmonie zu erlangen. Wenn wir körperlich, geistig und emotional gesund sind, überträgt sich dieses Wohlbefinden auch auf alle anderen Menschen in unserem Umfeld. Wenn wir lernen, uns selbst zu akzeptieren und zu verzeihen und uns Mitgefühl entgegenzubringen, werden wir auch einfühlsamer und toleranter gegenüber unseren Mitmenschen. Durch unseren Umgang mit uns selbst senden wir eine klare Botschaft an unsere Freunde und Angehörigen, ja sogar an alle Menschen und signalisieren ihnen, wie wir von anderen behandelt werden möchten. Wenn wir unser eigenes Ich immer wieder hintanstellen, dürfen wir uns nicht darüber wundern, wenn andere Menschen das Gleiche tun. Trotzdem reagieren wir tief verletzt, wenn unsere Mitmenschen uns geringschätzig und respektlos behandeln; wir nehmen das persönlich – und sind dabei in Wirklichkeit doch nur Opfer eines Systems, das wir durch unser eigenes unbewusstes Verhalten geschaffen haben und aufrechterhalten.

Sarah gelingt es in diesem Buch ganz hervorragend, verschiedene Formen von Selbstliebe zu beschreiben und zu zeigen, wie man sein Wohlbefinden verbessern kann. Auf ihrem persönlichen Erfahrungsschatz aufbauend, hat sie es sich zur Aufgabe gemacht, andere Menschen davon zu überzeugen, dass Selbstliebe und Selbstfürsorge eine unabdingbare Voraussetzung für Glück und einen optimalen Gesundheitszustand sind. Egal ob Sie nur eines der hier beschriebenen Rituale übernehmen oder Ihr ganzes Leben neu gestalten möchten: Dieses Buch zeigt Ihnen, wie Sie ein ausgewogeneres, bewussteres Leben führen und stärker mit sich und der Natur im Einklang stehen können! Aus Sarahs Empfehlungen können Sie lernen, sich selbst in einem neuen, strahlenden Licht zu sehen, sich zu lieben und gut für sich zu sorgen.

Dr. med. Suhas Kshirsagar, Bachelor of Ayurvedic Medicine and Surgery (BAMS), ist ein weltbekannter ayurvedischer Arzt und medizinischer Lehrer aus Indien. Er leitet die Ayurvedic Healing and Integrative Wellness Clinic in Nordkalifornien und ist Autor der Bücher *The Hot Belly Diet* und *Leben nach der inneren Uhr mit modernem Ayurveda.*

Einführung

Das Wesen der Medizin

Immer wenn ich mich nicht so wohlfühle, wie ich eigentlich sollte, denke ich an die Zeit zurück, als ich am gesündesten und glücklichsten war – eine Übung, die wir alle hin und wieder machen sollten. Mir fällt dabei immer sofort meine Kindheit ein – genauer gesagt die Zeit, als ich ungefähr neun Jahre alt war. Ich bin in einer Kleinstadt in Iowa aufgewachsen und ernährte mich von Hausmannskost mit den kräftigen Aromen des Gartens meiner Mutter oder des Bauernhofs meiner Großeltern. Ich konnte angstfrei draußen spielen, im Sommer radeln und im Winter Schlitten fahren. Mein Alltagsleben und das meiner älteren Schwester lief nach einem festen Schema ab, das zweifellos vom Wunsch meiner Mutter geprägt war, gesunde, glückliche Kinder großzuziehen. Schließlich war sie selbst so erzogen worden. Als eines von fünf Kindern, die in einem kleinen Bauernhaus aufwuchsen, hatte sie von klein auf einen festen Zeitplan mit täglichen Pflichten gehabt, bei ihrer Mutter andererseits aber auch viel Liebe und Geborgenheit gefunden. Ihr Tagesablauf war genauso vorhersehbar gewesen wie meiner. Wenn ich heute daran zurückdenke, erinnere ich mich nicht nur daran, wie die Tage dieses neun Jahre alten Mädchens begannen und endeten, sondern auch an das Gefühl der Sicherheit, das diese immer gleichen Abläufe mir vermittelten.

Vielleicht beruht meine heutige Begeisterung für Gewohnheiten und Rituale (eine Leidenschaft, auf der ich unter anderem meine Karriere als Ayurveda-Therapeutin aufgebaut habe) unbewusst auf dieser Erinnerung an die Sicherheit und Geborgenheit, die ich damals als Kind erlebt habe, als ich noch nicht wusste, welche Verantwortung das Erwachsensein mit sich bringen würde. Auch als ich älter wurde und abseits der Farm und ländlichen Ernährung meiner Kindheit mein eigenes Leben zu führen begann, fühlte ich mich meinem wahren Ich stets am nächsten, wenn ich mich in meiner Lebensführung von der Natur und den Ritualen eines naturverbundenen Lebens leiten ließ. Die Natur geht stets planmäßig und systematisch vor. Sie gibt uns alle wichtigen Hinweise, die wir für unsere Gesundheit und unser inneres Gleichgewicht brauchen: wann wir aufstehen und schlafen gehen, wann wir essen und uns bewegen sollen. Die täglichen Aktivitäten, Mahlzeiten und häuslichen Dekorationen, die sich am Wechsel der Jahreszeiten orientierten, erhielten meine Familie gesund und schufen eine Atmosphäre der Wärme und Geborgenheit in unserem Zuhause. Im Gegensatz zu meiner heutigen Erledigungsliste waren sie nicht starr und monoton, sondern voller Leben.

Da wir Menschen fühlende Wesen sind, sollten wir instinktiv im Einklang mit der Natur leben, doch leider hat unsere moderne Lebensweise uns sehr weit von diesem Ziel entfernt. Mit Anfang 20 wollte ich unbedingt etwas erreichen. Ich suchte nach Möglichkeiten, mein Leben so bequem wie möglich zu gestalten, musste unbedingt immer die neuesten Geräte und Technologien haben, und oft war meine Arbeit mir wichtiger, als mich um mein Wohlergehen zu kümmern. Erst als ich mehr über Ayurveda erfuhr, wurde mir klar, wie weit ich mich von meiner Kleinstadtjugend und meinem damaligen Leben im Einklang mit der Natur entfernt hatte. Ich hörte nicht mehr auf meine Intuition.

Seit über 5000 Jahren lehrt das Gesundheitssystem des Ayurveda, dass Mensch und Natur ein Kontinuum bilden und dass wir diese enge Verbindung zur Natur in unserer Ernährung und Tagesgestaltung berücksichtigen sollten. Dazu gehört auch, unsere in ständigem Wandel begriffene natürliche Umgebung mit allen Sinnen in uns aufzunehmen. Die Natur bewegt sich in Zyklen, und wenn unser Leben synchron mit diesen natürlichen Zyklen abläuft, fühlen wir uns wohl. Wenn das Leben mit seinen ständigen Ablenkungen durch moderne Technologien, Arbeit, Stress usw. uns aus dem

Gleichgewicht bringt, suchen wir verzweifelt nach Wegen, um wieder in den richtigen Rhythmus zu kommen.

Doch zu unserem Glück haben unsere frühesten Vorfahren sich in enger Verbundenheit mit der Natur entwickelt, statt ständig auf irgendwelche elektronischen Geräte zu starren. Sie beobachteten die Veränderungen der Natur im Verlauf des Tages und der Jahreszeiten – die Zyklen, an denen unser inneres und äußeres Umfeld sich orientiert – und begannen zu begreifen, dass wir krank werden, wenn wir gegen die Natur oder gegen unsere eigene innere Weisheit leben. Wenn wir auf Schlaf verzichten, obwohl wir müde sind, werden wir anfälliger für Grippe und Erkältungen, weil Schlafmangel unsere Abwehrkräfte schwächt; und wenn wir uns von stark verarbeiteten, künstlichen oder außerhalb der Saison angebauten Lebensmitteln ernähren, neigen wir zu Verdauungsproblemen. Als ayurvedischen Ärzten diese Anfälligkeit für bestimmte Krankheiten auffiel, entwickelten sie Empfehlungen für eine mit den täglichen und jahreszeitlichen Zyklen im Einklang stehende Lebensweise. Dazu gehören auch bestimmte Ess- und Schlafgewohnheiten, die bis zur Generation unserer Großeltern das Fundament unseres täglichen Lebens gebildet haben.

Im Gegensatz zu vielen anderen Menschen habe ich die Lehren des Ayurveda und die darauf beruhenden Selbstfürsorgepraktiken nicht in einer Zeit entdeckt, als mein Leben aus dem Takt geraten war. Vielmehr faszinierten mich diese Lehren als mögliches Bindeglied zu meiner Ausbildung als Chiropraktikerin und Yogalehrerin. Denn Ayurveda und Yoga stehen in enger Wechselbeziehung zueinander: Als Studium des Körpers ergänzt der Ayurveda das Studium des Geistes, das wir beim Yoga praktizieren. Für mich lag eine besondere Schönheit in dem Gedanken, dass unsere Küche zu unserer Apotheke werden kann und dass Lebensmittel Eigenschaften besitzen, die über ihre bloßen Nahrungsbausteine wie Kohlenhydrate, Fett und Eiweiß hinausgehen. Mir gefiel der Gedanke, dass wir mit unserer Ernährung nicht nur medizinische Wirkungen erzielen, sondern sie sogar an unsere individuelle Konstitution anpassen können. Dank dieser Konzepte konnte ich bei meinen Patienten auch Erkrankungen in den Griff bekommen, die über die

Beschwerden des Bewegungsapparates hinausgingen, welche ich in meiner chiropraktischen Praxis am häufigsten behandelte. Und nicht zuletzt konnte ich dadurch auch etwas für meine eigene Gesundheit tun.

Als ich anfing, Patienten nach ayurvedischen Prinzipien zu behandeln, sprach ich mit ihnen am liebsten über Ernährung und Pflanzenheilkunde; und das waren auch die Themen, die meine Patienten am meisten interessierten. Obwohl ein regelmäßiger Tagesablauf während meiner Kindheit und in meinem damaligen Leben eine so wichtige Rolle für meine Gesundheit spielte, richtete ich mein Hauptaugenmerk nicht auf das Wie der Tagesgestaltung meiner Patienten, sondern nur auf das Was. Anscheinend fühlen viele Menschen sich zu alternativen Behandlungsmethoden wie Ayurveda, chinesischer Medizin, Homöopathie oder Naturheilkunde hingezogen, weil diese nicht mit verschreibungspflichtigen Medikamenten, sondern mit Heilkräutern und Nahrungsergänzungsmitteln arbeiten. Dennoch begann ich mich zu fragen, ob hinter der Naturmedizin nicht noch mehr steckte. Mir wurde immer klarer, dass das Wirksamste am Ayurveda nicht die Ernährung nach den Doshas oder die adaptogenen Heilpflanzen sind, sondern die bereits seit Jahrtausenden praktizierte Einhaltung täglicher und jahreszeitlicher Selbstfürsorgerituale. Mir kam der Gedanke, dass die ayurvedische Medizin nicht einfach nur deshalb eine »Naturheilkunde« ist, weil sie nicht mit pharmazeutischen Medikamenten arbeitet, sondern weil sie aus der Natur selbst besteht.

Damals stand ich am Rande eines Burn-outs. Ich hielt mich nicht an die ayurvedischen Lebensgestaltungsprinzipien und füllte meine ganze Freizeit mit Arbeit aus, um den Anforderungen meines kleinen Unternehmens nachzukommen. Außerdem bestand meine berufliche Tätigkeit in medizinischen Dienstleistungen, und wie so viele Menschen in »Helferberufen« neigte ich dazu, immer nur zu geben, statt dabei auch auf mich selbst zu achten. Irgendwann verausgabte ich mich so sehr, dass mir nur noch wenig Freizeit blieb und ich nicht einmal mehr Zeit für die einfachsten Rituale fand, von denen ich wusste, dass sie meinem Alltag ein festes Fundament verleihen würden. Die einzige Konstante in meinem Leben war ein Gefühl geistiger und körperlicher Unruhe, ein ständiges Gehetztsein. Obwohl ich ein ordnungsliebender Mensch bin, der mit ganz wenigen Dingen auskommt, lagen in meiner Wohnung tage- oder gar wochenlang Stapel sauberer Wäsche auf dem Boden, weil mir die Kraft dazu fehlte, sie wegzuräumen. Normalerweise lerne ich gerne etwas dazu, schaue mir Dokumentarfilme an oder höre Podcasts, doch wenn ich damals abends nach Hause kam, reichte meine Zeit und Energie dafür nicht mehr aus. Dann konnte ich nur noch fernsehen, um ein bisschen abzuschalten. Normalerweise koche ich mir mein Essen gern selbst, doch damals holte ich mir mehrmals pro Woche Gerichte zum Mitnehmen aus einem Imbissrestaurant, weil es mir einfach zu viel war, Lebensmittel zu kaufen und zuzubereiten. Irgendwie hatte ich das Gefühl, gar nicht mehr ich selbst zu sein.

Da ich überzeugt davon war, dass es auch anders gehen musste, beschloss ich, mithilfe der Natur – meiner lebenslangen Verbündeten – etwas an dieser Situation zu ändern. Ich begann Morgen- und Abendrituale in mein Leben einzubauen, die meinen Bedürfnissen und Lebensumständen entsprachen. Durch Meditation und regelmäßige über den Tag verteilte Pausen vertiefte ich mich in mein eigenes Inneres und machte eine Bestandsaufnahme meines geistigen, körperlichen und emotionalen Befindens. Ich akklimatisierte mich an meine äußere Umgebung, indem ich mehr Zeit im Freien verbrachte, obwohl die Temperaturen in meiner Heimatstadt Kansas City (Missouri) je nach Jahreszeit zwischen extremer Sommerhitze und extremer Winterkälte schwankten. Ich pflegte eine enge Beziehung zur Natur und ihren Kreisläufen, indem ich jeden Morgen einen Spaziergang an der frischen Luft machte und mir fest vornahm, jeden Tag um dieselbe Zeit schlafen zu gehen und zu essen. Mir wurde klar, dass meine selbstständige Arbeit, die mich dem Burn-out nahe brachte, gleichzeitig auch den Vorteil hatte, dass ich mir meine Zeit frei einteilen konnte – niemand außer mir selbst hielt mich davon ab, mein Mittagessen jeden Tag um dieselbe Zeit einzunehmen. Diese ayurvedischen Praktiken und die gesunde Lebensweise, zu der ich in meiner Kindheit erzogen worden war, gaben meinem Leben wieder eine feste Struktur.

Plötzlich begann ich mich wieder wie das neunjährige Kind von damals zu fühlen – nur in einem erwachsenen Körper. Natürlich spielte ich jetzt nicht mehr Fangen draußen auf den Feldern und ich half meiner Mutter auch nicht mehr beim Putzen von Gartengemüse fürs Abendessen, und doch ging es mir gesundheitlich immer besser. Dieses körperliche und seelische Wohlbefinden war eine Folge meines neuen Lebens, das von Ritualen, festen Tagesabläufen und einem tiefen Einklang mit der Natur geprägt war.

Auch in der Behandlung meiner Patienten begann ich besonderes Schwergewicht auf die regelmäßige Lebensführung zu legen, die im Ayurveda eine so wichtige Rolle spielt. Wenn meine Patienten dann zur Nachuntersuchung zu mir kamen, wirkten sie fröhlicher und glücklicher und berichteten, dass ihr Schlaf und ihre Verdauung sich verbessert hatten; außerdem fühlten sie sich jetzt auch energiegeladener. Mit dieser neuen Behandlungsphilosophie linderte ich nicht nur die Symptome meiner Patienten, sondern schuf gleichzeitig auch ein solides Fundament für einen besseren Gesundheitszustand.

Mit diesem Buch möchte ich Ihnen einen neuen Weg zu einem gesunden Leben zeigen, das man durch einfache Rituale und sinnvolle Lebensstiländerungen erreichen kann – und dadurch, dass man sich die Natur zur Verbündeten macht. Als Ihre Begleiterin auf diesem Weg werde ich auf uralte und moderne Heilmittel, auf meinen persönlichen Erfahrungsschatz und die Erfahrungen meiner Patienten zurückgreifen, die durch eine regelmäßige Lebensführung Verdauungsbeschwerden, Hautprobleme, Schlafstörungen und Müdigkeit überwunden und ihren Hormonhaushalt wieder in Ordnung gebracht haben. In diesem Buch finden Sie die wichtigsten Grundprinzipien des Ayurveda, einschließlich der fünf Elemente und der drei Konstitutionen (Doshas) mitsamt deren Eigenschaften. Außerdem erfahren Sie, wie die Natur und die 24 Stunden des Tages aus ayurvedischer und chronobiologischer Sicht die Abläufe in unserem Körper beeinflussen. Ich werde auf die Bedeutung von täglichen und jahreszeitlichen Ritualen und Praktiken eingehen, die der Ayurveda zur Erhaltung unserer Gesundheit empfiehlt, und Ihnen außerdem erklären, welche Auswirkungen Ihre persönlichen Stärken und Schwächen auf Ihren Erfolg bei der Umstellung Ihrer Lebensweise haben können. Ich gebe Ihnen Tipps, wie Sie eventuelle Hindernisse in Ihrem Leben überwinden können, und für Lebensphasen, in denen es Ihnen nicht gut geht, finden Sie Vorschläge für verschiedene Selbstfürsorgerituale und -praktiken, mit deren Hilfe Sie aus eigener Kraft wieder gesund werden können.

Wenn Sie sich mit dem stark von Intuition geprägten System des Ayurveda beschäftigen, werden Sie sich selbst besser kennenlernen und feststellen, dass die ayurvedische Medizin wie ein langjähriger Freund ist, der Sie ganz einfach »versteht«. In der yogischen und ayurvedischen Philosophie gibt es ein Konzept namens Svadhyaya, was so viel wie »Selbststudium« bedeutet. Da wir nur dann richtig gesund sein können, wenn wir uns selbst gut kennen, finden Sie in diesem Buch immer wieder Denkanstöße zur Selbsterkenntnis und Anregungen zum Tagebuchführen, die es Ihnen erleichtern werden, an Ihren Ritualen festzuhalten. Diese Übungen sollen Ihnen helfen, sich Ihrer persönlichen Gewohnheiten, Verhaltensmuster und Denkprozesse bewusster zu werden und mithilfe dieser Erkenntnisse bessere Entscheidungen für Ihr Wohlbefinden zu treffen.

Rituale können unserem Leben Form geben, indem sie Raum für mehr Selbstfürsorge schaffen, die wir brauchen, um unsere Gesundheitsziele zu erreichen. Ich hoffe, dieses Buch wird Sie dazu inspirieren, bei Sonnenaufgang aufzustehen, öfters draußen spazieren zu gehen und sich bei Ihrer Ernährung am Angebot der Jahreszeiten zu orientieren. Es soll Ihnen die Infrastruktur für ein energiegeladenes Leben liefern, das Sie mit Beschäftigungen ausfüllen, die Sie begeistern, und das Sie mit Menschen verbringen, die Ihnen am Herzen liegen. Dieses Buch soll Ihnen dabei helfen, sich zur besten Version Ihrer selbst – Ihres ganz besonderen, von der Natur ersonnenes Ichs – entwickeln zu können, um nicht nur ein gutes Leben zu führen und sich wohlzufühlen, sondern um gleichzeitig auch innerlich zu wachsen und zu gedeihen und die Erkenntnisse, die Sie auf diesem Weg sammeln, mit anderen Menschen zu teilen.

TEIL 1

Konsequent, zyklisch, sinnerfüllt

Kapitel 1

Ayurveda

Der Inbegriff der Natur

Ayurveda leitet sich von den Sanskrit-Worten Ayur (»Leben«) und Veda (»Wissen« oder »Wissenschaft«) her. Dabei handelt es sich um ein indisches Heilsystem, das die Natur als Medizin nutzt, und zwar nicht nur im kurativen, sondern auch im präventiven Sinn. In der ayurvedischen Medizin schafft man mithilfe von Lebensmitteln, Gewürzen, Heilpflanzen, Körperarbeit und Lebensstiländerungen die Voraussetzungen für einen optimalen Gesundheitszustand. Der Ayurveda ist ein sehr umfassendes System, das Ihnen auf der Basis Ihrer persönlichen Lebensgeschichte einen individuellen Weg zur Heilung aufzeigen möchte. Vielleicht das Schönste an dieser Lehre ist ihre Fähigkeit, Sie so zu verstehen, wie Sie sind, statt sich an einem hypothetischen Patienten aus einem medizinischen Lehrbuch zu orientieren. Die ayurvedische Lehre berücksichtigt Ihre persönlichen Eigenheiten und behandelt Sie als Individuum. Sie bietet Ihnen Erklärungen für bestimmte Besonderheiten Ihres Körpers und Ihrer Seele, die Ihnen schon immer bewusst waren, die Sie bisher aber vielleicht nicht richtig artikulieren, akzeptieren oder sich zunutze machen konnten.

Diese ganz besondere Fähigkeit des Ayurveda, zu wissen und zu interpretieren, was in Ihnen vorgeht, ist kein magisches oder gar übersinnliches Phänomen. Um nach ayurvedischen Prinzipien zu leben, muss man sich nicht zu einer bestimmten Religion bekennen. Man braucht dazu keine mystischen

Zeremonien und muss nicht einmal Yoga praktizieren. Ayurveda ist eine Wissenschaft, die aus der Natur entspringt – sowohl aus der Beobachtung unserer äußeren Umwelt als auch aus dem Verständnis, dass wir untrennbar mit dieser uns umgebenden Natur verbunden sind. Die Theorie von der Kontinuität zwischen Mikrokosmos und Makrokosmos ist ein Grundprinzip des Ayurveda. Einfach ausgedrückt, besagt diese Theorie, dass wir Menschen (der Mikrokosmos) ein Spiegelbild des Universums (Makrokosmos) sind; daher existiert alles, was außerhalb von uns liegt, gleichzeitig auch in uns. Das bedeutet, dass jede Veränderung in der Natur sich auf uns auswirkt und dass wir wiederum mit unserem Handeln die Natur sehr stark beeinflussen können.

Angesichts der Unermesslichkeit unseres Universums ist diese Kontinuitätstheorie zunächst vielleicht schwer verständlich oder sogar ein bisschen beängstigend. Der Gedanke, dass Ihre Handlungen sich nur auf Sie selbst auswirken, ist eigentlich ziemlich naheliegend; die Erkenntnis dagegen, dass Sie damit auch das Leben anderer Menschen oder gar unseren ganzen Planeten beeinflussen, kann schon erschreckend sein. Doch wenn wir die Natur in kleinere Komponenten unterteilen, wird das alles gleich viel verständlicher. Wenn wir die Elemente der Natur akzeptieren und uns darüber klar werden, was für eine Rolle sie spielen, können wir einen Teil unseres Bedürfnisses danach, kontrollieren zu können, wie wir uns fühlen, loslassen. Dann reagieren wir auf unsere Umgebung, statt uns dagegen zu wehren.

Die Elemente (Bhutas)

Wenn man im Einklang mit der Natur zu leben versucht, tritt man nicht einfach nur mit einer großen Entität in Verbindung, sondern mit etwas, das aus mehreren kleineren Teilen besteht. Nach der ayurvedischen Lehre besteht die Natur aus fünf verschiedenen Elementen oder Bhutas: Äther (oder Raum), Luft, Feuer, Wasser und Erde. Diese Elemente sind in allem (auch in uns selbst) enthalten, und wir brauchen sie zum Überleben. Wir benötigen Raum, um uns darin auszubreiten, Luft zum Atmen, die Sonne zur Umwandlung oder zum Wachstum, Wasser für unsere Flüssigkeitsversorgung und die Erde, die uns Nahrung bietet. Der Gedanke, dass alles auf der Welt aus denselben fünf Elementen besteht, könnte die Vorstellung nahelegen, dass alle Menschen genauso aussehen, denken und handeln wie ihre Mitmenschen, doch in Wirklichkeit ist genau das Gegenteil der Fall. Die Elemente drücken sich in jedem von uns anders und in unterschiedlichem Maß aus. Das macht jedes Lebewesen und jedes Ding auf dieser Erde zu etwas Einzigartigem. Am Wetter kann man das besonders leicht erkennen: Es gibt sonnige Tage mit mehr Feuer, windige Tage mit mehr Luft und regnerische oder feuchte Tage, die vom Element Wasser geprägt sind.

Das gleiche Prinzip zeigt sich auch in unserer Nahrung: Wurzelgemüse, das im Boden wächst, ist stärker vom Erdelement geprägt, während man in scharfen Lebensmitteln wie Chili das Feuer spürt. Auch an uns selbst und bei anderen Menschen können wir dieses Gesetz der Elemente beobachten. Vielleicht sind Ihnen schon einmal Menschen begegnet, die sehr »hitzköpfig« sind; andere dagegen sind eher »erdverbunden«, und wieder andere haben »nah am Wasser gebaut«. Manche Leute ändern ihre Meinung so schnell, wie sich der Wind drehen kann, andere erinnern eher an einen Fels in der Brandung und rühren sich nicht so leicht vom Fleck. Wenn das Erdelement im Körper eines Menschen besonders stark ausgeprägt ist, ist er normalerweise größer oder hat stärkere Muskeln oder Knochen, während vom Element Luft geprägte Menschen zarter gebaut sind und feinere Gesichtszüge haben. Achten Sie einmal darauf: Die fünf Elemente sind tatsächlich allgegenwärtig.

Jetzt sind Sie dran!

Spüren Sie in sich hinein, um zu erkennen, wie stark die fünf Elemente bei Ihnen ausgeprägt sind. Wie kommen Raum, Luft, Feuer, Wasser und Erde in Ihrem Denken und Fühlen zum Ausdruck? Sind bestimmte Elemente in Ihrem Körper stärker oder schwächer vertreten? Fühlen Sie sich einem Element besonders stark verbunden?

Die Qualitäten (Gunas)

Nun da Sie das Konzept der Elemente kennengelernt haben, wollen wir uns mit einem weiteren Prinzip beschäftigen, das die ayurvedische Lehre für uns besonders leicht nachvollziehbar macht: den Gunas – Eigenschaften oder Qualitäten, die den fünf Elementen zugeordnet sind und Gegensatzpaare bilden. Es gibt insgesamt zehn Gegensatzpaare, die jeweils einen Pol eines Kontinuums darstellen: trocken/ölig, leicht/schwer, beweglich/stabil, rau/glatt, kalt/heiß, klar/trüb, hart/weich, flüssig/fest, scharf/stumpf, fein/derb. Jedes Element besitzt eine Kombination verschiedener Eigenschaften – zum Beispiel: Luft ist trocken, leicht und beweglich; Erde ist ölig, schwer und stabil (siehe hierzu auch Tabelle 1 auf Seite 30).

Da die Elemente überall und in jedem Lebewesen vorhanden sind, kann man mit diesen Begriffen alles beschreiben – von Lebensmitteln über unsere Erlebnisse und Erfahrungen bis hin zu Krankheitssymptomen. Haben Sie heute ein leichtes oder schweres Mittagessen zu sich genommen? Ist Ihnen bei der Arbeit ein rauer Wind um die Ohren geweht oder lief alles glatt? Nehmen Sie das Leben leicht oder schwer? Ist Ihre Haut genauso trocken wie Ihr Humor? Sind Sie scharfsinnig oder haben Sie eine scharfe Zunge? Wir verwenden diese Eigenschaftswörter in unserem täglichen Leben so vielseitig und machen uns doch nur selten bewusst, dass es nicht einfach nur Begriffe sind, sondern Lebensprinzipien.

Bei den Gunas handelt es sich um ein sehr einfaches, grundlegendes Konzept. Wenn Sie sich bewusst machen, an welchem Punkt dieser verschiedenen Kontinuen Sie sich befinden und aus welchen dieser Eigenschaften Ungleichgewichte entstehen, die sich wie ein roter Faden durch Ihr Leben ziehen, halten Sie den Schlüssel zu Ihrer Heilung in der Hand. Denn wie Sie später noch erfahren werden, können Eigenschaften sich auch akkumulieren, und wenn man zu viel von einer bestimmten Qualität in sich trägt, fühlt man sich nicht wohl. Auch wenn es sich fast schon zu leicht oder einfach anhört, um wahr zu sein: Es wird Ihnen besser gehen, wenn Sie auch die entgegengesetzte Eigenschaft in Ihr Lebens aufnehmen.

Jetzt sind Sie dran!

Schauen Sie sich einmal die Tabelle der 20 Gunas auf Seite 30 an. Welche fünf Gunas kommen den gesundheitlichen Problemen, unter denen Sie zurzeit leiden oder die bei Ihnen besonders häufig auftreten, am nächsten?

Die drei Konstitutionen (Doshas)

Die Natur, die Elemente und deren Eigenschaften bilden zusammen die ayurvedischen Konstitutionen oder Doshas. Diese Doshas zeigen uns auf einen Blick, auf welche Weise die Natur in uns vertreten ist. Gleichzeitig können wir daraus ablesen, wie unser Körper funktioniert und warum jeder Mensch besondere Stärken, Schwächen und Bedürfnisse hat. Es gibt drei verschiedene Doshas – Vata, Pitta und Kapha –, und jedes besteht aus zwei der fünf Elemente. Doch genau wie alle fünf Elemente in uns vorhanden sind, tragen wir auch alle drei Doshas in uns. Jedem Dosha sind bestimmte Gewebe, Organe und Körperfunktionen zugeordnet; ebenso wie wir ohne Luft oder Wasser nicht überlebensfähig wären, können wir auch nicht existieren, ohne dass alle drei Konstitutionen in uns vertreten sind.

Ihr individueller Konstitutionstyp erklärt alles an Ihnen – vom Knochenbau bis hin zur Augenfarbe und Haarstruktur. Er verrät, wie Ihre körperlichen Merkmale und persönlichen Interessen miteinander zusammenhängen, wie Sie auf Stress reagieren oder für welche Krankheiten Sie besonders anfällig sind. An späterer Stelle in diesem Buch werden Sie noch mehr über die drei Doshas erfahren. Dann können Sie sich überlegen, welche Aspekte dieser Doshas Sie bei sich selbst wiedererkennen und welche Sie ganz besonders ansprechen. Aber denken Sie dabei stets daran, dass Sie alle drei Doshas in sich tragen.

Vata

Das **Dosha Vata** besteht aus Äther und Luft und besitzt die Eigenschaften leicht, fein, trocken, rau, hart, klar, kalt und beweglich. Diesem Dosha sind Nervensystem, Gehör, Ausscheidung und sämtliche Bewegungen im Körper zugeordnet – auch die Bewegungen Ihrer Gelenke und die Zirkulation von Blut und Lymphe (einer Flüssigkeit, die zu Ihrem Immunsystem gehört und weiße Blutkörperchen und Lymphozyten enthält). Im Hinblick auf unser physisches Erscheinungsbild zeigt Vata sich in Form von kräftigem oder lockigem Haar, kleiner Körpergröße oder zierlichem Körperbau, schlanken oder sehnigen Muskeln und feinen Gesichtszügen (beispielsweise schmalen Lippen und kleinen Augen oder Zähnen). Menschen mit starkem Vata-Anteil frieren leicht und leiden häufig unter Trockenheit (beispielsweise trockener Haut oder trockenen Augen). In psychischer Hinsicht führt die Kombination aus Äther und Luft zu Kreativität und Spontaneität, doch diese Mischung kann auch Emotionen wie Angst, Unentschlossenheit oder Sorgen verstärken. Vata-Typen tendieren zu künstlerischen, kreativen Berufen oder Tätigkeiten, in denen man sich eher mehr bewegt, statt lange zu sitzen. Sie sind oft sehr reiselustig und gesellig, fehlen auf keiner Party und lieben Veränderungen.

Pitta

Das **Dosha Pitta** besteht aus Feuer und Wasser und besitzt die Eigenschaften leicht, scharf, heiß, flüssig und trocken oder ölig. Es ist für unsere Fähigkeit zuständig, Dinge zu verwandeln, und ihm sind unsere Hormone und Enzyme, Verdauung, Blut, Haut und Augen zugeordnet. Solche Menschen sind durchschnittlich groß und haben scharfe Gesichtszüge: beispielsweise eine markante Kieferpartie, eine spitze Nase oder durchdringende blaue oder grüne Augen. Ihr Haar ist normalerweise fein oder dünn, häufig blond oder rot oder wird frühzeitig grau. Pitta-Typen sind Denker, Problemlöser und Führungspersönlichkeiten, die sich Ziele setzen. Menschen, bei denen dieses Dosha vorherrscht, wollen immer Spitzenleistungen erbringen und haben einen so starken Konkurrenzgeist, dass sie ihre Mitmenschen um jeden Preis übertrumpfen möchten. Doch diese innere Anspannung kann auch dazu führen, dass sie schneller frustriert sind und wütend werden oder gereizt reagieren als andere Dosha-Typen. Aufgrund ihrer Leistungsorientiertheit streben sie einflussreiche Berufe oder gesellschaftliche Positionen an, die eine höhere Qualifikation erfordern. Daher herrscht dieses Dosha vor allem bei Ärzten, Anwälten, Politikern und Unternehmenschefs vor.

Kapha

Das **Dosha Kapha** besteht aus Wasser und Erde. Diese beiden Elemente verleihen ihm genau die richtigen Eigenschaften für Schutz und Wachstum innerhalb des Körpers. Es besitzt die Qualitäten schwer, fest, stabil, stumpf, derb, glatt, weich, trüb und warm oder kühl. Im Körper sind ihm Atemwege, Herz, Gehirn, Immunsystem, Schleimhäute, Knorpel und Gelenkflüssigkeit zugeordnet. Die stützenden Eigenschaften führen dazu, dass Kapha-Typen normalerweise einen kräftigen Körperbau, starke Knochen und kräftige Muskeln haben. Gleichzeitig verleihen diese Qualitäten ihnen dichtes, glänzendes Haar, eine milchweiße Haut, große, mitfühlende Augen und volle Lippen. Kapha-Typen mögen Stabilität lieber als Veränderungen. Sie gehen Auseinandersetzungen aus dem Weg und sind die geborenen Friedensstifter: Alle Menschen um sie herum sollen glücklich sein. Diese Beständigkeit ist zwar durchaus etwas Wünschenswertes, kann aber auch zu einer gewissen Schwerfälligkeit und zu Depressionen, Trägheit und einem Gefühl der Stagnation führen. Als beständige Menschen gehen Kapha-Typen häufig pflegenden oder helfenden Tätigkeiten nach. Viele Menschen, in deren Konstitution Kapha vorherrscht, sind Kranken- oder Altenpfleger, Lehrer oder Sozialarbeiter.

Obwohl bei allen Menschen sämtliche Doshas vertreten sind und Sie jede dieser drei Konstitutionen bis zu einem gewissen Grad auch in sich selbst wiederfinden werden, herrschen normalerweise bei jedem Menschen ein bis zwei Doshas vor. Das ist Ihre angeborene Konstitution (Prakriti), die laut ayurvedischer Lehre schon bei der Empfängnis festgelegt wird. Ort, Zeit und Umstände Ihrer Empfängnis und der damalige Gesundheitszustand Ihrer Eltern haben entscheidend zu dieser angeborenen Konstitution beigetragen.

Ihr Dosha oder Ihre Konstitution verändert sich niemals. Die besonderen Neigungen und Schwächen, die Sie als Kind hatten, sind Ihnen bis heute erhalten geblieben. Aber manches ist doch einem gewissen Wandel unterworfen: zum Beispiel ob Sie Ihr wahres Ich in ausgewogener Weise zum Ausdruck bringen, sich von den Wellen des Lebens tragen lassen und kleinere Veränderungen meistern. In diesem Sinn bedeutet »Ausgewogenheit« übrigens nicht, dass bei Ihnen alle drei Doshas in gleichem Maß vertreten sind, sondern es hat vielmehr etwas damit zu tun, wie Sie mit Ihrer persönlichen Dosha-Konstellation umgehen. Wenn Sie also nach »vollkommener Gesundheit« im ayurvedischen Sinn streben, geht es dabei in Wirklichkeit darum, das Verhältnis der Doshas, die Ihre Konstitution bestimmen, intakt zu halten, so wie es Ihrer persönlichen Natur entspricht.

Es ist von unschätzbarem Wert, das eigene Dosha oder die eigene Konstitution zu kennen. Doch am wichtigsten ist es, sich darüber im Klaren zu sein, wie ein bestimmtes Dosha sich entweder positiv auf Ihr Leben und Ihre Gesundheit auswirken oder sich im Übermaß ansammeln und Sie blockieren kann. Im Internet und in Büchern gibt es jede Menge Dosha-Selbsttests, mit deren Hilfe man seine Konstitution herausfinden kann. Ich habe in diesem Buch bewusst auf solche Tests verzichtet. Denn nur allzu leicht füllt man so einen Fragebogen aus, der vielleicht nicht einmal zuverlässig ist, hält das Ergebnis dann für seine Identität und lässt sich dadurch in seinen Möglichkeiten einschränken. Sie sollten Ihr wachsendes Wissen über Ihr eigenes Befinden nicht dazu nutzen, sich in eine bestimmte Kategorie oder Schublade einzuordnen, sondern um sich von Augenblick zu Augenblick ein bisschen besser zu verstehen: Dazu gehört Ihre Physiologie genauso wie die Gründe, warum Sie manches besonders gut können, und die Art, wie Sie in Ihrem täglichen Leben Entscheidungen treffen. Sobald die Zeit dafür reif ist, können Sie sich dann mit einem ayurvedischen Arzt oder Therapeuten zusammensetzen, der Ihnen helfen wird, Ihre Konstitution genauer zu bestimmen.

Jetzt sind Sie dran!

Es ist wichtig, sich darüber klar zu werden, wie die drei Doshas bei Ihnen auf ganz besondere Weise zusammenwirken und Ihr Denken und Handeln, Ihre Emotionen, ja sogar bestimmte körperliche Merkmale prägen. Erstellen Sie für jedes Dosha in der nachstehenden Tabelle eine Liste von Eigenschaften, die auf Sie zutreffen. Betrachten Sie Ihre Alltagsaktivitäten durch Ihre neu erworbene ayurvedische Brille und fragen Sie sich, ob das, was Sie in Ihrem Leben tun, einen Vata-, Pitta- oder Kapha-Typ interessieren würde. Mit welcher dieser drei Konstitutionen können Sie sich am ehesten identifizieren, ohne sich dabei zu stark auf ein bestimmtes Dosha zu fixieren?

Tabelle 1: Übersicht über die drei Doshas

Dosha	Elemente	Eigenschaften	den Dohas zugeordnete Körperfunktionen + Gewebe	Eigenschaften in einer gesunden Konstitution	Anzeichen eines Ungleichgewichts
Vata	Äther + Luft	leicht, beweglich, klar, fein, trocken, rau, hart, kalt	alle Bewegungen, Kreislauf, Gelenke, Nervensystem, Gehör, Sprache, Ausscheidung, Dickdarm	Kreativität, Spontaneität, Geselligkeit, Ideenreichtum	Ängste, Sorgen, innere Anspannung, Schlafstörungen, trockene Haut, Verstopfung, kalte Hände und Füße, Unruhe, Nervenschmerzen, Gewichtszunahme an Hüften und Oberschenkeln, Erschöpfung, Abmagerung, Konzentrationsstörungen
Pitta	Feuer + Wasser	leicht, scharf, ölig oder trocken, heiß, flüssig	Blut, Augen, Haut, Hormone, Enzyme, Verdauung, emotionales Herz, Dünndarm, Leber	selbstbewusst, angeborene Führungsqualitäten, scharfer Verstand	Wut, Frustration, Werturteile, Übersäuerung, Gewichtszunahme am Bauch, Durchfall oder weicher Stuhl, Blut im Stuhl, Burn-out, Bluthochdruck, Hautausschläge oder entzündliche Hauterkrankungen

Dosha	Elemente	Eigenschaften	den Dohas zugeordnete Körperfunktionen + Gewebe	Eigenschaften in einer gesunden Konstitution	Anzeichen eines Ungleichgewichts
Kapha	Wasser + Erde	schwer, stabil, fest, ölig, glatt, weich, stumpf, trüb, derb, warm oder kühl	Lunge, Gehirn, Fettgewebe, Gelenkflüssigkeit, Knorpel, Schleimhäute, Immunsystem, Lymphe, Herz, Magen	mitfühlend, fürsorglich, hilfsbereit, stabil	Depression, Gewichtszunahme an Rumpf oder Brustkorb, Schwellungen, Flüssigkeitsansammlungen, träge Verdauung, Schleim im Stuhl, produktiver Husten, hoher Cholesterinspiegel, erhöhter Blutzucker, fettige Haut

Gleiches verstärkt Gleiches: Wie Ungleichgewichte entstehen

Es ist wichtig, unserer Konstitution entsprechend zu leben, uns von Lebensmitteln zu ernähren, die wir lieben, und etwas für unsere Stärken und Talente zu tun, doch wenn wir damit zu weit gehen oder die Eigenschaften unserer Konstitution nicht durch entgegengesetzte Qualitäten ausbalancieren, kann ein Ungleichgewicht entstehen. Zu solchen Unausgewogenheiten kommt es durch einen (entweder langsamen und allmählichen oder plötzlichen, abrupten) Zustrom einer Eigenschaft, eines Elements oder Doshas. Diesen Zustand bezeichnet man als Vikriti. Er kann zum Beispiel dadurch entstehen, dass ein bestimmtes Dosha unterdrückt oder erschöpft wird, doch meistens führt man ihn auf eine übermäßige Ansammlung (Akkumulation) oder Zunahme zurück. Wenn Sie zum Beispiel an einem besonders kalten Wintertag draußen im Garten einen Rohkostsalat essen und mit einem eisgekühlten Getränk nachspülen, werden Sie sich aufgrund dieser übermäßigen Kälte wahrscheinlich sehr bald unwohl fühlen. Vielleicht können Sie dieses Gefühl durch Gedankenkraft überwinden, oder Ihnen ist wieder wohler zumute, nachdem Sie sich in Ihre beheizte Wohnung zurückgezogen haben, doch wenn Sie dieses Verhalten stunden- oder gar tagelang fortsetzen, nimmt das Gefühl des Unwohlseins allmählich immer mehr zu und lässt sich immer schwerer abbauen – auch wenn Sie Salate oder den Winter noch so gern mögen. Ohne einen Ausgleich durch entgegengesetzte wärmende Qualitäten würde sich die Kälte in Ihrem System immer mehr verstärken und in Form von Symptomen manifestieren, die mit der Zeit immer mehr zunehmen. Das ist das Prinzip der Akkumulation oder der Grundsatz »Gleiches verstärkt Gleiches«, der all unseren Krankheiten und Beschwerden zugrunde liegt, egal ob es sich dabei um körperliche, emotionale oder psychische Probleme handelt.

Unabhängig von Ihrer Gesamtkonstitution kann bei Ihnen in jedem Dosha (oder auch in jeder Qualität oder jedem Element) ein Ungleichgewicht entstehen, doch Sie sind besonders anfällig für Unausgewogenheiten in dem Dosha, das bei Ihnen ohnehin bereits vorherrscht. Das lässt sich gut an folgendem Beispiel veranschaulichen: Wenn vor Ihnen drei Eimer Wasser stehen und zwei davon nur zu einem Drittel gefüllt sind, während der dritte randvoll ist, kann jeder dieser drei Eimer überfließen, wenn Sie genügend Wasser hineinschütten, doch bei dem fast vollen Eimer wird das am schnellsten passieren. Das Gleiche gilt auch für die Doshas: Jemand, der normalerweise fettige Haut (Kapha) hat, kann trotzdem unter trockener Haut (Vata) leiden, wenn er übermäßig viel austrocknende Lebensmittel zu sich nimmt oder sich trockener Luft und Wind aussetzt, doch bei ihm wird das nicht so leicht geschehen wie bei jemandem, der von Natur aus zu trockener Haut neigt.

Außerdem gibt unser vorherrschendes Dosha uns auch Hinweise darauf, an welcher Stelle unseres Körpers diese Ungleichgewichte auftreten könnten. Jedem Dosha sind wie gesagt bestimmte Gewebe zugeordnet. Bei Ihnen wird es am ehesten zu Unausgewogenheiten in den Organen kommen, die Ihrem wichtigsten Dosha zugeordnet sind. Unter bestimmten Umständen könnte beispielsweise auch bei einem Vata-Typ der Hormonhaushalt durcheinandergeraten, doch da die Hormone der Konstitution Pitta zugeordnet sind, treten solche Störungen normalerweise eher bei Pitta-Typen auf, während jemand, bei dem Vata vorherrscht, wahrscheinlich eher Probleme mit Nervensystem, Dickdarm oder Gelenken bekommen wird.

Dieses Prinzip der Ungleichgewichte trägt dazu bei, Ayurveda zu einem leicht verständlichen Heilsystem zu machen; trotzdem ist es anfangs vielleicht schwer nachvollziehbar. Nutzen Sie Tabelle 1 auf Seite 30 als Orientierungshilfe, um mehr darüber zu erfahren, in welcher Beziehung die drei Doshas zu Ihnen und Ihren Symptomen und Beschwerden stehen. Und vor allem: Beobachten Sie, wie verschiedene Lebensmittel, Aktivitäten oder Menschen sich auf Ihr Befinden auswirken.

Jetzt sind Sie dran!

Inzwischen haben Sie von Dosha-Ungleichgewichten erfahren und sich die Dosha-Tabelle auf Seite 30 angeschaut. Glauben Sie, dass ein bestimmtes Dosha oder Element oder eine bestimmte Eigenschaft bei Ihnen besonders häufig aus dem Gleichgewicht gerät?

Kapitel 2

Finden Sie heraus, was Sie ändern können

Ihr jetziger Zustand als Messlatte für eine optimale Gesundheit

Am glücklichsten und gesündesten sind Sie, wenn Sie Sie selbst sind. Wir verbessern und verfeinern unsere angeborenen Talente und Fähigkeiten so lange, bis sie glänzen wie kostbare Edelsteine, sodass es uns sofort auffällt, wenn wir keine Gelegenheit haben, unsere besonderen Stärken zu nutzen. Wenn Sie ein kreativer Mensch sind, in Ihrem Leben aber kein Ventil für dieses Talent finden, haben Sie das Gefühl zu ersticken. Wenn Sie eine geborene Führungspersönlichkeit oder ein sehr lernbegeisterter Mensch sind, Ihnen aber das nötige Umfeld fehlt, um selbstständig handeln oder sich weiterentwickeln zu können, sind Sie frustriert und haben das Gefühl, außer Kontrolle zu geraten. Wenn Sie ein fürsorglicher Mensch sind und ein mitfühlendes Herz haben, beschleicht Sie ein Gefühl der inneren Leere, wenn Sie keine Möglichkeit haben, etwas für andere zu tun.

Das bedeutet jedoch nicht, dass wir danach streben sollten, ständig in Höchstform zu sein. Selbst der vollkommenste Edelstein weist kleine Fehler auf, und da wir unsere weniger wünschenswerten Eigenschaften und Verhaltensweisen nie völlig ablegen können, lernen wir mit der Zeit, sie als Teil unserer individuellen Konstitution zu akzeptieren und damit umzugehen.

Das hat nichts mit Resignation, Selbstzufriedenheit oder einem Sichabfinden mit unserer eigenen Unzulänglichkeit zu tun; wir lernen lediglich, keine zu hohen Erwartungen an uns selbst zu stellen und nicht zu streng mit uns zu sein.

Hin und wieder in Automatismen zu verfallen, die uns nicht guttun, ist völlig normal, doch wenn wir uns nie wirklich wohl in unserer Haut fühlen, ist es höchste Zeit, etwas an unserem Leben zu ändern. Leider ist es gar nicht immer so einfach, zu erkennen, wann man eine Veränderung braucht. Oft sind wir viel zu sehr in unseren immer gleichen Kreisläufen festgefahren. Außerdem wissen wir natürlich auch, dass es für uns von Vorteil ist, uns nach unserem äußeren Umfeld zu richten, und merken dabei vielleicht gar nicht, dass unser Verhalten unserem inneren Gleichgewicht nicht zuträglich ist. Oder wie es so schön heißt: Wenn man stets genau das tut, was man schon immer getan hat, bekommt man auch nichts anderes als das, was man schon immer bekommen hat. Doch wenn Sie dieses Buch lesen, haben Sie wahrscheinlich ein inneres Bedürfnis danach, etwas anderes aus Ihrem Leben zu machen als bisher.

Samskara ist ein Sanskrit-Wort für den geistigen Eindruck, der durch unsere Erfahrungen entsteht. Wenn wir bestimmte Handlungen in unserem täglichen Leben ständig wiederholen, erzeugen diese Samskaras »Furchen«. Das können durchaus positive Dinge (zum Beispiel selbstlose Reaktionen auf den Anblick eines Menschen in Not) sein, manchmal sind sie aber auch negativ und fühlen sich eher wie Automatismen oder Hindernisse für unsere persönliche Weiterentwicklung an. Wenn Sie herausfinden, in welchen Lebensbereichen Sie sich noch verbessern könnten, und solche Samskaras bei sich entdecken, können Sie diesen negativen Kreislauf durchbrechen und neue Furchen erzeugen, die besser zu Ihrem Wesen passen.

Setzen Sie sich einmal in aller Ruhe hin und überlegen Sie, ob Sie sich vielleicht schon seit Längerem in so einer negativen Furche bewegen und ob eine Änderung Ihrer Lebensweise Ihnen guttun würde. Die Liste der Fragen, die man sich dazu stellen sollte, kann ziemlich lang sein; daher wollen wir zunächst einmal mit ein paar häufigeren, leichter erkennbaren negativen Lebensumständen beginnen. Bei den unten stehenden Fragen geht es um Probleme, die ich bei den Patienten in meiner klinischen Praxis besonders häufig beobachte. Außerdem entsprechen sie dem, was im Ayurveda als Kriterium für die Beurteilung unseres Gesundheitszustands dient: kleine Unausgewogenheiten, die Sie vielleicht gar nicht als Krankheitssymptome empfinden, sondern die Ihnen fast schon »normal« erscheinen, bei denen es sich aber trotzdem um Samskaras handelt und die durchaus einen Grund zur Besorgnis darstellen. Beantworten Sie diese Ja/Nein-Fragen in ruhiger, ungestörter Umgebung, mit klarem Kopf und in einer Situation, in der Ihnen keine unerledigten Aufgaben im Kopf herumgehen, sodass Sie genügend Zeit und Muße haben, sich ehrlich mit diesen Themen auseinanderzusetzen.

Jetzt sind Sie dran!

Denken Sie einmal an Phasen in Ihrem Leben oder an Situationen zurück, in denen Sie besonders glücklich waren und das Gefühl hatten, dass alles in Ihrem Leben ganz hervorragend lief. Als Nächstes vergegenwärtigen Sie sich Ihre jetzigen täglichen Abläufe und Verhaltensmuster und vergleichen sie mit so einer Lebensphase. Tun Sie jeden Tag etwas für Ihr Wohlbefinden? Was passiert, wenn Sie auf diese Aktivitäten verzichten? Gibt es irgendetwas, das Sie nicht jeden Tag oder jede Woche tun, obwohl Sie wissen, dass es Ihnen dadurch besser gehen würde? Haben Sie Gewohnheiten, durch die sich Ihr Wohlbefinden verschlechtert?

- Haben Sie das Gefühl, alles zu tun, was notwendig ist, um gesund zu bleiben, fühlen sich aber trotzdem irgendwie unwohl?
- Haben Sie ständig zu wenig Energie – oder jedenfalls nicht genügend Energie, um in Ihrem Leben das zu tun, was Sie gerne möchten? Schwankt Ihr Energieniveau von Tag zu Tag oder von Jahreszeit zu Jahreszeit ziemlich stark?
- Wachen Sie nachts öfters auf oder schlafen Sie abends schlecht ein?

- Fühlen Sie sich des Öfteren »wie benebelt« im Kopf, leiden unter Gedächtnisstörungen oder haben das Gefühl, nicht mehr so klar denken zu können wie früher?
- Ist Ihre Verdauung durcheinandergeraten? Wie äußert sich das?
- Ist Ihre Haut (an Gesicht und Körper) matt und glanzlos oder leiden Sie unter Hautunreinheiten, Ausschlag oder neigen Sie zu trockener/fettiger Haut?
- Würden Sie sich als innerlich angespannt, ausgebrannt, deprimiert oder unglücklich bezeichnen? Beeinträchtigt diese Stimmung Ihre zwischenmenschlichen Beziehungen?
- Kommen die Dinge, die Ihre Seele nähren, in Ihrem Leben zu kurz?

Bin ich ein Spielverderber, wenn ich Ihnen von vornherein verrate, dass Sie etwas an Ihrem Leben verändern sollten, wenn Sie auch nur eine einzige dieser Fragen mit Ja beantwortet haben? Damit meine ich nicht, dass Sie sich jetzt noch mehr Mühe geben sollen, Probleme in Ihrem Leben zu beheben, sondern dass Sie unbedingt einmal innehalten und darüber nachdenken sollten, ob Sie Ihre Gewohnheiten und Lebensumstände nicht anders gestalten könnten. Nur allzu oft finden wir uns mit dem Gedanken ab, dass das, was wir erleben, völlig normal ist: eine unvermeidliche Begleiterscheinung des Alterungsprozesses oder ein vorübergehendes Symptom, das mit der Zeit schon von selbst wieder verschwinden wird. Doch häufig stimmt das leider nicht. Außerdem übersehen wir die wahren Ursachen unserer Probleme sehr leicht, wenn wir nicht ab und zu eine gründliche Bestandsaufnahme unseres Lebens machen, und dann summieren sich diese negativen Faktoren immer weiter – womit wir wieder bei der Theorie von der Akkumulation wären. Vielleicht nehmen Sie sich nicht genügend Zeit zur Selbstbesinnung, um zu erkennen, wie bestimmte, auf den ersten Blick ganz unbedeutend erscheinende Gewohnheiten (oder das Fehlen von Gewohnheiten) Ihr Wohlbefinden beeinträchtigen, doch wenn Sie gegen die Natur leben, wird dieses Problem sich früher oder später in schwereren Symptomen manifestieren, die Sie zum Innehalten zwingen.

Beispielsweise gibt es im Ayurveda eine feste Vorschrift für die Temperatur, bei der man Flüssigkeiten trinken sollte, und diese Regel gilt für alle Konstitutionen. Sie besagt: Wenn wir kalte oder eisgekühlte Getränke zu uns nehmen, laufen wir Gefahr, unser Verdauungsfeuer zum Erlöschen zu bringen, und dann können wir unsere Nahrung nicht mehr richtig verarbeiten. Wenn Sie einmal zu einer Mahlzeit eisgekühltes Wasser getrunken haben, ist Ihre Verdauung dadurch vielleicht einen Tag lang durcheinandergeraten. Doch wenn Sie jeden Tag oder gar mehrmals täglich eisgekühlte Getränke konsumieren, werden die negativen Auswirkungen dieser Gewohnheit mit der Zeit immer mehr zunehmen. Je länger man seinem Körper schadet, umso stärker und schwerer behandelbar werden die Symptome. Das zeigt sich auch bei manchen Nahrungsmittelunverträglichkeiten: Wenn Sie ein bestimmtes Lebensmittel (entweder aus Genuss oder wegen seiner positiven gesundheitlichen Wirkungen) täglich zu sich nehmen, Ihr Verdauungsapparat es aber nicht gut verarbeiten und ausscheiden kann, wird Ihr Körper Ihnen irgendwann signalisieren, dass Sie lieber darauf verzichten sollten. Manchmal besteht dieses Signal schlicht und einfach darin, dass einem das betreffende Lebensmittel nicht mehr so gut schmeckt; es kann sich aber auch in Verdauungsstörungen oder Hautproblemen äußern. Solche Signale sollten nicht dazu führen, dass Sie das betreffende Lebensmittel als »gut« oder »schlecht« einstufen; interpretieren Sie sie einfach als Information Ihres Körpers, dass Sie etwas an Ihrer Ernährung ändern sollten – und als Chance, etwas Neues auszuprobieren.

Außerdem ist es wichtig, dass Ihr tägliches Handeln Ihren Wertvorstellungen entspricht. Rituale bringen nicht nur Ihren Körper ins Gleichgewicht, sondern schaffen auch die richtigen Rahmenbedingungen für eine strenge geistige Hygiene. Nehmen Sie sich jeden Morgen und Abend ein paar Minuten Zeit zur Selbstbesinnung. So vermeiden Sie es, Gefahr zu laufen, sich überfordert zu fühlen und vom Leben enttäuscht zu sein; außerdem werden Sie dann das Gefühl haben, nicht weiterzukommen.

Wenn Sie Ihre Lebensgewohnheiten umstellen, werden Sie zufriedener sein, sich dabei aber trotzdem weiterentwickeln und somit einem Zustand der Selbstzufriedenheit oder Stagnation vorbeugen. Ihr neuer oder veränderter Tagesablauf sollte sämtliche Aktivitäten beinhalten, von denen Sie intuitiv wissen, dass sie Ihnen das Gefühl geben, sich selbst treu zu sein. Und falls zu diesen Gewohnheiten auch der gelegentliche Genuss von Keksen oder Pommes frites gehört (der sich natürlich in so vernünftigen Maßen halten sollte, dass er Ihrer Gesundheit nicht schadet), gönnen Sie sich dieses kleine Vergnügen ruhig! Aber denken Sie daran, dass unser Körper auf jedes Übermaß negativ reagiert.

Deshalb sollten Sie sich unbedingt über Ihre Absichten klar werden, bevor Sie beginnen, neue Rituale in Ihren Tagesablauf einzubauen. Falls Ihr jetziges Leben nicht Ihren Wunschvorstellungen entspricht, schreiben Sie auf, was sich daran ändern sollte. Formulieren Sie Ihre persönlichen und beruflichen Ziele so genau wie möglich. Ändern Sie Ihr Leben in kleinen Schritten und erinnern Sie sich mithilfe kleiner Gedächtnisstützen immer wieder an Ihre guten Vorsätze. Bald werden Sie feststellen, dass sich durch die Verbesserung eines Lebensbereichs auch andere Dinge verbessern, denn die Durchbrechung eines Teufelskreises kann dazu beitragen, sämtliche Rhythmen wieder miteinander zu synchronisieren.

Jetzt sind Sie dran!

Tun Sie immer wieder Dinge, die Sie hinterher bereuen, die Ihnen ein schlechtes Gewissen einjagen oder die Ihnen dabei im Weg stehen, die Idealvorstellungen Ihres Lebens zu verwirklichen? Was sind das für Gewohnheiten und warum sind sie Teil Ihres Alltags?

Bewerten Sie Ihren jetzigen Gesundheitszustand

Vielleicht fällt es Ihnen schwer, zu glauben, dass komplizierte oder chronische gesundheitliche Probleme durch etwas so Schlichtes wie das Praktizieren täglicher Rituale gelöst werden können. Doch genau wie Ungleichgewichte nicht (oder jedenfalls nicht immer) über Nacht entstehen, brauchen auch Veränderungsprozesse normalerweise ihre Zeit. Wenn Sie also bewusst etwas an Ihrem Leben ändern möchten, sollten Sie nicht nur Ihre Ausgangssituation schriftlich festhalten, sondern sich auch darüber klar werden, an welchen Anzeichen Sie erkennen können, dass Sie etwas für Ihre Gesundheit tun sollten. Verdauung, Schlaf, eine gesunde, strahlende Haut, körperliche und geistige Energie – das sind die ersten Kriterien, auf die Sie bei Ihrem Streben nach optimalem Wohlbefinden achten sollten. Vielleicht fühlen Sie sich einfach nur ein bisschen unwohl und können sich leicht wieder davon erholen – zum Beispiel wenn ein zu stark gewürztes Essen Ihre Verdauung für einen Tag durcheinandergebracht hat oder wenn ein krankes Familienmitglied oder der Gedanke an einen stressigen Tag Ihnen eine Nacht lang den Schlaf raubt. Das sind kleinere Unausgewogenheiten, die einfach zum Auf und Ab des Lebens dazugehören. Doch alle dauerhafteren negativen Einflüsse in Ihrem Leben sollten Sie in einem Tagebuch dokumentieren. Mit »dauerhaft« meine ich Faktoren, die bereits seit mehr als ein bis zwei Wochen bestehen. Wenn Sie beispielsweise schon seit sieben Tagen unter Verstopfung oder Durchfall leiden oder bereits seit zwei Wochen nicht mehr ungestört schlafen können, ist das ein Zeichen für eine gravierendere negative Veränderung in Ihrem Leben. Auch wenn bisher noch keine weiteren Symptome aufgetreten sind, werden diese sicherlich nicht lange auf sich warten lassen. Doch wenn Sie sich an die unten beschriebenen wichtigsten diagnostischen Prinzipien des Ayurveda halten, können Sie verhindern, dass solche Ungleichgewichte sich verschlimmern.

Verdauung

Die Gesundheit Ihrer Verdauung ist ein Kriterium dafür, wie gut Sie das, was Sie in sich aufnehmen, verarbeiten und wieder ausscheiden. Verdauung und Ausscheidung sind sehr wichtig, denn durch Ersteres erhält Ihr

Körper die richtigen Nährstoffe und den richtigen Brennstoff, und durch Letzteres werden Abfallstoffe (alle Stoffe, die Sie nicht brauchen) problemlos und vollständig beseitigt. Im Ayurveda bezeichnet man die Verdauung als Feuer (Agni). Ein starkes Agni ist gleichbedeutend mit guter Gesundheit. Gesunde Ausscheidung bedeutet, jeden Tag ein- bis zweimal Stuhlgang zu haben. Nach ayurvedischer Lehre sollte dieser Stuhlgang idealerweise gleich als Allererstes am Morgen erfolgen. Der Stuhl sollte die Größe, Form und Konsistenz einer (noch von ihrer Schale umhüllten) überreifen Banane haben und von brauner Farbe sein. Viele Menschen leiden unter Blähungen, aufgetriebenem Leib, Aufstoßen, Übersäuerung und Magenschmerzen, doch so etwas ist weder normal noch gesund. Außerdem sollte man sich nach dem Essen nicht anders fühlen als vorher. Wenn Sie vor einer Mahlzeit sehr großen Hunger haben, ist das ein Zeichen dafür, dass Sie mit dem Essen zu lange gewartet haben. Wenn Sie nach dem Essen müde werden, haben Sie entweder nicht das Richtige gegessen, oder der Zeitabstand zwischen den Mahlzeiten war zu kurz, oder Sie leiden unter einer trägen Verdauung. Durch geeignete Essensrituale können Sie solche Zustände positiv beeinflussen.

Schlaf

Ein gesunder Nachtschlaf ist für die Regeneration von Körper und Geist unerlässlich. In unserer Kindheit waren Einschlafrituale das Erfolgsgeheimnis, und unsere Eltern taten alles dafür, dass wir nachts gut durchschliefen. Doch jeder Mensch in jedem Alter verdient und braucht jede Nacht genügend Schlaf. Denken Sie daran, wenn Sie Ihren gesundheitlichen Ausgangszustand beurteilen. Ein gestörter Schlaf ist nicht normal – es sei denn, er wird durch eine Störung von außen (beispielsweise einen Bettgenossen, ein Kind oder ein Haustier) verursacht. Eigentlich sollten Sie innerhalb von zehn Minuten nach dem Zubettgehen einnicken und so lange durchschlafen, bis am nächsten Morgen der Wecker schellt.

Haut

Ihre Haut ist das größte Organ Ihres Körpers. Im Ayurveda besteht ein enger Zusammenhang zwischen der Gesundheit von Leber und Blut und der Gesundheit unserer Haut. Dass wir Giftstoffe über die Haut ausscheiden, ist ein weit verbreiteter Irrglaube, doch der Zustand unserer Haut spiegelt wider, was in unserem Inneren abläuft. Oft zeigen sich Unausgewogenheiten in unserem Schlaf, unserer Verdauung und unserem Stressniveau zunächst in Form geringfügiger Veränderungen der Haut wie Trockenheit, Rötung oder Akne, bevor schlimmere Hautprobleme auftreten. Wenn Sie hin und wieder unter Ausschlag leiden oder manchmal ein bisschen mehr Öl oder Lotion brauchen, um Ihre Haut mit Feuchtigkeit zu versorgen, ist das kein Grund zur Besorgnis; solche minimalen Probleme entstehen durch kleinere Veränderungen in Ihrer Ernährung und Lebensweise oder sind jahreszeitenbedingt. Normalerweise sollte Ihre Haut (nicht nur im Gesicht, sondern am ganzen Körper) jedoch einen gleichmäßigen Teint haben, frei von Unreinheiten sein, von Natur aus genügend Feuchtigkeit enthalten und eine gesunde Elastizität besitzen; das heißt, sie sollte sich nicht pergamentartig, sondern prall anfühlen. Jeder Mensch – nicht nur eine werdende Mutter – sollte »strahlend« aussehen und sich auch so fühlen, und dieses äußerliche Strahlen sollte ein Spiegel wahrer innerer Gesundheit sein. Also schauen Sie sich Ihr Gesicht genau an, bevor Sie neue Rituale in Ihr Leben einführen, damit Sie das gesunde Aussehen, das Ihnen als Folge dieser neuen Lebensgewohnheiten im Spiegel entgegenleuchten wird, dann auch erkennen und vor allem zu schätzen wissen!

Körperliche Energie

Energielosigkeit – als primäres Symptom oder infolge anderer Erkrankungen – ist eine der häufigsten Beschwerden meiner Patienten. Und sie haben völlig recht damit, sich Sorgen darüber zu machen, denn wenn man nicht genug Energie hat, um seinen Arbeitstag durchzustehen und Beschäftigungen nachzugehen, die einem Freude machen, ist das ein Zeichen dafür, dass man sich nicht genügend Zeit zum Ausruhen nimmt oder dass einem der richtige »Brennstoff« fehlt. Natürlich möchten wir alle gerne möglichst viel Energie haben, aber Sie sollten zunächst einmal feststellen, ob Ihr Energieniveau stabil ist oder tageszeitlichen Schwankungen unterliegt. Idealerweise sollte unsere Energie sich konstant auf einem Level befinden, von dem wir glauben, dass wir unseren gewünschten Aktivitäten damit bequem nachkommen können. Gegen 19 oder 20 Uhr erreicht unser Energieniveau einen natürlichen Tiefpunkt, doch bis dahin sollten Sie sich weder ruhelos noch apathisch fühlen. Wenn Sie sich gesundheitlich in Höchstform befinden, sollten Sie morgens voller Energie aufwachen, und diese Energie sollte den ganzen Tag über erhalten bleiben; das heißt, Sie sollten sich im Tagesverlauf niemals schwach oder überdreht fühlen und auch nicht so müde sein, dass Sie sich schon auf die nächste Gelegenheit zu einem Nickerchen freuen. Viele Menschen behaupten, tagsüber nicht müde zu sein, berichten aber andererseits, dass ihnen die Augen zufallen, sobald sie sich vor den Fernseher setzen, um einen Film anzuschauen, oder dass sie sofort einschlafen, wenn sie abends ihren Kopf aufs Kissen legen. Das bedeutet normalerweise, dass diese Menschen sich keine Zeit nehmen, über ihr Energieniveau nachzudenken, sondern dass sie sich auch in Phasen der Erschöpfung keine Ruhepause gönnen und dann mehr oder weniger »zusammenklappen«, wenn sie doch einmal zur Ruhe kommen.

Geistige oder emotionale Energie

Die Energie unseres physischen Körpers hängt eng mit unserer geistigen Energie zusammen, und doch existieren beide Energieformen unabhängig voneinander. Ihre mentale oder emotionale Energie können Sie anhand Ihrer Gedächtnisleistung, Ihrer geistigen Klarheit, der Stabilität Ihrer psychischen Verfassung und der Art beurteilen, wie Sie auf Stress reagieren. Genau wie wir den ganzen Tag über genügend körperliche Energie haben möchten, ist es auch notwendig, dass wir genug geistige Energie besitzen, um Gedanken zu verarbeiten, intelligente Diskussionen zu führen und vernünftige Entscheidungen zu treffen. Sie sollten in der Lage sein, zu denken und mit anderen Menschen zu kommunizieren, ohne das als Anstrengung oder Belastung zu empfinden. Auch wenn es vielleicht nicht unbedingt zu Ihren besonderen Stärken gehört, Entscheidungen zu treffen, sollte dies in Ihnen doch keine überwältigenden Ängste oder Sorgen hervorrufen. Natürlich darf jeder Mensch ab und zu einmal einen schlechten Tag haben, doch unsere Reaktionen auf Stress sollten im richtigen Verhältnis zu seinen Ursachen stehen. Glauben Sie mir: Man kann tagtäglich voller geistiger Energie stecken und sich von banalen Stimmungsschwankungen schnell wieder erholen!

Jetzt sind Sie dran!

Nehmen Sie sich ein bisschen Zeit, um anhand der genannten Gesundheitsparameter in Ihr Tagebuch zu schreiben, wie Ihr Befinden in diesen verschiedenen Kategorien in den letzten beiden Wochen war. Führen Sie dieses Tagebuch noch zwei Wochen lang weiter. Was für Muster fallen Ihnen dabei auf?

Kapitel 3

Es ist alles eine Frage der Zeit

Die ayurvedische und die zirkadiane Uhr

Eines der wenigen Dinge, die wir mit Sicherheit wissen, ist, dass die Sonne jeden Tag auf- und wieder untergeht. Egal welche Entscheidungen wir in unserem persönlichen Leben treffen – die großartigste Geste bleibt Mutter Natur vorbehalten. Allein mit ihrem Licht sagt sie den Bäumen, wann sie Früchte tragen, und den Blumen, wann sie blühen sollen. Die Natur ist für die Gesetzmäßigkeiten unserer Witterung und den Wechsel der Jahreszeiten zuständig, aber sie führt auch bei vielen anderen Vorgängen auf dieser Welt Regie.

Es ist ein großes Glück, dass wir in einer industrialisierten Welt leben, die uns den Zugang zu Nahrung und Arzneimitteln erleichtert. Aber dieser Gewinn ist gleichzeitig auch ein Verlust. Die Volkszählung im Jahr 2010 hat ergeben, dass ganze 80,7 Prozent der US-amerikanischen Bevölkerung in der Stadt oder im näheren Umkreis von Städten leben, obwohl 97 Prozent der USA eher ländlichen Charakter haben. Laut dem deutschen Onlineportal Statista lebten im Jahr 2005 weltweit 49,1 Prozent der Bevölkerung in Städten. Für das Jahr 2030 wird dieser Anteil auf 60 Prozent geschätzt. In Deutschland sollen dieser Prognose zufolge 2030 rund 78,6 Prozent der Bevölkerung in Städten leben (Quelle: https://de.statista.com/statistik/

daten/studie/152879/umfrage/in-staedten-lebende-bevoelkerung-in-deutschland-und-weltweit/).

Wir müssen nicht mehr auf unser angeborenes Wissen zur Unterscheidung von Heilmitteln und Giften zurückgreifen und uns auch nicht mehr den Kopf zerbrechen, um zur richtigen Jahreszeit die richtigen Tiere zu jagen oder Feldfrüchte zu ernten; unsere Ernährung und unser Überleben sind auch so gesichert. Andererseits haben wir aber auch weniger Zugang zu natürlichen Ressourcen wie sauberer Luft und Land für den Anbau eigener Lebensmittel.

Zum Glück hat unser Körper seine eigenen Datenverarbeitungszentren und auch einen eigenen Hausmeisterservice, sodass wir unseren Herzschlag, unsere Atmung und andere lebenswichtige Funktionen nicht bewusst zu steuern brauchen. Die einzige Bedienungsanleitung, die wir benötigen, wurde uns in Form einer inneren oder zirkadianen Uhr eingebaut. Es ist unmöglich, diese Uhr auszuschalten oder auf die Schlummertaste zu drücken, aber wir sollten trotzdem wissen, wie sie im Hintergrund die Fäden zieht und uns die optimalen Zeitpunkte für Essen, Schlafen, körperliche Aktivität sowie kreatives und logisches Denken vorgibt.

In der alten und der modernen Medizin wird diese innere Uhr in unterschiedlichen Konzepten und Terminologien beschrieben: In den Anfängen unserer heutigen Naturwissenschaft war von Hell-Dunkel-Zyklen die Rede, heute sprechen wir von der zirkadianen Uhr. Doch alle Wissenschaftler sind sich darüber einig, dass sich ein Verstoß gegen den Zeitplan der Natur negativ auf unsere Gesundheit auswirken kann.

Die ayurvedische Uhr

Die ayurvedische Uhr ordnet jeder Tageszeit ein bestimmtes Dosha zu. Wie bereits in Kapitel 1 dieses Buches erläutert, ist jedes Dosha für andere Körperfunktionen zuständig. Die ayurvedische Uhr verrät uns, zu welchen Zeiten unsere verschiedenen Organe und Körpersysteme auf Hochtouren arbeiten. Außerdem ordnet sie den Phasen des Tages unterschiedliche Qualitäten zu; wenn wir also wissen, welches Dosha welcher Tageszeit entspricht, können wir auf mögliche Ungleichgewichte achten und gleichzeitig unsere Fähigkeiten zur Ausführung bestimmter bewusster Aufgaben oder automatisch ablaufender Körperfunktionen optimieren.

Die ayurvedische Uhr unterteilt den Tag in sechs vierstündige Phasen. Beachten Sie, dass wir mit diesen Tageszeiten aus ayurvedischer Sicht ähnlich ausgleichend umgehen sollten wie mit unserem vorherrschenden Dosha. Bis zu einem gewissen Grad sollten wir die Stärken dieses Doshas (und der ihm jeweils zugeordneten Tageszeit) nutzen, doch andererseits müssen wir auch ein geschärftes Bewusstsein dafür entwickeln, wann es bei uns zu stark überhandnimmt.

6 Uhr bis 10 Uhr

Der Morgen ist Kapha-Zeit: eine von starken Erdqualitäten geprägte Phase, die man nutzen kann, indem man sich körperlicher Aktivität, Handarbeit oder Körperpflege widmet. Da Sie um diese Tageszeit stark geerdet sind, ist dies auch eine gute Gelegenheit, um an Projekten zu arbeiten, die geistige Ausdauer erfordern. Tagebuchführen, schwierige oder anspruchsvolle Lektüre, ein gründlicher Hausputz, eine lange Radtour oder ausgiebiges Joggen sind nur ein paar Beispiele dafür, wie Sie die doshischen Qualitäten des Morgens nutzen können. Je länger Sie um diese Tageszeit schlafen oder je inaktiver Sie sind, umso benommener werden Sie sich fühlen. Vielleicht sind Sie am Wochenende zu Ihrer gewohnten Zeit aufgewacht, konnten der Versuchung aber nicht widerstehen, noch ein bisschen im Bett zu bleiben und länger zu schlafen, weil Sie nirgends hinmussten. Doch wenn Sie sich dann endlich entscheiden aufzustehen, sind Sie müde. Vielleicht glauben Sie dann, »zu viel geschlafen« zu haben, doch in Wirklichkeit ist Ihre Müdigkeit auf überschüssiges Kapha (eine Ansammlung schwerer Energie) zurückzuführen, das dem Rhythmus Ihrer inneren Uhr zuwiderläuft.

10 Uhr bis 14 Uhr

Die Tagesmitte ist Pitta zugeordnet. Eigentlich überrascht es nicht, dass das Feuerelement so eng mit dem Höchststand der Sonne in Verbindung steht. Genau wie die Sonne brennt auch unsere Verdauung um diese Tageszeit am intensivsten; daher eignet sie sich besonders gut für die Einnahme Ihrer Hauptmahlzeit. Da Pitta unseren analytischen Verstand repräsentiert, können wir während dieser vier Stunden am besten Aufgaben erledigen, die Konzentration und einen klaren Kopf erfordern, beispielsweise Buchhaltung, die Planung unseres Terminkalenders oder das Lernen für eine bevorstehende Prüfung. Aber denken Sie daran, nicht zu vielen Pitta-Aktivitäten auf einmal nachzugehen! Wenn Sie während des Essens arbeiten, um den Bericht, auf den Ihr Chef wartet, noch rechtzeitig fertig zu bekommen, wird Sie das eher aufregen, statt Sie innerlich ins Gleichgewicht zu bringen; und wenn Sie sich zu intensiv auf eine bestimmte Arbeit konzentrieren, ohne zwischendurch eine Pause einzulegen, kann das zum Burn-out führen.

14 Uhr bis 18 Uhr

Der Spätnachmittag und der zeitige Abend werden von Vata regiert. Diesem Dosha ist das Nervensystem zugeordnet, was bedeutet, dass Ihre Kampf- oder Fluchtreaktion um diese Zeit vielleicht besonders ausgeprägt ist. Das kann wiederum dazu führen, dass Ihnen in diesem Zeitraum kreative Höhenflüge gelingen. Nutzen Sie diese Phase für Beschäftigungen, die etwas mit Innovation oder Brainstorming zu tun haben. Die systematischen, analytischen Aufgaben, bei denen Sie sich in den ersten Tagesstunden bewährt haben, werden Ihnen am Nachmittag nicht mehr so leichtfallen; dafür kommen Ihnen jetzt vielleicht die besten Ideen für eine clevere Marketingkampagne, oder Sie entwickeln kreative Designs für künstlerische Projekte oder ein neues Konzept für den Umbau Ihrer Küche. Doch Vorsicht: Genau wie es zu übermäßiger Aufregung und innerer Unruhe führt, wenn Sie es am Vormittag und zeitigen Nachmittag mit Pitta-Aktivitäten übertreiben, wird eine übermäßige Nutzung der Vata-Energie Sie jetzt ermüden und auslaugen, sodass Sie sich nicht mehr richtig konzentrieren können. Es mag Ihnen kontraproduktiv erscheinen – aber wenn Sie das Bedürfnis haben, Ihre Batterien um diese Tageszeit mit Kaffee oder einem zuckerhaltigen Snack wieder aufzuladen, tun Sie lieber das Gegenteil: Machen Sie einen Spaziergang im Freien, meditieren Sie oder gönnen Sie sich eine zehnminütige Pause.

18 Uhr bis 22 Uhr

Gegen Abend schließt sich der Kreis: Jetzt regiert wieder das Dosha Kapha. (Beachten Sie, dass die Stunden auf einer 12-Stunden-Uhr genau die gleichen sind wie am Morgen.) Da Kapha für Kraft und Ausdauer steht, eignet sich diese Zeit ebenfalls gut dazu, Ihren Tag mit Training und Körperhygiene abzurunden. Aber nutzen Sie dazu lieber die ersten zwei bis drei Stunden dieses Tagesabschnitts, denn jetzt wird es allmählich Zeit, abzuschalten und sich aufs Schlafengehen vorzubereiten. Im Rahmen dieser Vorbereitung auf die Ruhephase verlangsamt sich auch unsere Verdauung. Also gönnen Sie sich ein zeitiges, leichtes Abendessen und versuchen Sie, nach 20 Uhr alle anregenden Beschäftigungen zu meiden, vor allem wenn dabei elektronische Geräte im Spiel sind, die blaues Licht abstrahlen, denn sonst glaubt unser Gehirn, dass es immer noch Tag ist.

22 Uhr bis 2 Uhr

Genau wie die Tagesmitte wird auch die tiefste Nacht von Pitta regiert. Um diese Zeit unterstützt das Pitta-Feuer Entgiftung, Leberfunktion, Revitalisierung der Haut, Blutreinigung und geistige Regeneration. Vielleicht geraten Sie jetzt in Versuchung, sich spätabends noch in eine Arbeit zu vertiefen, die starke Konzentration erfordert (unsere Pitta-Freunde machen gern die Nacht zum Tage), doch das wäre ein Missbrauch der Pitta-Energie. Denn nach der ayurvedischen Lehre ist es nicht nur wichtig, genügend Schlaf zu bekommen; es kommt auch darauf an, zu festen Zeiten zu schlafen. Diese Regel ergibt sich aus dem Zusammenhang zwischen Organsystemen und Doshas: Denken Sie daran, dass Pitta-Organe für die Umwandlung zuständig sind. Wenn diese Organe sich während der Nacht regenerieren, können sie ihre Aufgaben tagsüber besser erfüllen. Und auch wenn wir es nicht gerne zugeben: Wir Menschen sind von Natur aus keine guten Multitasker. Wenn Sie nach 22 Uhr noch zu lange wach bleiben, kann es sein, dass Sie Energie von wichtigen Körperfunktionen abziehen, und darunter leidet Ihre Produktivität am nächsten Tag.

2 Uhr bis 6 Uhr

Der frühe Morgen hat Vata-Qualitäten. In dieser Zeit der Leichtigkeit und Beweglichkeit haben Sie Ihre lebhaftesten Träume, und Ihr Geist ist am aktivsten. Obwohl Sie während dieser Zeit wahrscheinlich größtenteils schlafen, gilt sie als eine sehr positive Phase, die sich besonders gut für spirituelle Praktiken wie Gebet oder Meditation eignet. Aus diesem Grund stehen buddhistische Mönche und Mitglieder anderer Religionsgemeinschaften gegen vier Uhr morgens auf. Nach den Empfehlungen des Ayurveda sollte man bei Sonnenaufgang aufstehen – aber das sollte nicht als starre Regel oder gar Strafe verstanden werden, sondern dient dazu, sich besser mit dem bevorstehenden Tag zu synchronisieren. Wenn Sie schlafen, während Vata und Ihre innere Uhr Ihrem Körper signalisieren, dass er jetzt in Bewegung kommen soll (das gilt auch für die Ausscheidung, denn wir sollten morgens zuallererst Wasser lassen; außerdem eignet sich diese Zeit naturgemäß am besten für den Stuhlgang), geht diese Gelegenheit vielleicht ungenutzt vorbei, und solche Aktivitäten lassen sich später nicht mehr so ohne Weiteres nachholen! Aber keine Sorge: Es ist gar nicht so schwierig, sich ein zeitigeres Aufstehen anzugewöhnen, auch wenn Sie sich nicht unbedingt als typischen Morgenmenschen bezeichnen würden.

Jetzt sind Sie dran!

Es kommt nicht nur auf die richtige Zeiteinteilung, sondern auch auf einen geregelten Tagesablauf an. Um welche Zeit essen und schlafen Sie, wann treiben Sie Sport? Stimmt Ihr Zeitplan mit Ihrer ayurvedischen Uhr überein?

Die zirkadiane Uhr

Dank fortschrittlicherer wissenschaftlicher Hilfsmittel und Methoden kann die moderne Medizin jetzt den Zusammenhang zwischen unseren inneren Zyklen und der Sonne »beweisen«, von dessen Existenz ayurvedische Ärzte oder Vaidyas schon seit jeher wissen. Es gibt viele Nachweise dafür, dass Hell-Dunkel-Zyklen die Abläufe in unserem Körper stark beeinflussen.

Die Chronobiologie oder zirkadiane Medizin ist ein Zweig der westlichen Medizin, der die natürlichen Rhythmen unseres Körpers und deren zyklische Muster untersucht. Am bekanntesten sind die zirkadianen Rhythmen. Der Begriff »zirkadian« leitet sich von den lateinischen Wörtern »zirka« (»ungefähr«) und »dies« (»Tag«) her. Der »zirkadiane Rhythmus« oder »zirkadiane Zyklus« bezieht sich auf die innere 24-Stunden-Uhr, in deren Rahmen unsere physischen und geistigen Prozesse und unsere Verhaltensmuster ablaufen. Andere Kreisläufe (beispielsweise jahreszeitliche Zyklen, Mondzyklen und der weibliche Menstruationszyklus) dauern länger als 24 Stunden. Solche Zyklen werden als infradiane Rhythmen bezeichnet. Zyklen, die kürzer als 24 Stunden dauern (zum Beispiel unser Atemzyklus, unser Herzschlag und der nächtliche Wechsel zwischen REM- und Nicht-REM-Schlaf), werden ultradiane Rhythmen genannt.

Zirkadiane Zyklen werden in erster Linie vom Tageslicht beeinflusst, doch auch unsere Ernährung und der Zeitpunkt unserer Mahlzeiten, unsere Schlafgewohnheiten und unsere regelmäßige (oder unregelmäßige) Tagesgestaltung wirken sich auf unseren Tageszyklus aus. Unregelmäßige Mahlzeiten oder Schlafenszeiten und eine unterschiedliche Schlafdauer – mal kurz, dann wieder lang – bringen unsere innere Uhr aus dem Takt. Der Jetlag ist ein besonders gutes Beispiel dafür, wie eine abrupte Änderung unseres Zeitplans und unserer zirkadianen Rhythmik dazu führen kann, dass wir uns unwohl fühlen. Etwas Ähnliches passiert am Wochenende, wenn man morgens über seine gewohnte Schlafenszeit hinaus im Bett bleibt; dieses Phänomen wird in der chronobiologischen Fachsprache als »sozialer Jetlag« bezeichnet. Die Rhythmen unseres Körpers sind auf eine vorgegebene innere

Uhr eingestellt, und wenn wir von dieser Uhr abweichen, zeigt uns unser Körper, dass ihm das nicht gefällt.

Die zirkadiane Medizin hat große Ähnlichkeit mit der ayurvedischen Uhr. Während der Ayurveda unsere biologischen Veränderungen im Tagesverlauf anhand von Doshas und Elementen erklärt, spricht die zirkadiane Medizin von Veränderungen unserer Organe und unseres Hormonhaushalts im Rahmen eines 24-Stunden-Zyklus.

6 Uhr bis 12 Uhr

Gegen sechs Uhr morgens schüttet unser Körper das berüchtigte Stresshormon Cortisol aus, und unser Blutdruck beginnt allmählich zu steigen. Um diese Tageszeit ist auch der Testosteronspiegel am höchsten; daher erreichen Sie um die Mitte dieser Phase den Höhepunkt Ihrer Kraft, Energie und Wachheit. Obwohl viele Menschen zu Stimulanzien greifen, um morgens in die Gänge zu kommen, ist es für Sie nicht gut, Ihren Kaffee zu früh (beispielsweise schon vor acht Uhr morgens) zu trinken, denn dann addiert sich die Wirkung des Koffeins mit den Auswirkungen Ihres bereits erhöhten körpereigenen Cortisolspiegels. Das ist kontraproduktiv, denn es signalisiert Ihrem Körper, dass Sie unter extremem Stress stehen und in den Überlebensmodus wechseln sollten. Wenn Sie morgens Koffein brauchen, sollten Sie solche Getränke also lieber ein bisschen später zu sich nehmen oder versuchen, Ihren Koffeinkonsum mindestens um die Hälfte zu reduzieren.

12 Uhr bis 18 Uhr

Am Nachmittag sind unsere Reaktionszeit und unsere Hand-Augen-Koordination am besten. Dazu tragen vor allem zwei Faktoren bei: Um diese Zeit ist die Lungenfunktion optimal, und die Körpertemperatur steigt auf den höchsten Punkt innerhalb des 24-Stunden-Zyklus. Aufgrund dieser Besonderheiten war der Nachmittag für unsere Vorfahren eine gute Zeit, um Beute zu erjagen oder vor Raubtieren zu fliehen; heute macht er uns dagegen vielleicht zu besseren Autofahrern oder wettbewerbsfähigeren Tennispartnern. Da unser normaler Arbeitstag von uns verlangt, Phasen der Müdigkeit zu überwinden, brauchen wir um diese Tageszeit vielleicht etwas zum Stressabbau. Jetzt könnte es sinnvoll sein, unser hervorragend funktionierendes Atmungssystem für achtsame Atemübungen zu nutzen.

18 Uhr bis 0 Uhr

Melatonin (eines der Hormone, die unseren Schlafzyklus regulieren) wird zwischen 21 und 22 Uhr ausgeschüttet und signalisiert dem Körper, dass jetzt Schlafenszeit ist – unter anderem, damit unsere innere Uhr auch am nächsten Tag wieder gut und reibungslos funktionieren kann. Das von elektronischen Geräten abgestrahlte blaue Licht unterdrückt die Melatoninausschüttung, da unser Körper dieses als natürliches Tageslicht wahrnimmt. Die Einnahme von Melatoninpräparaten kann zwar zur Linderung von Schlafstörungen beitragen, weil die zirkadiane Uhr dadurch wieder neu gestellt wird, doch die beste Lösung besteht darin, sich tagsüber möglichst oft dem Tageslicht auszusetzen und die Beschäftigung mit elektronischen Geräten abends (vor allem nach 18 Uhr) einzuschränken.

0 Uhr bis 6 Uhr

Während des Schlafs repariert und regeneriert unser Körper sich auf natürliche Weise. Wir besitzen ein körpereigenes selbstregulierendes Reinigungssystem, das unseren Organismus von Abfallstoffen und toxischen Substanzen befreit; das wichtigste Entgiftungsorgan, das schädliche Substanzen wie Alkohol, Medikamente oder chemische Stoffe in Lebensmitteln neutralisiert, ist die Leber. Dieser natürliche Entgiftungsprozess findet nachts statt – aber nur, wenn Sie schlafen. Gegen 22 Uhr schaltet unsere Leberfunktion von der Gallenproduktion bei Tag auf die nächtliche Verstoffwechselung von Giftstoffen um und setzt diese reinigende Tätigkeit bis drei Uhr morgens fort. Dies ist übrigens auch eine Phase der Selbstreinigung für unser Gehirn: Jetzt wird mehr Liquor (»Nervenwasser«) produziert, der schädliche Abfallstoffe aus den Gehirnzellen herausspült. Dieser Reinigungsprozess trägt zu einer reibungslosen Gedächtnisbildung bei und ermöglicht es uns, am nächsten Tag wieder klar zu denken.

Die ayurvedische und die zirkadiane Uhr sind vielleicht nicht hundertprozentig deckungsgleich, doch sie ergänzen und unterstützen sich gegenseitig. Wenn Sie Ihren Tag nach einer dieser beiden Uhren gestalten, würde das bedeuten, dass Sie morgens früh aufwachen und abends zeitig zu Bett gehen, zu Beginn oder Ende des Tages Sport treiben und irgendwann um die Tagesmitte eine reichhaltige Mahlzeit zu sich nehmen. Beide Uhren vermitteln uns dieselbe wichtige Botschaft: Unser Körper ist auf natürliche Zyklen eingestellt, und wenn wir diese Kreisläufe missachten, werden wir krank.

Tabelle 2: Die ayurvedische und die zirkadiane Uhr

Uhrzeit	Ayurvedisches Dosha	Ayurveda: Körperfunktionen	Zirkadiane Medizin: Körperfunktionen
6–10 Uhr	Kapha (Wasser + Erde)	körperliche Kraft ist am größten; Absorption und Assimilation; Aufbau der körperlichen Abwehrkräfte	Testosteronspiegel ist sowohl bei Männern als auch bei Frauen besonders hoch; stärkste Tageszeit; Zeit der wirksamsten Fettverbrennung; Ausschüttung von Cortisol; Cortisolspiegel steigt an
10–14 Uhr	Pitta (Feuer + Wasser)	Verdauungsfeuer befindet sich auf dem Höhepunkt; besonders ausgeprägte geistige Fähigkeiten	geistige Wachheit; Blutdruck steigt an

Jetzt sind Sie dran!

Wenn Sie auch weiterhin ein reges gesellschaftliches Leben führen möchten, werden Sie Ihren Tagesablauf wahrscheinlich nicht hundertprozentig genau auf diese beiden Uhren abstimmen können. Doch gegen größere Abweichungen von diesen natürlichen Rhythmen sollten Sie etwas tun, vor allem wenn sie sich negativ auf Ihr Leben auswirken. Wenn Sie nun beginnen, Ihren Tagesablauf umzugestalten, sollten Sie sich dabei zu 80 Prozent an einer dieser beiden Uhren orientieren. (Das entspricht ungefähr sechs Tagen pro Woche oder 25 Tagen pro Monat.) Um welche Tageszeit essen und schlafen Sie, wann treiben Sie Sport? Beobachten Sie einmal zwei Wochen lang Ihren jetzigen Tagesablauf und überprüfen Sie, inwieweit er mit diesen natürlichen Uhren übereinstimmt.

	Aktivitäten, für die sich diese Zeit am besten eignet	Häufig vorkommende falsche Gestaltung dieser Zeit	Körperliche und geistige Ungleichgewichte, die zu dieser Zeit häufig auftreten
	Sport; körperliche Arbeit; Tätigkeiten, die geistige oder körperliche Ausdauer erfordern	zu lange schlafen; schwere Mahlzeiten; Verzicht auf körperliche Aktivität; sich nicht dem Tageslicht aussetzen	Trägheit; Lethargie; Niedergeschlagenheit
	Verzehr Ihrer Hauptmahlzeit; Tätigkeiten, die geistige Konzentration oder Scharfsinn erfordern (beispielsweise Planung und Organisation)	auf das Mittagessen verzichten; in der Mittagspause durcharbeiten; anstrengender Sport oder intensives Training; Aktivitäten, die dem physischen oder emotionalen Herzen nicht guttun	Wut; Frustration; übermäßige Hitze; geistiger Burn-out; Verdauungsstörungen

Uhrzeit	Ayurvedisches Dosha	Ayurveda: Körperfunktionen	Zirkadiane Medizin: Körperfunktionen
14–18 Uhr	Vata (Äther + Luft)	Nervensystem wird aktiver; Kreativität nimmt zu	schnellste Reaktionszeit; beste Hand-Augen-Koordination und Lungenfunktion; Blutdruck erreicht Höchstwerte
18–22 Uhr	Kapha (Wasser + Erde)	ein Schweregefühl signalisiert Geist und Körper, dass es jetzt Zeit ist, zur Ruhe zu kommen	Melatoninausschüttung; Blutdruck beginnt wieder zu sinken; Körpertemperatur am höchsten
22–2 Uhr	Pitta (Feuer + Wasser)	Entgiftungsprozess; Leberfunktion befindet sich auf dem Höhepunkt; Stoffwechsel wird heruntergefahren; Nebennieren und Schilddrüse regenerieren sich	Entgiftung; Hautzellen erneuern sich; Reparatur und Regeneration von Organen
2–6 Uhr	Vata (Äther + Luft)	Nervensystem beginnt aktiv zu werden; lebhafte Träume; innere Bewegung und Ausscheidung von Abfallstoffen	Regeneration des Gehirns; Gedächtnisbildung; tiefster Schlaf; niedrigste Körpertemperatur

	Aktivitäten, für die sich diese Zeit am besten eignet	**Häufig vorkommende falsche Gestaltung dieser Zeit**	**Körperliche und geistige Ungleichgewichte, die zu dieser Zeit häufig auftreten**
	Freizeitaktivitäten; Eintauchen in die Natur; kreative Betätigung; Meditation	Konsum von Stimulanzien, um Energie aufzutanken; sich zu Beschäftigungen zwingen, die Konzentration erfordern; Phasen der Müdigkeit gewaltsam zu überwinden versuchen	Energiemangel; Konzentrationsstörungen; Hyperaktivität
	Abschalten; Beschäftigungen im Familienkreis; Lesen; leichte körperliche Aktivität; Selbstfürsorge/Körperhygiene	Beschäftigung mit elektronischen Geräten, die blaues Licht abstrahlen; sich zum Wachbleiben zwingen; seine Hauptmahlzeit oder eine zu große Mahlzeit einnehmen; nach 20 Uhr noch etwas essen	Erschöpfung und Abgeschlagenheit; Schwierigkeiten, sich wach zu halten; Traurigkeit oder Schwermut
	Schlaf	mit der Arbeit an neuen Projekten beginnen; sich mit elektronischen Geräten beschäftigen, die blaues Licht abstrahlen	Einschlafschwierigkeiten; Aufwachen, weil man Probleme wälzt; Schwitzen
	Schlaf; Aufwachen vor oder bei Sonnenaufgang; Meditation; Entleerung von Blase und Darm; Rituale der Körperhygiene und Selbstfürsorge	auf leeren Magen Stimulanzien wie Kaffee zu sich nehmen	Aufwachen aufgrund von Ängsten oder sich jagenden Gedanken; Frieren; Harndrang

TEIL 2

Rituale, die jeder Mensch praktizieren kann

Kapitel 4

Ihr Tagesablauf verrät Ihnen, wer Sie sind

Warum Rituale für unser Wohlbefinden so wichtig sind

Sie fahren in Urlaub, wo Sie ein Leben fern der Hektik und Automatisierung unserer heutigen Zeit geführt haben und überglücklich gewesen sind, doch sobald Sie wieder nach Hause kommen, bedauern Sie, dass diese Auszeit Sie aus Ihrem alten Trott herausgerissen hat – weg von Ihrem gewohnten Zuhause und Berufsleben und dem gewohnten Leben, das Ihrer Gesundheit so zuträglich war. Sie versprechen Ihren Freunden und Kollegen, dass Sie bald wieder alles im Griff haben werden, wenn Sie sich nur erst an Ihre alte Routine gewöhnt haben. Und tatsächlich: Sobald Sie in Ihre gewohnten Gleise zurückgefunden haben, ist Ihnen gleich viel leichter zumute, Sie haben wieder einen klareren Kopf und eine geschärfte Selbstwahrnehmung. Kein Wunder also, dass Sie sich danach sehnten, wieder in Ihren gewohnten Trott zurückzukehren!

Kommt Ihnen das bekannt vor? Vielleicht haben Sie soeben zustimmend genickt, sich aber trotzdem nicht die Zeit genommen, darüber nachzudenken, wie Ihr Tagesablauf sich auf Ihre Gesundheit und Ihr Leben auswirkt. Wenn Ihr »erfülltes« Leben – Beruf, Familie und Freizeit – sich zu »voll« anfühlt, treten Zweckmäßigkeit und Multitasking an die Stelle Ihrer täglichen Anker. Dann gestalten Sie die Übergänge in Ihrem Alltag nicht mehr sinnvoll und achtsam, und Ihr Geist geht oft schon zur nächsten Aufgabe über, bevor Sie die jetzige abgeschlossen haben. Auf der Suche nach dem schnellsten Weg zurück zu mehr Wohlbefinden greifen Sie dann vielleicht auf »Superfoods« mit dem höchsten Nährstoffgehalt oder auf das neueste Trend-Training zurück, das Ihnen eine schnelle Gewichtsabnahme oder die stärksten Muskeln verspricht – nur um dann feststellen zu müssen, dass man mit diesen Praktiken keine dauerhaften Erfolge erzielt.

Das sind alles sicherlich schnelle Lösungen. Auch ich habe schon oft darauf zurückgegriffen, und viele meiner Patienten ebenfalls. Aber schnelle Lösungen bringen langfristig nichts für Ihre Gesundheit, auch wenn sie noch so gut gemeint sind. Das ist eigentlich eine gute Nachricht, denn es bedeutet, dass es nicht Ihre Schuld ist, wenn ein Nahrungsergänzungsmittel oder irgendein anderer Wellnesstrend Sie nicht weiterbringt. Und leider geben uns die Technologien, die uns doch eigentlich das Leben erleichtern sollen, gleichzeitig auch die Möglichkeit, zu jeder Tages- und Nachtzeit zu arbeiten, zu essen, Sport zu treiben und zu schlafen, obwohl unser Körper uns nur zu bestimmten Zeiten das Signal für solche Aktivitäten gibt. Somit geht es uns am Ende nicht besser, sondern schlechter, weil wir gegen unsere Natur leben. Wir können Nahrungsmittel zu jeder Jahreszeit und aus aller Welt kaufen, ja sogar selbst herstellen und diese künstlichen Produkte der Lebensmittelindustrie dann mit »gesunden« Zusatzstoffen anreichern. Und auch die technischen Geräte, die eigentlich dazu gedacht waren, uns mit der ganzen Welt in Kontakt zu halten, haben uns von der Energie getrennt, die uns einstmals am nächsten stand: der Natur. So ist eine Welt entstanden, die man eher erlebt, indem man auf einen winzigen Bildschirm starrt, statt mit Körper, Seele und Geist in sie einzutauchen.

Der Ausweg aus diesem Teufelskreis ist einfacher, als man denkt. Statt uns auf äußere, von Menschenhand gemachte Orientierungspunkte zu verlassen, können wir uns auf die instinktgeleitete Uhr in unserem eigenen Inneren einstimmen, die uns sagt, wie wir unsere Tage am besten beginnen, gestalten und ausklingen lassen. Wenn Sie Ihren Tag bewusster gestalten, gibt Ihnen das nicht nur eine Orientierungshilfe für eine gesündere

Lebensführung, sondern Sie treten dabei gleichzeitig auch mit Ihrer Intuition in Kontakt; und dann können Sie Ihrem Körper und Ihrer Seele in jeder Sekunde genau das geben, was sie brauchen, und nicht nur das, was der Terminkalender Ihres Smartphones oder irgendein Post im Internet Ihnen vorgeben.

Wenn Ihre täglichen Anker sinnerfüllt sind, zyklisch verlaufen und Sie sie konsequent praktizieren, beginnen sie sich wie Rituale anzufühlen. Als Rahmen für Ihr Leben bildet diese planmäßige Selbstfürsorge eine solide Basis für einen guten Gesundheitszustand – ohne dass Sie sich jeden Tag zu etwas zwingen müssen. Solche bewusst gewählten festen Abläufe sind die beste Voraussetzung dafür, mit unerschütterlicher Energie und Konzentration Ihre Ziele zu erreichen. Wenn es Ihnen gelingt, Ihre Tagesgestaltung mit der Uhr der Natur in Einklang zu bringen, tun Sie außerdem etwas für einen reibungslosen Ablauf Ihrer Körperfunktionen, und Ihr tägliches Handeln wird effizienter.

Die übergeordnete Mission des Ayurveda besteht darin, eine solche Synchronizität zu schaffen, damit wir in Harmonie mit der Natur und ihren Zyklen leben können. Der Ayurveda definiert Gesundheit als ausgewogene Konstitution, gesunde Gewebe, gut funktionierende Verdauung und Ausscheidung und als Zustand des Wohlbefindens in unseren fünf Sinnen, unserem Geist und unserer Seele. Zur Erreichung dieser Ziele werden die Rituale empfohlen, die Sie in Kapitel 5 bis 7 kennenlernen werden. Diese Rituale tragen dazu bei, Selbstfürsorge zu einem festen Bestandteil Ihres Alltagslebens zu machen. Aber es kommt nicht nur auf den Inhalt der Rituale an, sondern auch auf die regelmäßige Struktur, die sie unserem Alltag verleihen; dieser Faktor ist genauso wichtig, wenn nicht sogar noch wichtiger, wenn es darum geht, ins Gleichgewicht zu kommen. Dadurch, dass wir uns heutzutage kaum noch um die Kreisläufe der Natur und um eine regelmäßige Lebensführung kümmern, ist in unserer Gesellschaft ein Vata-Ungleichgewicht entstanden. Wenn Sie oder Ihre Kollegen, Mitarbeiter, Freunde und Familienangehörigen unter Problemen wie Angstzuständen, Schlaf- und Verdauungsstörungen leiden, ist vielleicht dieses Ungleichgewicht daran schuld. Deshalb ist es gerade in unserer heutigen Zeit besonders wichtig, zu zyklischen Praktiken zurückzukehren, die uns erden.

In anderen Kulturen auf der ganzen Welt dienen Rituale schon seit Langem als Übergangsriten oder als festliche Anlässe, bei denen das Wissen um Gesundheit und Überleben von unseren Vorfahren an die nachfolgende Generation weitergegeben wird. Rituale waren schon immer die zeitlichen, spirituellen und gesundheitsfördernden Orientierungspunkte, die bestimmte Ereignisse in unserem Leben zu etwas Besonderem machen und unserer Existenz einen Sinn verleihen. Selbst in unserer heutigen Zeit sind unsere Kindheitserinnerungen voll von solchen Markierungspunkten. Wenn Sie an Ihre Kindheit und Jugend zurückdenken, wird Ihnen wahrscheinlich auffallen, wie klar der Lauf der Zeit damals markiert war – von den Schulstunden bis hin zu den Geburtstagen, die stets einen besonderen Höhepunkt in unserem Leben darstellten. Das Treffen mit einem Freund auf dem Flur der Schule vor dem Unterricht, das Pizzaessen im Familienkreis oder die Gesellschaftsspiele am Freitagabend, das Lernen für die Abschlussprüfung, die Weihnachts- und Osterdekorationen bei Ihnen zu Hause oder in Ihrer Stadt … Alldem wohnte eine ganz besondere Atmosphäre inne, egal ob Sie mit diesen Erinnerungen heute etwas Positives oder Negatives verbinden. Worin auch immer Ihre ganz persönlichen Rituale bestanden – sie leisteten einen wichtigen Beitrag dazu, wie Sie das Vergehen der Zeit oder einer Jahreszeit erlebten. Diese Rituale erzeugten ein Gefühl der Vorfreude oder des Abschließens und halfen Ihnen, Ihren Platz in der Natur zu finden und sich auf kommende Dinge vorzubereiten.

Denken Sie einmal darüber nach, was für Rituale in Ihrem jetzigen Leben eine Rolle spielen. Leider gibt es in einer Welt zunehmender Digitalisierung immer weniger Konstanten, und die gewohnten Kreisläufe des Lebens geraten immer mehr durcheinander. Wir treffen uns nicht mehr so oft persönlich mit unseren Mitmenschen, können die Zeichen der Sonne und der Jahreszeiten nicht mehr so gut deuten, und wenn es darum geht, die richtigen Entscheidungen für unsere Gesundheit zu treffen, sind unsere Intuition und unsere fünf Sinne verkümmert. Ein paar Traditionen werden vielleicht noch aufrechterhalten, und auch an unseren Feiertagen und am Wetter hat sich nicht allzu viel geründert, doch da unsere moderne Gesellschaft häufig nur noch dem Geschäft huldigt, hat sie kein Verständnis mehr dafür, wie wichtig es für uns ist, unser Leben zu entschleunigen und uns für alles ein bisschen mehr Zeit und Spielraum zu lassen.

Jetzt sind Sie dran!

Was für Gewohnheiten, Rituale und Traditionen pflegen Sie in Ihrem jetzigen Leben? Haben Sie ein festes Morgen-, Mittags- und Abendritual? Stellen Sie sich einmal Ihren idealen Tagesablauf vor – was für tägliche Rituale könnte er beinhalten?

Welche Rolle spielt Ihr Dosha für Ihre Lebensgewohnheiten und Ihre Einstellung zu Ritualen?

Einer der größten Vorteile der Kenntnis Ihres Doshas oder Ihrer Konstitution besteht darin, dass Sie mit diesem Wissen Dinge vorhersagen können, die ansonsten ein jahrelanges Selbststudium erfordern würden. Wenn Sie wissen, ob Sie ein Vata-, Pitta- oder Kapha-Typ sind, werden Ihnen Ihre besonderen Schwächen mit einem Schlag sonnenklar. Dieses Wissen ist zwar keine Garantie dafür, Krankheiten vorbeugen, stressfrei leben oder alle Rückschläge umschiffen zu können, aber man ist dann zumindest besser darauf vorbereitet. Das kann man sich so ähnlich vorstellen wie das Packen eines Koffers vor dem Urlaub: Sie können zwar den Wetterbericht hören und alles mitnehmen, was Sie ihrer Einschätzung nach unterwegs brauchen werden, aber es kann Sie trotzdem immer noch ein Regenschauer überraschen, obwohl Sie nur mit Sonnenschein gerechnet hatten. Ihr Dosha würde Sie in so einem Fall dazu ermahnen, sicherheitshalber vielleicht doch einen Regenschirm einzupacken.

Wenn Sie Ihre Neigungen und Bedürfnisse kennen, sind Sie besser für die Zukunft gerüstet. Es gibt drei den ayurvedischen Doshas entsprechende Mentalitäten, die Ihre Tagesgestaltung und Ihre Einstellung zu festen Lebensgewohnheiten und Ritualen bestimmen. Vielleicht werden Sie feststellen, dass eine der unten stehenden drei Beschreibungen genau auf Sie zutrifft; oder Sie kommen zu dem Schluss, dass Sie vielleicht doch eher ein Mischtyp aus zwei verschiedenen Doshas sind. Schließlich kommt es auch bei den Doshas selbst hier und da zu Überschneidungen.

Vata: Sie brauchen eine feste Struktur in Ihrem Leben, wehren sich aber gleichzeitig dagegen

Das Dosha Vata – die Konstitution aus Äther und Luft – befindet sich in ständiger Bewegung. Wenn Sie sich von Natur aus nach Veränderung und Spontaneität sehnen, gehen Sie wahrscheinlich jeder Routine aus dem Weg. Genau wie ein gasförmiger Stoff lässt sich auch dieses Dosha nicht genau definieren oder umgrenzen; es kann keine feste Form oder Gestalt annehmen. Gerade deshalb profitieren Vata-Typen am meisten von einer festen Struktur in ihrem Leben.

Wenn es Ihnen schwerfällt, Entscheidungen zu treffen, sich festzulegen oder sich auf eine bestimmte Aufgabe zu konzentrieren, kann das ein Zeichen Ihrer inneren Neigung sein, sich gegen Struktur zu wehren, aber auch ein Hinweis darauf, dass Sie dringend mehr feste Abläufe in Ihrem Leben brauchen. Wenn Ihnen der Gedanke an Beständigkeit und einen festen Tagesablauf einen Schauer über den Rücken jagt, bedenken Sie Folgendes: Eine feste Struktur gibt Ihnen mehr Spielraum, und wenn Ihr Leben einem genauen Plan folgt, werden Sie seltener Entscheidungen treffen müssen, vor denen Sie naturgemäß zurückscheuen. Wenn Sie den Anfang und das Ende des Tages mit regelmäßigen Abläufen und Ritualen begehen, die Sie fester in Ihrem täglichen Leben verwurzeln, werden Sie tagsüber mehr zustande bringen. Letzten Endes erhalten Sie dadurch mehr Spielraum, um sich Ihren momentanen Bedürfnissen zu widmen.

Pitta: Sie lieben Systeme und Routine, laufen aber Gefahr, zu starr an festen Regeln festzuhalten

Das Dosha Pitta – die Konstitution aus Feuer und Wasser – fühlt sich am wohlsten, wenn alles perfekt organisiert ist. Der Pitta-Typ ist gern auf alles vorbereitet, hält sich an feste Vorschriften und Rituale. Er liebt Logik und organisiert sein Leben am liebsten anhand genau definierter Systeme. Pitta-Menschen wissen, was sie wollen, und haben gerne alles unter Kontrolle. Sie glauben, stets am besten zu wissen, was richtig ist, und alle anderen Menschen sollen der gleichen Meinung sein wie sie.

Natürlich hat diese ausgeprägte Disziplin und Willenskraft manches für sich, doch wenn Sie sich von Ihren festen Regeln und Abläufen versklaven lassen, statt sie zu beherrschen, wird das früher oder später Konsequenzen haben – vielleicht nicht jetzt gleich, aber irgendwann schon. Wenn Sie zu sehr in Ihrer systematischen, wohlgeordneten Welt leben und nur noch Ihren Terminkalender im Blick haben, als hätten Sie Scheuklappen auf, werden Sie vielleicht zu unflexibel und haben nicht mehr genügend Freizeit, um sich zu regenerieren und Augenblicke der Selbstfürsorge in Ihr Leben einzubauen, die nicht einfach nur einem starren Plan, sondern planloser Selbstliebe entspringen. Wenn Sie es als verlockend empfinden, Ihren Tag mit immer mehr Herausforderungen, Aufgaben oder Checklisten vollzupacken, sollten Sie sich vor der Gefahr einer zu starren, unflexiblen Lebensweise hüten.

Kapha: Sie müssen hin und wieder aus Ihrer Routine herausgerissen werden, mögen aber keine Veränderungen

Die Elemente Wasser und Erde, aus denen Kapha besteht, führen dazu, dass Sie sich am liebsten gar nicht vom Fleck rühren würden. Kapha-Typen sind oft ziemlich festgefahren in ihrem Denken und Verhalten – sei es aus Nostalgie oder weil sie Ungewissheit nur schlecht ertragen können. Sie tun unabhängig von den Umständen am liebsten immer das Gleiche, denn sie möchten keine Energie in Veränderungen investieren, die ihrem Empfinden nach nicht unbedingt notwendig sind. Und doch kann dieses statische Dosha von lebhafter Aktivität profitieren und kommt am besten ins Gleichgewicht, wenn es hin und wieder aus seiner Lethargie aufgerüttelt wird.

Man sollte Veränderungen zwar nicht erzwingen (was ehrlich gesagt auch gar nicht möglich ist), aber Sie sollten doch daran denken, dass bestimmte Dinge sich akkumulieren, wenn man zu inaktiv ist, dass wir uns ständig verändern und weiterentwickeln und somit auch immer wieder etwas anderes brauchen, um ein erfülltes Leben führen zu können. Als Kind haben Sie vor dem Schlafengehen vielleicht gerne Eis gegessen, und während des Studiums brauchten Sie manchmal mitten in der Nacht noch eine Tasse Kaffee – aber sind Ihre Bedürfnisse heute immer noch dieselben wie damals? Wahrscheinlich nicht. Unsere inneren und äußeren Lebensbedingungen verändern sich, und wir müssen uns mit ihnen wandeln. Wenn wir diese Flexibilität oder Bereitschaft nicht aufbringen, leidet unser Wohlbefinden.

Jetzt sind Sie dran!

Wie haben Sie bisher auf ein geregeltes Leben reagiert oder neue Gewohnheiten in Ihr Leben integriert? Was könnte Ihnen dabei helfen, sich konsequenter an Ihre täglichen Rituale zu halten?

Wir alle haben bei der Aufrechterhaltung fester Abläufe und Rituale manchmal mit Problemen zu kämpfen. Natürlich können Sie sich bei diesem Kampf von anderen Menschen inspirieren lassen, doch am wichtigsten ist es, dass Sie bei der Suche nach der richtigen Vorgehensweise in sich selbst hineinschauen.

Kapitel 5

Tagesrituale

Praktiken für einen bewussten Start in den Tag und ruhige, reibungslose Übergänge

Eine der Hauptaufgaben des Ayurveda ist es, Krankheiten vorzubeugen und uns gesund zu erhalten, während die besondere Stärke der modernen Medizin eher darin besteht, nach bereits aufgetretener Erkrankung den Heilungsprozess einzuleiten. In einem ganzheitlichen Gesundheitsmodell sind beide Ansätze notwendig; wir brauchen sowohl Prävention als auch medizinische Notfallversorgung. Doch in einem sind sich die ayurvedische und die moderne Medizin einig: dass Gesundheit mehr ist als bloßes Fehlen von Krankheiten; sie ist die Kunst, zu einem Gleichgewicht aus gesundem Geist, gesundem Körper und gesunder Seele zu gelangen. Dabei es kommt nicht nur darauf an, was wir tun, um dieses Ziel zu erreichen, auch der Zeitpunkt dieser Aktivitäten spielt eine wichtige Rolle.

Vorbeugung ist für den Ayurveda etwas ganz Natürliches. Die ayurvedische Tradition umfasst viele tagtäglich zu praktizierende Abläufe und Rituale, denn nach der Lehre des Ayurveda bleiben Menschen, die sich an feste Lebensgewohnheiten halten, gesund. Solche Gewohnheiten werden als Swasthavritta bezeichnet. Doch dieser Begriff steht nicht einfach nur für »gesundes« Verhalten, sondern für einen viel komplexeren Sachverhalt: Er bedeutet, seiner eigenen Natur treu zu bleiben und den Pflichten nachzukommen, die für die Erreichung eines solchen Zustands erforderlich sind.

Die ayurvedischen Empfehlungen für eine richtige Lebensgestaltung sind sehr vielfältig und beinhalten feste tägliche (8 bis 18 Uhr), abendliche (18 bis 22 Uhr) und jahreszeitliche Gewohnheiten, die als Dinacharya, Ratricharya und Ritucharya bezeichnet werden. In den alten ayurvedischen Texten sind diese Rituale in wunderbarer Ausführlichkeit beschrieben. Aufgrund ihrer Kombination, genau festgelegten Tageszeit und Reihenfolge und der Absichten, die man damit verfolgt, sind sie mehr als die bloße Summe ihrer Teile. Nachdem Sie in Kapitel 2 einige Ihrer derzeitigen Verhaltensmuster und gesundheitlichen Probleme erkannt haben und in Kapitel 4 erfahren haben, welche Rolle Rituale und ein fester Tagesablauf in Ihrem Leben spielen, können Sie nun herausfinden, ob Ihre Lebensführung den Empfehlungen des Ayurveda entspricht. Wir beginnen dabei mit den ayurvedischen Tagesritualen (Dinacharya), die jeder bedenkenlos praktizieren kann, obwohl manche Menschen dabei vielleicht gewisse Kontraindikationen berücksichtigen und Modifikationen beachten müssen, um ihrer Konstitution oder einem besonders starken Ungleichgewicht gerecht zu werden. Dinacharya ist die umfassendste Abfolge von Ritualen: Es beinhaltet Maßnahmen, um uns nach der nächtlichen Entgiftung zu erfrischen und dafür zu sorgen, dass wir unseren Tag mit gesundem Geist und Körper beginnen können. Manche dieser Rituale lassen sich leichter in unser modernes Leben einbauen als andere. Natürlich weiß ich nicht, was in den Menschen vorging, die diese Texte vor Jahrtausenden verfasst haben, doch anscheinend war es ihnen damals wichtiger, sich Zeit für die Selbstfürsorge zu nehmen als für ihre Arbeit. In Anbetracht unserer heutigen Zeitknappheit und der Notwendigkeit, immer mehr und immer schneller zu produzieren, hat Ihr Tag vielleicht nicht genügend Stunden, um all diese Rituale zu praktizieren. Aber lassen Sie sich dadurch nicht entmutigen, sondern probieren Sie wenigstens ein paar der Rituale aus. Es geht nicht darum, sich Gedanken darüber zu machen, was Sie alles nicht (oder zumindest nicht regelmäßig) in Ihrem Alltag unterbringen können, sondern Ihr Möglichstes zu tun, auch wenn Sie bei der Wahl des Zeitpunkts für diese Rituale vielleicht manchmal ein bisschen flexibel sein müssen.

Der Standard-Dinacharya beinhaltet folgende Rituale:

Stehen Sie vor (oder bei) Sonnenaufgang (zwischen 5 und 7 Uhr morgens) auf

In den alten ayurvedischen Schriften wird empfohlen, vor Sonnenaufgang (genauer gesagt anderthalb Stunden davor) aufzustehen, denn das gilt als die günstigste Tageszeit für Meditation, Wissenserwerb und Selbststudium. Bei allem Respekt vor diesen alten Texten wird dieses Tagesritual vielleicht vielen Menschen (vor allem den Nachteulen unter Ihnen) zu starr und traditionsverhaftet erscheinen; also ist es vielleicht nicht unbedingt ein besonders realistisches Unterfangen, dieses Vorhaben als Erstes in Angriff zu nehmen. Wenn Sie keinen triftigen Grund dafür haben (zum Beispiel berufliche Verpflichtungen oder die Aufgabe, jemanden zum Flughafen zu bringen), sind Sie um diese Tageszeit höchstwahrscheinlich noch gar nicht wach, sondern beginnen Ihren Tag erst später. Verständlich! Trotzdem lohnt es sich zu überlegen, was diese frühen (oder früheren) Morgenstunden Ihnen bringen könnten.

Die morgendliche Vata-Phase ist genau die richtige Zeit, um etwas in Bewegung zu bringen. Sie ist sowohl in der ayurvedischen als auch in der westlichen Medizin der natürlichste Zeitpunkt des Tages, um Blase und Darm zu entleeren. Frühes Aufstehen könnte also zu einer regelmäßigeren, besseren und müheloseren Verdauung und Ausscheidung führen.

Das Aufstehen bei Sonnenaufgang bietet Ihnen auch mehr Flexibilität im Wechsel der Jahreszeiten. Im Sommer können der frühe Sonnenaufgang und der verlängerte Tag Ihnen ein Gefühl der Befreiung schenken: Wenn Sie im Sommer zeitig aufstehen, haben Sie mehr Zeit zum Arbeiten, für Hobbys oder für andere Aktivitäten, denen Sie sich um diese Jahreszeit gerne widmen möchten. Im Winter dagegen lassen Ihnen der spätere Sonnenaufgang und die kürzeren Tage mehr Ruhe und Zeit zum Ausschlafen.

Meditieren Sie

Ob man es nun als Gebet, Meditation oder Seelenhygiene bezeichnet: Stille und Achtsamkeit fallen uns frühmorgens am leichtesten. Abgesehen davon, dass der Morgen eine günstige Tageszeit ist, in der uns glückliche Gedanken durch den Kopf gehen, hatten diese Gedanken so früh am Morgen auch noch nicht viel Zeit, sich zu jagen. Daher fällt uns das Meditieren jetzt leichter, weil es weniger geistige Ablenkungen gibt. Viele Menschen stellen sich Meditation so vor, als sitze man dabei in einem stillen Raum vollkommen regungslos mit verschränkten Beinen auf einem Kissen. Aber man muss dazu nicht unbedingt diese idealisierte Position einnehmen. Meditieren Sie einfach da, wo Sie gerade sind! Wenn es Ihnen am leichtesten fällt, sich einfach im Bett aufzusetzen und für ein paar Minuten die Augen zu schließen, dann tun Sie das. Falls Sie das Gefühl haben, eine Anleitung dafür zu brauchen, und eine App oder CD mit einem geführten Meditationstext besitzen, den Sie sich anhören können, nutzen Sie diese Hilfsmittel ruhig. Es kommt nicht auf das Ergebnis oder die Methode, sondern nur auf die Praxis der Meditation an.

Reinigen Sie Ihre Zunge

Vor dem Essen, Trinken, Zähneputzen oder Spülen Ihres Mundes mit Öl oder Mundwasser sollten Sie Ihre Zunge sauber kratzen. Dabei geht es nicht nur um die Mundhygiene; ähnlich wie die Haut ist auch die Zunge ein wichtiger Indikator für unsere Verdauungsgesundheit und andere Dinge.

Der erste Schritt besteht darin, Ihre Zunge morgens genau zu untersuchen, bevor sie mit irgendetwas anderem in Berührung kommt. Das Wichtigste, worauf Sie achten sollten, ist der Belag. Er verrät Ihnen, ob Ihr Agni (oder Verdauungsfeuer) nicht richtig funktioniert, was wiederum zu Ama führt. Das ist eine toxische Ansammlung von Unverdautem – sowohl im Körper als auch im Geist. Manchmal kann man dieses Ama sehen oder (im Fall des Zungenbelags) sogar riechen. Manchmal ist es aber auch unsichtbar; das gilt zum Beispiel für eine Akkumulation unverarbeiteter emotionaler Erlebnisse.

Vielleicht weist Ihre Zunge nicht immer einen sichtbaren Belag auf, oder Sie können nicht viel davon abkratzen, doch wenn Sie mit Verdauungsproblemen zu kämpfen haben, wird Ihre Zunge Ihnen höchstwahrscheinlich etwas darüber verraten. Die Art dieses Belags liefert Ihnen wichtige Informationen darüber, was sich weiter unten in Ihrem Verdauungstrakt abspielt.

Wo befindet sich der Zungenbelag?

Wenn die ganze Oberseite der Zunge einen Belag aufweist, deutet dies darauf hin, dass Sie Ihren Darm nicht bei jedem Stuhlgang vollständig entleeren und dass Abfallstoffe in Ihrem Dickdarm zurückbleiben. Befindet sich der Belag hauptsächlich in der Mitte der Zunge, so ist das ein Zeichen dafür, dass sich Giftstoffe, nicht absorbierte oder unverdaute Lebensmittel in Ihrem Magen und Dünndarm angesammelt haben.

Welche Farbe hat er?

Wenn der Belag hellbraun ist, deutet er auf ein Vata-Ungleichgewicht (Akkumulation des Elements Luft) und ein zu schwaches oder wechselhaftes Verdauungsfeuer hin. Diesen Mangel können Sie ausgleichen, indem Sie weniger rohe oder austrocknende Lebensmittel (Cracker, Chips, Bohnen, Kaffee) zu sich nehmen. Ein gelber, orangefarbener oder grünlicher Belag bedeutet, dass Sie zu viel Pitta (Feuer) haben und Ihr Verdauungsfeuer zu stark brennt. Dann sollten Sie den Verzehr von würzigem, saurem und salzigem Essen einschränken. Ein weißlicher Zungenbelag deutet darauf hin, dass Kapha (Erde) bei Ihnen zu stark zugenommen hat – ein Zeichen für eine träge Verdauung. In diesem Fall sollten Sie nicht zu viele schwere Lebensmittel wie Milchprodukte und Süßigkeiten zu sich nehmen.

Wie dick ist er?

Wenn Sie ständig (jeden Tag über einen Zeitraum von zwei Wochen) einen dicken Belag auf der Zunge haben, sammelt sich bei Ihnen zu viel Ama an.

Es ist wichtig, darauf zu achten, weil Ama zu Blockaden und Stagnation führt und das Immunsystem schwächt. Die Zunge ist eine der ersten Stellen im Körper, wo man dieses Ama erkennen kann, egal ob es von Emotionen oder von der Ernährung herrührt.

Nun da Sie wissen, was in Ihrem Körper passiert, beginnen Sie Ihre Zunge zu reinigen. Statt Ihre Zahnbürste dafür zu verwenden, geben Sie lieber ein bisschen Geld für einen Zungenreiniger aus Metall aus. Einen Zungenreiniger können Sie online bereits für unter 10 Euro erwerben, und er kann sehr viel mehr bewirken als eine Zahnbürste: Er reinigt Ihre ganze Zunge, und Sie sehen hinterher genau, was Sie abgekratzt haben. Zungenreiniger sind in verschiedenen Metallen erhältlich, sodass Sie genau das Material wählen können, das zu Ihrem Dosha passt: Silber ist ein kühlendes Metall und hat außerdem eine stärkende Wirkung, eignet sich also am besten für Vata und Pitta, während Kupfer das Material der Wahl für Kapha-Typen ist, weil man ihm eine tonisierende Wirkung zuschreibt (das heißt, es kann Gewebe oder Organe regenerieren und energetisieren). Edelstahl eignet sich für alle Doshas. Diese Metalle haben gleichzeitig auch eine antibakterielle Wirkung; das heißt, Sie müssen Ihren Zungenreiniger zwar nach der Benutzung säubern, doch im Gegensatz zu den Borsten einer Zahnbürste sammeln sich dort keine Krankheitskeime an.

Beginnen Sie in der Mitte des Zungenrückens und kratzen Sie mit leichtem Druck die Giftstoffe ab, die sich während der Nacht dort angesammelt haben. Dann wiederholen Sie diesen Vorgang an der linken und rechten Seite der Zunge, wobei Sie den Zungenreiniger stets von hinten nach vorne bewegen. Diese Abfolge (Mitte, rechte Seite, linke Seite) sollten Sie ein paarmal wiederholen. Der abgekratzte Belag soll sich am Zungenreiniger ansammeln, bevor Sie ihn abspülen. Beachten Sie, dass diese Reinigung Ihrer Zunge getrennt vom Ölziehen (siehe Seite 79) erfolgt, dem Sie sich erst nach dem Frühstück widmen sollten.

Wenn Sie den Belag von Ihrer Zunge entfernt haben, können Sie Aromen gleich viel besser wahrnehmen. Diese Fähigkeit ist für eine gesunde Verdauung unerlässlich, denn unsere Nahrung besteht aus unterschiedlichen Bausteinen. Ein feiner Geschmackssinn ist wie eine Ankündigung an Ihren Körper: »Da kommt etwas Süßes!« Oder: »Achtung, Salzbombe!« So kann er sich besser darauf vorbereiten, die Speisen zu verarbeiten. Und nicht nur das: Durch diese morgendliche Zungenreinigung gewöhnen Sie sich gleichzeitig an, Ihre Zunge regelmäßig zu inspizieren, um mehr über den aktuellen Zustand Ihrer Verdauung zu erfahren. So werden Ihnen erste Symptome auffallen, die sich vielleicht noch an keiner anderen Stelle in Ihrem Körper manifestiert haben.

Spülen Sie Ihr Gesicht und Ihre Augen

Sich etwas Wasser oder ein Pflanzenhydrosol (Wasser mit Pflanzenessenzen wie Rose oder Gurke) ins Gesicht zu spritzen, kann ein wunderbarer Weckruf sein. Wenn Sie morgens noch träge und schwerfällig sind oder wenn Ihr Gesicht geschwollen ist, sollten Sie dieses Ritual kurz nach dem Aufwachen praktizieren. Dann werden Sie sich gleich viel wacher fühlen und eher bereit sein, auch Ihre übrigen Rituale durchzuführen.

Um noch ein bisschen mehr für Ihre morgendliche Hygiene zu tun, sollten Sie sich außerdem eine Augenspülung gönnen. Wenn Sie keine Kontaktlinsen tragen und auch nicht unter Augenerkrankungen leiden, investieren Sie normalerweise wahrscheinlich nicht viel Zeit in die Pflege Ihrer Augen. Sind Sie Kontaktlinsenträger, können Sie sich vielleicht nur zum regelmäßigen Reinigen oder Wechseln Ihrer Kontaktlinsen aufraffen. Doch da wir heutzutage so viel Zeit vor Bildschirmen verbringen und die Belastung durch Umweltgifte so groß ist, sollten wir alle ein bisschen mehr für unsere Augen tun.

Sicherlich achten Sie genau darauf, was Sie essen oder auf Ihre Haut auftragen. Genauso vorsichtig sollten Sie auch bei der Wahl des Reinigungsmittels für Ihre Augen sein. Natürlich kann man sich mit einer schnellen Lösung begnügen und seine Augen beim Duschen oder Waschen des Gesichts einfach mit fließendem Wasser reinigen, doch es ist sehr viel angenehmer und wirksamer, eine Augenbadewanne und spezielle Reinigungsprodukte dafür zu verwenden. Wenn Sie Ihre Augen mit Wasser spülen möchten, verwenden Sie am besten gefiltertes Wasser. Auch andere Flüssigkeiten, die eine heilsame Wirkung auf die Augen haben sollen, müssen so rein wie möglich sein. Zum Beispiel können Sie die Kräutermischung Triphala (siehe Glossar der Heilpflanzen, Seite 275) zu einem Absud oder Tee verarbeiten und als Augenspülung verwenden. Beim Kauf sollten Sie nicht nur auf reines Triphala aus organischem Anbau achten, sondern den Absud oder Tee auch gründlich abseihen, damit er keine Partikel mehr enthält, die in Ihren Augen kratzen könnten. Rosenhydrosol eignet sich ebenfalls hervorragend für die Befeuchtung und Beruhigung der Augen; auch bei diesem Produkt sollten Sie die beste Qualität wählen, die Sie finden können.

Spülen Sie Ihre Nasenwege mit einem Neti-Topf

Wenn Sie unter Allergien oder häufigen Infektionen der oberen Atemwege leiden oder einfach nur von der Idee angetan sind, tief durchatmen zu können, sollten Sie sich einen Neti-Topf anschaffen.

Mit einer Nasenspülung (Jala Neti) können Sie Ihre Nasenwege von Verstopfungen reinigen, beruhigen und befreien und ganz allgemein etwas für die Gesundheit Ihrer Atemwege tun. Ein Neti-Topf sieht so ähnlich aus wie eine Teekanne und ermöglicht eine sanfte Nasenspülung. Dafür verwendet man eine Salzwasserlösung, die in ein Nasenloch gegossen wird und aus dem anderen wieder austritt. Obwohl es Nasenspülungen meistens in Spritzflaschen erhältlich sind, ist ein echter Neti-Topf die etwas höhere Investition wert, da er die Nasenwege sanfter reinigt als eine Spritzflasche und Sie auf diese Weise außerdem keinen Plastikmüll erzeugen.

Zunächst vermischen Sie ungefähr ¼ Teelöffel nichtjodiertes Salz mit etwa 240 Milliliter destilliertem oder gefiltertem warmem Wasser. Es gibt spezielles Nasenspülsalz zu kaufen: Dieses löst sich leicht auf, verursacht kein Brennen in den Nasenwegen und enthält keine Konservierungsstoffe, die Sie bei der Körperpflege ebenso vermeiden sollten wie in Ihrer Nahrung. Achten Sie darauf, dass Wasser und Gefäß steril sind, um keine Bakterien oder Viren in Ihre Nebenhöhlen einzubringen.

Nun beugen Sie sich entweder über das Waschbecken oder steigen in die Duschkabine und schieben den Schnabel des Neti-Topfs in ein Nasenloch hinein, neigen den Kopf leicht nach vorne und kippen sowohl den Topf als auch Ihren Kopf langsam in Richtung des freien Nasenlochs, bis Sie spüren, wie die Salzlösung ins eine Nasenloch hinein- und durch das andere wieder hinausfließt. Atmen Sie dabei durch den Mund. Dann bringen Sie Ihren Kopf wieder in eine gerade Position, entfernen den Schnabel des Topfs aus Ihrem Nasenloch und atmen mehrmals durch die Nase aus, um die Lösung vollständig daraus zu entfernen. Wiederholen Sie diesen Vorgang auf der anderen Seite.

Diese Prozedur kann schon ein bisschen unangenehm sein. Doch mit der Zeit gewöhnt man sich daran. Falls es Ihnen schwerfallen sollte, das Wasser in Ihre Nasengänge hineinfließen zu lassen, und Sie das Gefühl haben, dass Ihr Zustand sich dadurch verschlechtert (oder negative Erinnerungen an das Tauchen im Schwimmbad in Ihnen wach werden), legen Sie eine Pause ein und versuchen Sie es später noch einmal. Beachten Sie, dass die Prozedur mit dem Neti-Topf oder andere Nasenspülungen sich nicht so gut mit der Verabreichung von Öl in die Nasengänge (Nasya, siehe Seite 81) vertragen. Wie Sie wissen, vermischen Öl und Wasser sich nicht; wenn Sie nicht genau darauf achten, dass nach der Spülung kein Wasser in Ihren Nasengängen zurückbleibt, können Überreste von Öl und Wasser in den Nebenhöhlen einen guten Nährboden für Allergene oder Krankheitskeime bilden.

Trinken Sie warmes Wasser

Nach einer Nacht der Regeneration und Entgiftung braucht Ihr Körper ein bisschen Hilfe, um sich auf die Aufnahme von Treibstoff für den Tag vorzubereiten. Bevor Sie Kaffee oder feste Nahrung zu sich nehmen, sollten Sie zunächst einmal Wasser trinken.

Normalerweise wird im Ayurveda davon abgeraten, große Mengen Wasser oder andere Flüssigkeiten auf einmal zu trinken, weil dies das Verdauungsfeuer zum Erlöschen bringt. Doch wenn Sie das morgens gleich als Allererstes tun, kann die Aufnahme von viel Wasser genau das Gegenteil bewirken:

Wasser – vor allem warmes bis heißes Wasser – bereitet den Verdauungstrakt auf den Tag vor. (Beachten Sie dabei die Regel zur Flüssigkeitstemperatur aus Kapitel 2.) Wenn Sie gleich nach dem Aufwachen 480 Milliliter Wasser trinken, fördert dies die Aufspaltung der Nahrung, die Sie tagsüber zu sich nehmen, und die richtige Ausscheidung von Abfallstoffen.

Sie können die reinigenden Eigenschaften Ihres morgendlichen Wassers sogar noch verstärken, zum Beispiel indem Sie es aus einem Kupferbecher trinken. Dazu füllen Sie vor dem Zubettgehen einen solchen Becher (der auch von innen aus Kupfer bestehen sollte) mit Wasser. Dieses Wasser reichert sich während der Nacht mit einer therapeutischen Menge Kupfer an und hat bis zum nächsten Morgen eine heilsamere Wirkung angenommen als normales Wasser. Größere Mengen Kupfer können giftig sein, doch in dieser kleinen Menge wirkt das Metall blutreinigend und trägt zur Linderung von Entzündungen und Gelenkschmerzen und zur Hautreinigung bei.

Sie können Ihr Wasser aber auch mit etwas Zitronensaft anreichern. Obwohl Zitrone selbst sauer schmeckt, erzeugt sie im Körper eine basische Wirkung: Eine Zitronenscheibe oder ein Spritzer frischen Zitronensafts in Ihrem Wasser erhöht den pH-Wert Ihres Körpers so stark, dass er besser für die Bekämpfung von Krankheiten gerüstet ist. (Naturgemäß befindet unser Körper sich in einem leicht basischen Zustand; er liegt bei einem Wert von ungefähr 7,4 auf der pH-Skala). Außerdem kann Zitrone die Verdauung fördern, da sie den Fettabbau unterstützt und den Gallenfluss anregt.

Es ist am besten, eine gewisse Pufferzeit zwischen der Aufnahme größerer Mengen Wasser und dem Essen einzuplanen; also warten Sie mindestens eine Viertelstunde mit dem Frühstück, nachdem Sie Ihr morgendliches Wasser getrunken haben.

Frühstücken Sie vor 9 Uhr

Obwohl das Frühstück beim Dinacharya stets nach dem Sport und dem Baden kommt, sollten Sie morgens so früh wie möglich etwas zu sich nehmen. (Wird Ihnen nun allmählich klar, warum es so sinnvoll ist, zeitig aufzustehen?)

Laut ayurvedischer Lehre bereitet das Frühstück unseren Körper auf die wichtigste Mahlzeit des Tages, das Mittagessen, vor. Zwar empfiehlt der Ayurveda nicht unbedingt, Mahlzeiten wegzulassen, doch wenn Sie morgens nicht hungrig sind, hören Sie lieber auf Ihren Bauch und warten Sie mit dem Essen. Für Menschen, die um diese Tageszeit keinen großen Hunger haben, ist gebackenes oder gedünstetes Obst eine wunderbare, einfache Möglichkeit, bis zum Mittagessen über die Runden zu kommen. Doch wenn Sie sich morgens auf Ihr Frühstück freuen, gönnen Sie sich ruhig etwas Nahrhafteres wie gekochte Haferflocken. Denken Sie daran, dass es einen Dominoeffekt auslöst, wenn Sie Ihr Frühstück zu lange hinauszögern: Der Körper braucht zwischen den Mahlzeiten ungefähr vier bis sechs Stunden zum Verarbeiten der Speisen; wenn Sie also zu spät frühstücken, verzögert sich auch Ihr Mittag- und Abendessen, und im Nu ist es 23 Uhr und Sie stopfen Popcorn und Nachos in sich hinein, während Sie sich einen Film anschauen oder noch eine letzte SMS versenden und sich dabei dem blauen Licht Ihres Smartphones aussetzen.

Niemand – unabhängig von seinem Dosha-Typ und der Jahreszeit – sollte morgens zuallererst einen Frozen Smoothie zu sich nehmen, denn die intensive Kälte bringt das Verdauungsfeuer zum Erlöschen. Gefrorene oder eisgekühlte Getränke sind zu keiner Tageszeit empfehlenswert.

Und Sie sollten auch nicht auf nüchternen Magen Kaffee trinken, denn dieser hat einen sehr hohen Säuregehalt und sollte daher nicht unvermischt auf die natürlichen Säuren Ihres Magens treffen. Falls es sich um koffeinhaltigen Kaffee handelt, ist dieses Stimulans für Ihr Nervensystem um diese Tageszeit wahrscheinlich ohnehin zu stark, und Sie werden davon höchstens zitterig.

Die Lebensmittelindustrie hat sich mächtig ins Zeug gelegt, um uns das Frühstücken zwischen Tür und Angel zu erleichtern. Versuchen Sie lieber einmal, beim Essen ruhig sitzen zu bleiben und nirgends hinzugehen. Ich versichere Ihnen: Sie haben die Zeit dazu. Normalerweise braucht man zum Essen nicht mehr als 10 oder 15 Minuten; wenn Sie länger als 20 Minuten am Esstisch verweilen, essen Sie wahrscheinlich zu viel oder beschäftigen sich nebenbei mit anderen Dingen. Nachdem Sie sich so viel Zeit genommen haben, Lebensmittel auszuwählen, die einen besonders hohen Nährwert haben, sind Sie es sich schuldig, Ihr Essen nun auch zu genießen und sich dabei zu entspannen. Wenn Sie langsam kauen, jeden Bissen auskosten und nicht nur für das Essen dankbar sind, sondern auch für die Arbeit der Menschen, die dazu beigetragen haben, es auf Ihren Teller zu bringen, wird jede Mahlzeit zu einer Achtsamkeitsübung.

Ziehen Sie Öl

Wenn Sie den Finger am Puls der Wellnessszene haben, ist die Praxis des Ölziehens (Gandusha) für Sie sicherlich nichts Neues. Dieser moderne Trend hat seinen Ursprung im Ayurveda.

Den Namen »Ölziehen« verdankt diese Praxis der Tatsache, dass Öl Unreinheiten aus dem Körper herauszieht; im Ayurveda erfreut es sich daher, wie wir noch sehen werden, als Heilmittel besonders großer Beliebtheit. Bei oraler Anwendung trägt es zur Reinigung und Aufhellung der Zähne bei, hat aber auch tiefergehende therapeutische Wirkungen: Ölziehen soll die Gesichtsmuskulatur kräftigen, den Geschmackssinn und Genuss an der Nahrung verstärken, die Zähne fest in der Mundhöhle verankern und begradigen und Trockenheit von Lippen, Mund und Kehle vorbeugen.

Es gibt zwei Möglichkeiten, das Ölziehen nach ayurvedischer Tradition zu praktizieren. Bei beiden Methoden sollten Sie zuerst Ihre Zunge reinigen. Die eine Vorgehensweise besteht darin, ein bisschen (etwa 1 Esslöffel) Öl ein paar Minuten lang im Mund hin und her zu bewegen wie Mundwasser; bei der anderen füllt man den Mund mit Öl und belässt dieses bis zu 20 Minuten lang in der Mundhöhle. Das Hin-und-Her-Bewegen ist im Alltag praktischer und zeitsparender, doch das Halten des Öls im Mund hat eine stärker erdende Wirkung und eignet sich vor allem für Menschen, die unter Vata-Ungleichgewichten oder -Erkrankungen leiden, welche sich durch übermäßige körperliche oder geistige Bewegung verschlimmern. Bei beiden

Methoden wird das Öl anschließend in den Mülleimer gespuckt, um Rohre und Abflüsse nicht damit zu verstopfen.

Welches Öl man am besten dafür verwenden sollte, hängt vom Anwender ab. Wenn Sie in einem Buch oder einem Beitrag über Ayurveda etwas über Öl lesen, können Sie dieses Wort in Gedanken durch Ghee oder durch Sesamöl ersetzen. Sesamöl ist der König der Öle, denn es ist das einzige Öl, das alle Gewebe erreicht und nährt. Für den Verzehr im Sommer oder für Menschen, die viel Feuer in ihrer Konstitution haben oder unter feurigen Ungleichgewichten leiden, hat es eine zu stark erwärmende Wirkung, doch da man das Öl beim Ziehen ja nicht hinunterschluckt, kann normalerweise jeder Mensch Sesamöl für diesen Zweck verwenden. Aber achten Sie darauf, reines, nicht geröstetes Sesamöl zu verwenden, und kaufen Sie nach Möglichkeit unraffiniertes Bio-Öl.

Wenn Sie kein Sesamöl verwenden möchten, schauen Sie sich nach speziell für das Ölziehen hergestellten, mit Kräutern angereicherten Ölen um. Falls Sie ein Öl mit neutralerem Geschmack bevorzugen, können Sie stattdessen normales Sonnenblumen- oder Traubenkernöl aus dem Supermarkt ausprobieren. Für eine kühlende Wirkung eignet sich Kokosöl sehr gut, vor allem im Sommer.

Putzen Sie Ihre Zähne

Vielleicht werden Sie sich jetzt fragen, an welcher Stelle denn das Zähneputzen (das die meisten von uns als wichtigste Form der Mundhygiene kennen) kommt, wenn Sie sich jeden Morgen die Zunge reinigen und Öl ziehen. Im Ayurveda wird empfohlen, seine Zähne erst nach diesen beiden Maßnahmen zu putzen. Zuerst sollten Sie Ihre Zunge inspizieren, um zu sehen, wie gut Ihre Verdauung funktioniert, und dann Öl ziehen, um Ihre Mundhöhle zu reinigen und Plaque zwischen den Zähnen zu entfernen und auf diese Weise Zahnbürste und Zahnseide bei ihrer Arbeit zu unterstützen.

Obwohl der Ayurveda nicht von der Verwendung handelsüblicher Zahnpasta abrät, empfiehlt er schon seit jeher die Verwendung von Zahnpulver, das häufig aus einer Mischung von Kräutern besteht, von denen man weiß, dass sie sich positiv auf die Mundhygiene auswirken, beispielsweise Neem, Triphala, Fenchel und Süßholz. Dieses Pulver kann wie Zahnpasta auf die Zahnbürste gegeben oder verwendet werden, um Zähne und Zahnfleisch mit dem Finger zu schrubben; allerdings erzeugt es im Gegensatz zu kommerziellen Zahnpflegeprodukten keinen Schaum. Spülen Sie mit warmem Wasser nach und begrüßen Sie den Tag mit einem sauberen Lächeln!

So stellen Sie Ihr eigenes ayurvedisches Zahnpulver her

Vermischen Sie folgende Zutaten gründlich miteinander: 2 Esslöffel Bentonit, 1 Esslöffel Natron, 1 Esslöffel Neem-Pulver, 1 Teelöffel Triphala-Pulver, 1 Teelöffel Zimt, ¼ Teelöffel gemahlene Nelken und ½ Teelöffel fein gemahlenes Salz. Sie können dieses Pulver bis zu sechs Monate lang in einem luftdichten Behälter aufbewahren. Zur Verwendung geben Sie etwa ½ Teelöffel der Mischung auf eine feuchte Zahnbürste, putzen Ihre Zähne wie mit normaler Zahnpasta und spülen den Mund danach gründlich mit warmem Wasser aus.

Pflegen Sie Ihre Nasenwege und Nebenhöhlen mit Öl

Die Nasenwege sind ein direkter Weg zum Gehirn. Die Praxis des Nasya (Einölen von Nase und Nebenhöhlen) trägt dazu bei, diese wichtige Verbindung zu erhalten und zu festigen.

Wenn Sie unter trockenen Nasennebenhöhlen, häufigen Nebenhöhleninfektionen oder Allergien leiden oder wenn es Ihnen schwerfällt, innerlich zur Ruhe zu kommen, ist Nasya vielleicht genau das richtige Ritual für Sie. Da das Öl Ihre Nebenhöhlen einfettet, trocknen sie nicht mehr aus und entzünden sich nicht mehr so leicht; so wird Infektionen der Nährboden entzogen. Gleichzeitig nährt Öl aber auch unser Nervensystem; deshalb kann es

Vata-Typen guttun, Öl im Mund zu halten. Das liegt teilweise daran, dass die Umhüllung unserer Nervenzellen, die sogenannten Myelinscheiden, aus Fetten bestehen, kommt aber auch daher, dass Öl Vata und die Elemente Äther und Luft, die das Nervensystem regieren, ins Gleichgewicht bringt.

Wenn Sie ein speziell für die ayurvedische Nasenpflege entwickeltes Öl verwenden, enthält es Kräuter wie Brahmi, Fettblatt, Helmkraut oder Gotu Kola (Indischen Wassernabel) (siehe Glossar der Heilpflanzen, Seite 275), die das Nervensystem ernähren, Gedächtnis und Konzentrationsvermögen verbessern und außerdem eine verstopfte Nase befreien. Gegen all diese Probleme hilft zwar auch Öl ohne Kräuterzusatz, doch die Heilpflanzen verstärken diesen positiven Effekt. Wenn Sie es zunächst einmal mit einem einfachen Öl versuchen möchten, bevor Sie irgendetwas kaufen, wovon Sie vielleicht nicht hundertprozentig überzeugt sind, verwenden Sie Bio-Sesamöl.

Für das Nasya sollten Sie ein Fläschchen mit Pipette verwenden. Lehnen Sie sich zurück und geben Sie drei bis fünf Tropfen in ein Nasenloch. Dann halten Sie das gegenüberliegende Nasenloch zu, holen tief Luft und wiederholen diesen Vorgang anschließend auf der anderen Seite. Zum Schluss bleiben Sie noch ein paar Minuten lang in zurückgelehnter Position, bis Sie das Gefühl haben, dass das Öl in Ihre Nebenhöhlen gelangt ist und nicht mehr in Ihren Nasengängen hängt.

Diese Vorgehensweise ist ein bisschen gewöhnungsbedürftig. Sie werden sich dabei zwar nicht so fühlen, als hätten Sie Wasser in der Nase wie bei der Nasenspülung mit dem Neti-Topf, aber es können schon ein paar Tropfen von dem Öl in Ihren Rachen gelangen. Dann spucken Sie das Öl einfach aus. Andererseits: Wenn Sie Ihren Kopf nicht weit genug zurücklehnen, werden Sie vielleicht feststellen, dass das Öl nicht bis in Ihre Nebenhöhlen vordringt, sondern jedes Mal, wenn Sie den Kopf nach vorne neigen, aus Ihrer Nase herausfließt.

Vielleicht bringt es Ihnen mehr, das Nasya-Ritual erst zu einem späteren Zeitpunkt durchzuführen, da es die Wachheit und Konzentration fördern kann. Wenn Sie Ihre Atemübungen nicht morgens, sondern zu einer anderen Tageszeit machen, sollten Sie das Nasya vor diesen Übungen praktizieren; dann kann das Öl tiefer in Ihre Nasengänge und Nebenhöhlen eindringen. Sie können Ihre Nasenpflege auch abends praktizieren, aber bleiben Sie danach unbedingt lange genug wach, damit Sie nicht einschlafen, solange noch Öl in Ihren Rachen tropft.

Machen Sie eine Trockenbürstenmassage

Die ayurvedische Trockenbürstenmassage (Garshana) wird normalerweise mit rohseidenen Handschuhen durchgeführt; Sie können aber auch eine Körperbürste mit Naturborsten dafür verwenden. Die Massage sollte stets vor dem Duschen oder Auftragen von Öl, Creme oder Lotion erfolgen.

Auf oberflächlicher Ebene beseitigt Garshana trockene Hautschuppen, um den Körper auf die Befeuchtung durch eine Ölmassage vorzubereiten. Doch gleichzeitig hat das Trockenbürsten auch eine tief greifende Wirkung auf das Lymphsystem – einen wichtigen Bestandteil unseres körpereigenen Abwehrsystems, dem man in der Medizin erst jetzt allmählich die Aufmerksamkeit zu widmen beginnt, die er verdient.

Kurz zusammengefasst, reguliert das Lymphsystem unser Immunsystem und beseitigt Abfälle durch den Abtransport von Lymphe und Blut. Diese Flüssigkeit wird in Richtung Herz transportiert. Das ist unser körpereigenes »Entwässerungssystem«. Es ist wichtig, dass unsere Rohre und Abflüsse offen bleiben und die Lymphe richtig fließen kann, da das Lymphsystem dazu beiträgt, Abfallstoffe aus unserem ganzen Körper aufzunehmen und zu beseitigen.

Eine Trockenbürstenmassage unterstützt diesen Prozess, weil sie die Durchblutung fördert. Wenn Sie diese Massage in Richtung des Lymphflusses – zum Herzen hin – durchführen, trägt sie zum natürlichen Weitertransport der Lymphe bei. Auch hier machen wir uns also wieder Rituale zunutze, um unseren Körper in seinen natürlichen Funktionen zu unterstützen.

Beginnen Sie die Massage an den Extremitäten. Arbeiten Sie mit langen, gleichmäßigen, kräftigen Massagestrichen von den Füßen über die Beine in Richtung Rumpf und dann von den Händen über die Arme bis zum Brustkorb. Massieren Sie in kreisenden Bewegungen um die Gelenke herum und bewegen Sie die Bürste im Uhrzeigersinn rund um Bauch, Rücken und Herz.

Das Trockenbürsten hat eine anregende Wirkung und lindert Gefühle der Trägheit oder Schwere. Wenn Sie sich dagegen überstimuliert fühlen, ist es am besten, die Massage abzubrechen und vielleicht zu einem späteren Zeitpunkt wieder aufzunehmen.

Verwöhnen Sie sich mit einer Selbstmassage mit Öl

Verträumt, magisch, beruhigend … Diese Worte kommen einem im Zusammenhang mit dem Ritual der Abhyanga oder Ölmassage in den Sinn. Von den vielen hilfreichen Elementen des ayurvedischen Selbstfürsorgeprogramms bewirkt Abhyanga einige der unglaublichsten und am deutlichsten spürbaren Effekte.

Dabei wird im Rahmen einer sanften, systematischen Massage vor dem Baden oder Duschen warmes Öl auf den Körper aufgetragen. Wenn Sie das Trockenbürsten in Ihr persönliches Körperhygieneprogramm integriert haben, kommt die Ölmassage danach.

Erwärmen Sie zunächst 60 bis 120 Milliliter Öl in einem Glasbehälter (entweder indem Sie das Gefäß in einen Topf mit heißem Wasser stellen oder es unter den Wasserhahn halten und heißes Wasser darüberlaufen lassen). Sie können auch einen speziellen Ölwärmer dafür verwenden; dabei wird das Öl in einem Metallbehälter mithilfe einer Kerze erwärmt. Warmes Öl trägt dazu bei, die Poren zu öffnen, sodass das Öl in Ihr Gewebe eindringen und es ernähren kann.

Genau wie beim Trockenbürsten fangen Sie auch hier wieder bei den Füßen und Händen an und massieren zum Herzen hin. Arbeiten Sie rund um die Gelenke mit kreisenden Bewegungen und an Armen und Beinen mit langen Massagestrichen. An Bauch, Rücken und Brust tragen Sie das Öl ebenfalls mit kreisenden Bewegungen auf, und zwar im Uhrzeigersinn. Sie können sich dabei ganz besonders auf Ihre Problembereiche konzentrieren: Bei Gelenkschmerzen verwenden Sie besonders viel Zeit auf Ihre

Gelenke, bei Verdauungsstörungen konzentrieren Sie sich in erster Linie auf die Bauchregion.

Theoretisch ist diese Massage am wirksamsten, wenn sie in einem warmen Raum mit hoher Luftfeuchtigkeit durchgeführt wird und wenn das Öl ungefähr 20 Minuten lang auf der Haut bleibt. Der Grund dafür ist, dass es in der ayurvedischen Anatomie sieben Gewebsschichten gibt und es etwa 20 Minuten dauert, sie alle zu durchdringen. Wenn Ihnen warm wird oder Sie unter dem Ölfilm auf Ihrer Haut zu schwitzen beginnen, können Ihre Poren sich leichter öffnen und die heilsamen Wirkstoffe des Öls aufnehmen. In unserer heutigen Welt mag Ihnen diese Zeitspanne wie eine Ewigkeit vorkommen; also praktizieren Sie die Abhyanga am besten nur einmal pro Woche als eine Art Meditation, die Sie in aller Ruhe durchführen, oder verkürzen Sie die Zeitdauer des Massagerituals; selbst wenn Sie das Öl nur fünf Minuten lang einwirken lassen, bringt das schon eine ganze Menge.

Das Massageöl können Sie je nach Ihrer Konstitution, der Jahreszeit oder der heilenden Wirkung, die Sie zum jeweiligen Zeitpunkt benötigen, auswählen. Dafür eignen sich ganz einfache Öle, in denen Sie aber auch verschiedene Heilkräuter ziehen lassen können. Wenn Sie zu viel Vata haben (oder im Herbst) können Sie wärmendes und erdendes Sesamöl verwenden. Bei zu reichlichem Pitta oder Feuer oder im Sommer sollten Sie ein kühlendes Öl wie Kokos- oder Sonnenblumenöl wählen. Kapha (die Elemente Erde und Wasser, die im Winter und Frühjahr vorherrschen) brauchen etwas Belebendes. Für diesen Zweck eignet Senföl sich besonders gut.

Diese Massage lindert trockene Haut im Handumdrehen und hat noch viele andere Vorteile. In den ayurvedischen Schriften heißt es, dass man durch Öl den Alterungsprozess hinauszögern, sich eine gute Sehkraft, erholsamen Schlaf und eine kräftige, gesunde Haut erhalten kann. Und da die Haut das größte Organ des Körpers ist, macht es durchaus Sinn, sie für die Verabreichung von Arzneimitteln in Form von Kräuterölen zu nutzen.

Eine Selbstmassage wirkt in hektischen Zeiten beruhigend und gibt uns in Augenblicken der Angst oder Verletzlichkeit Sicherheit. Tatsächlich kann uns bereits die Übersetzung des Sanskrit-Worts für das Einölen unseres Körpers mit Zuversicht erfüllen: Snehana bedeutet nämlich gleichzeitig auch »lieben«. Abhyanga gilt als einer der größten Akte der Selbstliebe.

Welches Öl sollten Sie verwenden?

Öl spielt im Ayurveda eine sehr wichtige Rolle. Finden Sie also heraus, welches Öl sich besonders gut für Sie eignet. Wenn in Rezepten oder Anleitungen zur Selbstfürsorge von Öl die Rede ist, aber kein bestimmtes Öl erwähnt wird, können Sie mit Sicherheit davon ausgehen, dass eines der beiden Öle gemeint ist, die sich im Ayurveda besonderer Beliebtheit und Wertschätzung erfreuen: Sesamöl oder Ghee. In manchen Fällen sollten Sie allerdings ein anderes Öl wählen. So kann Sesamöl auf Pitta-Typen beispielsweise zu stark erwärmend wirken. Orientieren Sie sich bei der Wahl des für Sie geeigneten Öls an der untenstehenden Tabelle.

Dosha	**Öl**
Vata	Sesam, Ghee, Sonnenblume, Mandel, Avocado, Walnuss, Rizinus, Lein, Jojoba
Pitta	Kokos, Ghee, Sonnenblume, Olive, Avocado, Jojoba
Kapha	Sesam, Sonnenblume, Ghee, Senf, Distel, Mandel, Mais, Lein

Seien Sie körperlich aktiv

Wie alle ayurvedischen Praktiken sollte auch körperliche Aktivität genau auf die Jahreszeit, Ihre Konstitution, Ihre Stimmung und Ihren derzeitigen Gesundheitszustand abgestimmt werden. Die beste Tageszeit dafür ist vor zehn Uhr morgens oder zwischen 18 und 20 Uhr. (Das gilt für alle Doshas.) Und die Dauer? Das hängt davon ab, wie stark Sie schwitzen. Nach ayurvedischen Vorgaben sollte so lange trainiert werden, bis einem auf der Stirn und in den Achselhöhlen der Schweiß ausbricht (immer unter der Voraussetzung, dass dabei auch die Atemfrequenz erhöht ist). Diese Idee mag den bis zur Erschöpfung trainierenden, knallharten Fitnessstudiofans lächerlich erscheinen, doch es gibt durchaus plausible Gründe dafür. Vermutlich bestand das Hauptziel körperlicher Aktivität zur Entstehungszeit des Ayurveda darin, die Schweißkanäle zu öffnen. Außerdem sollte man sich fragen, ob Intensität unbedingt immer besser ist. Körperliche Aktivität ist eine Art kontrollierte Belastung, doch Ihr Nervensystem kann nicht unterscheiden, ob Sie laufen, um sich fit zu halten, oder ob Sie vor einem Löwen wegrennen. Die Kampf-oder-Flucht-Reaktion ist die gleiche: Herz- und Atemfrequenz und Blutdruck steigen; die Verdauung verlangsamt sich.

Dass wir uns einer körperlichen Aktivität widmen sollten, die zu unseren inneren und äußeren Lebensumständen passt, ist keine besonders revolutionäre Idee. Natürlich ist es wichtig, Herz und Kreislauf zu trainieren und unsere Muskelkraft zu erhalten, doch dagegen könnte man einwenden, dass diese beiden Faktoren auch von unserem allgemeinen Gesundheitszustand abhängen, wir zu diesem Zweck also nicht unbedingt ein Fitnesstraining brauchen. Wenn Sie bereits unter extremem Stress stehen, wird es sicherlich keine positiven Auswirkungen haben, sich zusätzlich auch noch einem intensiven Bewegungsprogramm zu unterziehen. In solchen Fällen ist ein langsameres, ruhigeres Training (zum Beispiel Restorative Yoga oder gemütliches Spazierengehen) geeigneter: Das hält Sie in Bewegung und verleiht Ihnen genügend Energie, ohne Ihr Nervensystem zu überlasten oder zu einer übermäßigen Ausschüttung von Stresshormonen zu führen. Wenn Sie dagegen über längere Zeit eine sitzende Lebensweise gepflegt haben, keine Motivation für Sport oder einfach zu wenig Energie hatten oder wenn Sie sich aufgrund der Witterung matt oder schwerfällig fühlen (zum Beispiel mitten im Winter oder im Frühjahr, wenn es viel regnet), sollten Sie ein intensiveres Training praktizieren, das mehr Kraft erfordert.

Sie werden feststellen, dass all diese Punkte Ihres Tagesprogramms hier genau in der Reihenfolge aufgelistet sind, in der man sie durchführen sollte: Die körperliche Aktivität findet traditionsgemäß nach dem Einölen, aber vor dem Baden statt, denn dank der durch die Bewegung erzeugten Wärme und verstärkten Durchblutung kann der Körper die Nährstoffe des Öls leichter aufnehmen. Wenn diese Reihenfolge nicht in Ihren Tagesablauf passt oder Sie die Ölmassage einfach nur als »furchtbares Geschmier« empfinden – kein Problem! Doch falls Sie es damit versuchen möchten, sollten Sie unbedingt alte Kleidung anziehen, die ruhig ein paar Ölflecken davontragen kann. Und denken Sie daran, dass Ihr Körper nach dieser Ölmassage sehr glitschig sein wird, was natürlich auch die Rutschgefahr erhöht.

Nehmen Sie ein Bad

Vielleicht fühlen Sie sich nach Ihrer gewohnten morgendlichen Dusche wie neugeboren, doch im Ayurveda gibt es einige besondere Empfehlungen zu diesem Aspekt der Körperhygiene, von dem Sie wahrscheinlich glauben, ihn schon als Kind erlernt zu haben.

Die erste dieser Vorgaben betrifft den Zeitpunkt: Baden Sie nicht direkt nach dem Essen. Wir können nur annehmen, dass dahinter eine ähnliche Theorie steckt wie hinter dem uralten Gebot, nach dem Essen nicht schwimmen zu gehen: Es hat etwas mit der Verdauung zu tun. Tatsächlich sollten Sie nach dem Essen mindestens eine Stunde lang auf Aktivitäten verzichten, die die Durchblutung anregen, wie Sport oder Massagen. Nach der Nahrungsaufnahme soll das Blut in die Verdauungsorgane strömen. Eine heiße Dusche oder ein heißes Bad würde dem entgegenwirken, weil dadurch vermehrt Blut in die Extremitäten fließt. Nach ayurvedischen Empfehlungen sollte eine Dusche daher erst nach dem Einölen und der körperlichen Aktivität und vor dem Essen erfolgen.

Ein weiteres ayurvedisches Konzept, das wahrscheinlich vielen Menschen neu ist, besteht darin, dass Sie dafür nicht zu viel Seife verwenden sollten. Selbst die beste feuchtigkeitsspendende Seife hat eine austrocknende Wirkung, die die natürliche Barriere der Haut schwächt. Natürlich sollten Sie die Körperteile einseifen, wo sich am ehesten Schmutz oder Bakterien ansammeln, wie Achselhöhlen, Füße und Genitalien, doch versuchen Sie, die Seife nicht auf Ihre ganze Haut aufzubringen! Wenn Sie das als ziemlich radikale

Veränderung empfinden, können Sie sich mit dem Wissen beruhigen, dass das Öl Schmutzpartikel aufnimmt, die dann vom Wasser weggespült werden. Oder versuchen Sie es zumindest mit einem kleinen Kompromiss: Ölen Sie Ihre Haut vor dem Duschen ein, um diesen Prozess in Gang zu bringen, wie im Abschnitt über Abhyanga (Seite 84) empfohlen.

Auch die Wassertemperatur spielt eine wichtige Rolle. Kaltes Duschen gilt als revitalisierend und kann Haut und Muskeln straffen, während eine wärmere Dusche die Durchblutung anregt und die Poren öffnet. Für welche Temperatur sollten Sie sich also entscheiden? Wenn Sie unter einem Dosha-Ungleichgewicht leiden oder im Begriff sind, eines zu entwickeln, sollten Sie bei einer Temperatur baden oder duschen, die zur Beruhigung dieses Ungleichgewichts beiträgt: Vata-Typen sollten warmes, Pitta-Typen kühles bis kaltes und Kapha-Typen sehr warmes Wasser wählen. Andernfalls passen Sie Ihre Duschtemperatur einfach an die Erfordernisse der Jahreszeit an: kühl im Sommer, warm im Herbst und Winter und im Frühjahr ganz besonders warm, da wärmere Duschen eine austrocknendere Wirkung haben und wir die verstärkte Durchblutung um diese Jahreszeit benötigen. Falls Sie sich nicht entscheiden können, liegen Sie mit lauwarmem Wasser immer richtig. Eine Dusche sollte nicht länger als fünf Minuten dauern; für diese kurze Zeit wird es Ihnen leichterfallen, sich auf eine Wassertemperatur einzustellen, die kühler oder wärmer ist als Ihre normale Körpertemperatur.

Und schließlich und endlich sollten heißes Wasser und Wärme grundsätzlich nicht auf den Kopf aufgebracht werden. Denn im Ayurveda heißt es, dass Wärme oder Hitze schlecht für Augen, Gehirn und Herz ist und an unserer Energie zehren kann. Also versuchen Sie, für die Haarwäsche lieber lauwarmes oder kühles Wasser zu verwenden, wickeln Sie sich im Dampfbad oder in der Sauna ein kühles, feuchtes Handtuch um den Kopf und lassen Sie Ihr Haar an der Luft trocknen, statt es zu föhnen.

Jetzt sind Sie dran!

Es heißt, dass die erste Morgenstunde das Ruder des Tages ist und Sie in die richtige Richtung lenken kann. Denken Sie einmal darüber nach, wie Ihr Morgen Ihren Tagesverlauf beeinflusst. Führen Ihre Morgenrituale dazu, dass Sie den Tag in einer positiven geistigen und körperlichen Verfassung beginnen? Könnte es einen noch besseren Start in den Tag geben, und wenn ja, was hindert Sie daran, etwas Neues auszuprobieren?

Mittagsrituale

Im Gegensatz zum Morgen und Abend und den verschiedenen Jahreszeiten gibt es für die Tagesmitte keine festen ayurvedischen Rituale. Trotzdem kommt diesem Übergang zwischen zwei Tageszeiten eine wichtige Bedeutung für die Erreichung unseres inneren Gleichgewichts zu. Um diese Zeit, wenn die Sonne am höchsten steht und viele Menschen eine Veränderung in ihrer Stimmung, ihrem Energieniveau und Konzentrationsvermögen bemerken, könnte ein mittägliches Ritual Ihr Leben verändern.

Bei allen Mittagsritualen geht es um eine sinnvolle Gestaltung des Übergangs vom Vormittag zum Nachmittag. Solche Rituale geben Ihnen die Möglichkeit, das Ende einer Tageszeit zu begehen und den Beginn der nächsten zu begrüßen. Sie geben Ihnen die Werkzeuge in die Hand, die Sie brauchen, um Ihre bisherigen Handlungen zu beurteilen und zukünftige Entscheidungen zu treffen. Außerdem sind solche Übergänge ein guter Zeitpunkt, um neue Lebensgewohnheiten zu entwickeln.

Ein Mittagsritual ist so etwas wie ein Neustart für Ihr Nervensystem. Obwohl sich das Nervensystem von Natur aus selbst reguliert und je nach Bedarf automatisch von Sympathikus (Kampf oder Flucht) zu Parasympathikus (Ruhe und Verdauung) wechselt, kann eine bewusste Pause inmitten unserer Tagesaktivitäten diesen dringend notwendigen Neustart herbeiführen. Für die meisten Schüler ist der Mittag oder Nachmittag die Zeit, zu der sie eine Pause einlegen, ein Nickerchen machen und/oder etwas zu sich nehmen. Auch erwachsene Menschen brauchen eine solche Pause, doch irgendwann zwischen Grundschule und Arbeitsleben wurde uns eingetrichtert, dass Produktivität wichtiger ist als alles andere – also kämpfen wir uns ohne Pause durch unseren Arbeitstag hindurch. Der Körper verlangt nach einer Auszeit, doch wir pochen auf unsere Fähigkeit, uns mithilfe unserer Willens- und Gedankenkraft über die Natur hinwegzusetzen. Obwohl diese Nonstop-Mentalität in sozialer und gesellschaftlicher Hinsicht mittlerweile akzeptabler ist, als wenn ein erwachsener Mensch sich eine Pause gönnen würde, bedeutet sie andererseits, dass unser Körper selbst dann im Überlebensmodus verharrt, wenn keine Gefahr im Verzug ist.

Der natürlichste Zeitpunkt für eine Pause während des Tages ist das Mittagessen – für den Ayurveda die wichtigste Mahlzeit des Tages. Denn erstens eignet es sich hervorragend dazu, uns mit dem nötigen Treibstoff für unsere nachmittäglichen und abendlichen Aktivitäten zu versorgen, und zweitens liegt es nach der ayurvedischen Uhr genau in der Mitte des Tages, der Zeit zwischen zehn und 14 Uhr, die dem Dosha Pitta zugeordnet ist. Um diese Zeit sind wir am produktivsten und am konzentriertesten, aber auch unsere Verdauung ist am stärksten, sodass wir unsere Nahrung während dieser Zeit besonders leicht aufspalten können, ohne Verdauungsstörungen zu bekommen.

Der Verdauung wird im Ayurveda ein besonders hoher Stellenwert eingeräumt, denn wenn wir unsere Nahrung nicht optimal verarbeiten und Abfallstoffe nicht richtig ausscheiden können, sammeln sich in unserem System unverdauliche Nahrungsmittel, Gedanken, Emotionen und Erfahrungen (Ama) an. Wenn Sie im Hinblick auf einen Gedanken oder eine Nachricht schon einmal gesagt haben: »Ich brauche erst mal ein bisschen Zeit, um das zu verdauen«, wissen Sie, dass wir nicht nur unsere Nahrung verarbeiten. Wir verinnerlichen auch alles andere, was wir mit Augen, Ohren und Mund aufnehmen. Damit die gesunden Mahlzeiten, die Sie zubereiten, auch wirklich nahrhaft für Sie sind, sollten Sie sie also in einer Haltung der Achtsamkeit zu sich nehmen – begleitet von fröhlichen, freundlichen Gesprächen oder in besinnlicher Ruhe. Aus all diesen Informationen können Sie ableiten, dass unsere heute leider nur allzu übliche Gewohnheit, das Mittagessen allein am Schreibtisch einzunehmen, ayurvedischen Grundsätzen total zuwiderläuft. Das gilt übrigens auch für »Arbeitsmittagessen«: Geschäftliche Besprechungen haben verheerende Folgen für die Verdauung; dabei sammelt sich jede Menge Ama in uns an.

Diese Akkumulation von Ama – egal ob es sich dabei um körperliches (beispielsweise aus der Nahrung herrührendes) oder emotionales Ama handelt – beeinträchtigt uns nicht nur in unserer allgemeinen Funktionsfähigkeit, sondern sammelt sich gerade in den Bereichen an, in denen wir besonders krankheitsanfällig sind, wodurch bereits bestehende Symptome sich verschlimmern und frühere Erkrankungen wieder auftreten können. Wenn Sie also erste Anzeichen von Ama auf Ihrer Zunge erkennen, sollten Sie sich klarmachen, dass es innerhalb kürzester Zeit auch zu anderen Problemen in Ihrem Körper kommen wird. Ama entsteht, wenn unser wichtigstes Verdauungsfeuer (Agni) zu schwach ist. Es gibt viele Gemeinsamkeiten zwischen Verdauung und Feuer. Wenn ein Feuer keine Nahrung erhält, geht es aus; durch zu viel Brennstoff wird es erstickt. Genauso ist es auch mit unserer Verdauung: Wenn wir unseren Körper nicht mit Nahrung und Brennstoff versorgen, verlangsamt sich unser Stoffwechsel. Wenn wir dagegen zu viel essen oder überstimuliert werden, haben wir am Ende mehr, als wir verdauen können. Egal ob es um die Verarbeitung von körperlicher oder geistiger Nahrung geht – ein überlastetes Verdauungssystem funktioniert niemals richtig.

Machen Sie während des Mittagessens einmal folgende Meditation, um die Auswirkungen einer guten Verdauung zu spüren:

Meditation beim Mittagessen

Diese Strategie für ein achtsames Essen können Sie schon bei Ihrer nächsten Mahlzeit anwenden. Setzen Sie sich zunächst mit Ihrem Essen an den Tisch und nehmen Sie sich vor, sich mit nichts anderem zu beschäftigen als mit der Nahrungsaufnahme. Schauen Sie sich das Essen auf Ihrem Teller genau an, bevor Sie zur Gabel greifen. Denken Sie an die Nahrungsquellen, die Arbeitsprozesse und Menschen, die daran beteiligt waren, diese Nahrung auf Ihren Tisch zu bringen. Wenn Sie ein Gebet oder Mantra haben, mit dem Sie Ihre Mahlzeiten gerne beginnen, sprechen Sie es laut oder in Gedanken vor sich hin, oder halten Sie einfach inne und atmen Sie dreimal tief durch.

Wenn Sie nun anfangen zu essen, gehen Sie Ihre Mahlzeit langsamer und gemächlicher an als sonst, so als wären Sie im Urlaub – ganz anders, als wenn Sie beispielsweise mit Ihren hungrigen Geschwistern um die Wette essen würden, um noch eine zweite Portion zu ergattern. Essen Sie einfach langsamer. Nach ayurvedischer Empfehlung sollte man jeden Bissen zweiunddreißigmal kauen – für jeden Zahn einmal. Sie brauchen nicht unbedingt mitzuzählen, versuchen Sie einfach ein Gefühl für das richtige Tempo zu entwickeln. Die erste Verdauungsphase beginnt bereits im Mund; wenn Sie diesen ersten Schritt achtsam und bewusst durchführen, ist das eine gute Vorbeugungsmaßnahme gegen Verdauungsbeschwerden aller Art. Im weiteren Verlauf Ihrer Mahlzeit machen Sie regelmäßig Pausen und trinken zwischendurch immer wieder einmal einen Schluck Wasser. Achten Sie beim Essen nicht nur auf Ihren körperlichen Sättigungsgrad, sondern auch auf Ihre emotionale Verfassung. Hören Sie auf zu essen, bevor Ihr Teller leer ist, und horchen Sie in sich hinein, um festzustellen, ob Sie satt sind. Stellen Sie sich vor, dass ihr Magen zu zwei Dritteln voll ist und ein Drittel des Platzes zum Atmen bleibt.

Abendrituale

Nach dem Mittagessen klagen viele Menschen am häufigsten über Müdigkeit. Vielleicht haben Sie zu wenig zu Mittag gegessen und Ihren Energiebedarf nicht gedeckt, oder Sie sind schlicht und einfach überarbeitet oder unausgeruht. Egal wo die Müdigkeit herkommt – Sie werden feststellen, dass es in der menschlichen Natur liegt, dann zu einer schnellen Energiespritze wie Zucker zu greifen oder eine nachmittägliche Kaffeepause einzulegen. Doch in Wirklichkeit ist das Einzige, was uns in so einer Situation wieder neue Kraft gibt, eine Ruhepause.

Wir wissen, dass die Stunden zwischen 14 und 18 Uhr Vata-Zeit sind. Das bedeutet, dass man nach dem Mittagessen auf Lebensmittel, Getränke oder Aktivitäten verzichten sollte, die eine anregende Wirkung haben. Während dieses Zeitraums beschleunigt sich unsere innere Uhr ohnehin wieder: Jetzt ist unsere Reaktionszeit am kürzesten, und auch unsere Hand-Augen-Koordination funktioniert besonders gut. Wenn Sie in dieser Phase auch noch etwas einnehmen, was dieses Tempo erhöht, sammelt sich zu viel Energie in Ihnen an, was später zum berüchtigten »Nachmittagstief« führen kann.

Wie können Sie diesen Zustand wieder ausgleichen? Wie bei den meisten ayurvedischen Empfehlungen gilt auch hier das Prinzip, die entgegengesetzte Energie zu verstärken. Wer zu wenig Energie hat, braucht etwas, was ihm wieder Auftrieb gibt. Gehen Sie nach draußen, um einen gemütlichen Spaziergang zu machen oder sich einfach nur ein bisschen frische Luft und Tageslicht zu gönnen. Selbst bei bewölktem Himmel kann die Sonne Sie bereits während einer zehnminütigen Pause im Freien wieder mit genügend Energie versorgen. Oder meditieren Sie in einer Restorative-Yoga-Position, beispielsweise in Rückenlage, wobei Sie die Beine senkrecht an eine Wand lehnen. Das stellt nicht nur Ihre Welt vorübergehend auf den Kopf, gleichzeitig transportiert die Schwerkraft Blut und Lymphe aus den Beinen in Richtung Körpermitte, und dank dieser sanften Stimulation werden Sie sich gleich viel leichter fühlen. Es kann Ihnen sogar einen kleinen Energieschub geben, Ihren Stuhl vom Schreibtisch abzurücken, sich zurückzulehnen und für ein paar Minuten die Augen zu schließen.

Da unsere Lunge um diese Tageszeit besonders gut funktioniert, könnte eine nachmittägliche Atemübung jetzt belebender auf Sie wirken als alles andere. (Versuchen Sie es einmal mit der Übung Nadi Shodhana auf Seite 231.) Ergreifen Sie irgendeine Maßnahme zur Erholung, die Ihnen bereits bekannt ist, oder beschränken Sie sich auf eine ganz einfache Atemübung: Zählen Sie beim Einatmen bis vier und beim Ausatmen noch einmal bis vier und wiederholen Sie das ein bis drei Minuten lang.

Jetzt sind Sie dran!

Zu welchen Tageszeiten finden bei Ihnen die wichtigsten Veränderungen statt? Begehen Sie diese Übergänge bewusst? Wie könnten Sie achtsamer damit umgehen? Notieren Sie sich, was Ihnen auffällt, wenn Sie diese kleinen Veränderungen in Ihrem Alltag bewusster erleben. Wenn Sie sich beispielsweise auf Ihr Essen konzentrieren, statt nebenher noch verschiedene andere Dinge zu tun, könnte Ihnen auf diese Weise bewusster werden, wann Sie satt sind; und wenn Sie nach der Heimfahrt noch kurz im Auto sitzen bleiben und dreimal tief durchatmen, bevor Sie ins Haus gehen, können Sie das anschließende Beisammensein mit Ihrer Familie vielleicht bewusster genießen.

Kapitel 6

Abendrituale

Praktiken für einen entspannten Tagesausklang

Die Rituale zum Tagesende, die Körper und Geist von allem reinigen, was sich in den letzten Stunden dort angesammelt hat, und uns auf die Phase der Ruhe vorbereiten, die wir nach einem mit Aktivitäten angefüllten Tag brauchen, wird im Ayurveda als Ratricharya bezeichnet. Viele dieser Rituale dienen der Hygiene und sorgen dafür, dass wir abends den Tag von uns abwaschen und dass unser körpereigener Hausmeisterdienst seiner Arbeit nachgehen kann, während wir schlafen. Ein ruhiger, erholsamer Abend, an dem wir uns der Selbstfürsorge widmen, kann uns einen ungestörten, erholsamen Schlaf schenken – die Grundlage für einen guten Gesundheitszustand und gleichzeitig eine bewährte Methode, um einen tages- oder jahreszeitlichen Kreislauf abzuschließen. Diese abschließende Geste bringt uns unserem wahren Ich näher und bettet uns in die Natur ein.

Abendrituale und das Ende des Tageszyklus, den sie repräsentieren, spielen eine besonders wichtige Rolle dabei, Akkumulationen zu vermeiden. Ohne abendliches Abschalten nehmen wir unsere Erlebnisse und körperlichen Beschwerden von einem Tag in den nächsten mit. Wenn Sie sich keine Erholungspause von der Angst gönnen, die Sie quält, weil Sie nicht wissen, ob Sie einen Termin einhalten können, wird diese Sorge entweder Ihren Schlaf stören oder Sie in Ihren Träumen heimsuchen. Wenn Sie mit der Muskelanspannung zu Bett gehen, die Sie bei der täglichen Arbeit am Computer in Ihren Schultern gespürt haben, werden Sie wahrscheinlich auch am nächsten Morgen wieder damit aufwachen. Auch wenn es unserer modernen »Durchhaltegesellschaft« schwerfällt, das einzusehen und zu akzeptieren: Das sanfte Mondlicht und die Stille der Nacht sind eine Art Freibrief für uns, um einen Gang herunterzuschalten und uns zu entspannen. Eigentlich bräuchte jeder Mensch ein bisschen mehr von den weiblichen Yin- oder Mondqualitäten abendlicher Rituale.

Die Rituale, die ich Ihnen hier vorstelle, entsprechen der ayurvedischen Empfehlung, abends den Tag abzuschließen und sich auf eine erholsame Nacht vorzubereiten. Wenn Sie sich trotzdem immer noch schlaflos im Bett herumwälzen oder auf der Suche nach einem wirksamen pflanzlichen Schlummertrunk sind, sollten Sie die Beschreibungen der Rituale gegen Schlafstörungen auf Seite 238 lesen.

Nehmen Sie vor 20 Uhr ein leichtes Abendessen ein

Unser Körper braucht ein langes Zeitfenster (mindestens zwei Stunden) zwischen Essen und Nachtschlaf; daher empfiehlt es sich, zeitig zu Abend zu essen. Da unsere Verdauung sich bereits nach 14 Uhr zu verlangsamen beginnt, sollte das Abendessen eher ein kleiner Imbiss als ein ausgiebiges Festgelage sein.

In unserer westlichen Kultur lässt sich diese Empfehlung auf den ersten Blick nur schwer umsetzen, da das Abendessen bei uns als Zeit der Geselligkeit gilt, während deren man seine zwischenmenschlichen Beziehungen vertieft. Aufgrund der heutigen hektischen Zeitpläne von Kindern und Erwachsenen trifft sich die Familie oft erst um 20 Uhr oder noch später zu Hause. Bis dann alle zur Ruhe gekommen sind und das Abendessen auf dem Tisch steht, ist es häufig ziemlich spät, vielleicht sogar schon Schlafenszeit. Da das Abendessen oft die einzige Mahlzeit ist, bei der alle Familienmitglieder zusammensitzen, um sich über wichtige Dinge aus ihrem Leben auszutauschen, investieren wir in diese Mahlzeit besonders viel Zeit und machen uns mehr Gedanken darüber als über das Frühstück oder Mittagessen. Und so kommt es, dass wir um diese Zeit normalerweise eine größere, selbst gekochte Mahlzeit zu uns nehmen, die den Mittelpunkt unseres Tages darstellt. Auch geschäftliche Besprechungen und soziale Anlässe finden oft im Rahmen langer, später Abendessen statt, die nicht nur unseren Verdauungszyklus, sondern auch unseren Schlaf durcheinanderbringen (siehe Kapitel 3 zum Thema »sozialer Jetlag«).

Aber Sie brauchen auf das wichtige Ritual des abendlichen Familientreffens, bei dem man einander besonders nahekommt, nicht verzichten, um in den Genuss einer gesunden abendlichen Verdauung zu kommen. Sie können sich abends trotzdem immer noch eine ausgewogene Mahlzeit zubereiten (selbst wenn Sie allein leben), aber vielleicht essen Sie dann ein bisschen weniger davon. Wenn Sie genug zu Mittag gegessen haben, sollten Sie um diese Tageszeit ohnehin keinen großen Hunger mehr haben. Also legen Sie am besten nur eine kleine Portion von dem, was Sie sich zum Abendessen gekocht haben, auf Ihren Teller, genießen diese kleine Mahlzeit in vollen Zügen (denken Sie an meine Ausführungen zum Thema »achtsame Essgewohnheiten« in Kapitel 5) und packen sich den Rest am nächsten Tag als Mittagessen ein. Im Ayurveda wird das Aufheben von Essensresten zwar eigentlich nicht empfohlen, denn je länger man Lebensmittel aufbewahrt und je öfter man sie wieder aufwärmt, umso mehr verlieren sie von ihrem Prana oder ihrer Energie. Doch der Rest einer selbst zubereiteten Mahlzeit ist immer noch um Klassen besser als in Plastik abgepackte Speisen aus einer Cafeteria oder einem Imbisslokal; außerdem werden mitgenommene Essensreste vom Vortag Sie davon abhalten, ganz aufs Mittagessen zu verzichten, weil vielleicht nichts Essbares griffbereit ist.

Letztlich sollte Ihre Abendmahlzeit aus leicht verdaulichen Lebensmitteln wie Suppe und gut durchgegartem Gemüse bestehen. Schwerere Kost wie Fleisch und Milchprodukte bleibt länger im Magen liegen und kann zu nächtlichen Verdauungsproblemen führen, die den Schlaf stören.

Schalten Sie spätestens um 20 Uhr alle elektronischen Geräte aus

Schalten Sie alle Geräte, die blaues Licht abstrahlen, spätestens um 20 Uhr aus. Falls es Ihnen gelingen sollte, noch früher darauf zu verzichten – herzlichen Glückwunsch!

Wie bereits in Kapitel 3 erwähnt, interpretiert unser Gehirn blaues Licht als Tageslicht, und dann weiß der Körper nicht, an welchem Punkt des 24-Stunden-Zyklus er sich befindet. Das kann zu einer unangemessenen oder zu späten Ausschüttung von Melatonin (dem Hormon, das Ihrem Körper signalisiert, dass es Schlafenszeit ist) führen und Ihren Schlaf stören. Wenn Sie spätabends unbedingt noch auf einem elektronischen Gerät herumtippen müssen, nutzen Sie eine Funktion namens Blaulichtfilter oder tragen Sie eine Brille, die blaues Licht herausfiltert.

Sie fragen sich, was Sie ohne Ihre technischen Geräte abends anfangen sollen? Lesen Sie ein Buch – ein ganz normales gedrucktes Buch, das Sie in den Händen halten und bei dem Sie die Seiten umblättern können. Machen Sie eine kurze Yogaübung oder hören Sie sich Musik oder einen Podcast an. Jetzt ist nicht der richtige Zeitpunkt für Rock 'n' Roll oder einen Krimi. Entscheiden Sie sich lieber für etwas weniger Anregendes wie klassische Musik, Meeresrauschen, Kurzgeschichten oder eine geführte Meditation. Überlegen Sie sich, was Sie sonst noch gerne tun – beispielsweise Tagebuch führen, zeichnen, stricken oder Brettspiele spielen – und planen Sie solche Aktivitäten als Abendbeschäftigung ein.

Waschen Sie Ihren Körper

Unser eigentliches Bad sollte morgens erfolgen, aber wir sollten uns trotzdem Zeit nehmen, unseren Körper vor dem Schlafengehen von dem Schmutz und Staub zu befreien, der sich tagsüber dort angesammelt hat. Allerdings kann das Waschen mit heißem Wasser abends eine zu anregende Wirkung haben. Wenn Sie duschen möchten, verwenden Sie lauwarmes Wasser und stellen Sie sich nur für kurze Zeit unter die Dusche; und wenn Sie den Tag am liebsten in der Badewanne ausklingen lassen, versuchen Sie es einmal mit kühlerem Wasser, legen Sie sich ein kühles, feuchtes Tuch auf die Stirn oder baden Sie schon am zeitigen Abend. Sie können auch ganz auf Dusche oder Bad verzichten und Ihren Körper einfach nur mit einem feuchten Waschlappen abwaschen. Waschen Sie zumindest Gesicht, Hände und Füße.

Waschen Sie Ihr Gesicht

Genau wie Ihren Körper sollten Sie auch Ihr Gesicht lieber mit Öl als mit Seife reinigen, da dieses der Haut mehr Nährstoffe liefert. Unsere Gesichtshaut ist besonders empfindlich und außerdem häufig auch mehr schädlichen Umwelteinflüssen ausgesetzt, sodass sie die sanften, beruhigenden Eigenschaften des Öls besonders dringend braucht. Da Öl Schmutzpartikel aufnimmt, kann es Ihre Haut wirksam reinigen, ohne sie auszutrocknen. Da auch moderne Hautpflegeexperten diese Methode mittlerweile empfehlen, sind auf dem Markt viele Öle speziell für diesen Zweck erhältlich. Sie können entweder eines dieser Öle wählen oder dieses Reinigungsritual zunächst mit einfachem Jojoba-, Aprikosenkern- oder Hanföl durchführen, das Sie auch für Ihre Abhyanga-Ölmassage (siehe Kapitel 5) verwenden.

Erwärmen Sie eine kleine Menge Öl in Ihren Handflächen und massieren Sie es in Ihre Haut ein. Um das Öl wieder zu entfernen, tupfen Sie es mit einem warmen, feuchten Waschlappen ab oder drücken Sie sich den Lappen aufs Gesicht. Wiederholen Sie dies so lange, bis Sie spüren, dass die Ölschicht abgetragen ist. Danach werden Sie nicht mehr viel Feuchtigkeitscreme brauchen. Unsere Haut produziert nachts ein körpereigenes Fett namens Talg; wenn Sie zu viel Feuchtigkeitscreme oder -lotion verwenden, kommt Ihr Fetthaushalt womöglich nicht mehr von allein ins Gleichgewicht. Falls Ihre Haut sich besonders trocken anfühlen sollte, kann ein einfacher Spritzer Rosenwasser helfen.

Ölen Sie Ihren Kopf ein

Wie wir bereits gesehen haben, ist Öl aufgrund seiner beruhigenden Wirkung in der Selbstfürsorge vielseitig verwendbar. Besonders hilfreich ist es für die Entspannung des Nervensystems; daher besteht eine beliebte ayurvedische Praxis darin, Öl zur Verbesserung des Schlafs und zur Bekämpfung von Schlafstörungen einzusetzen.

Die Massage des ganzen Körpers (einschließlich des Gesichts) mit Öl ist eine Möglichkeit, diese Energie zu nutzen, aber warum sollte man das Öl nicht direkt an der Quelle – der Oberseite des Kopfes – einsetzen? Es gibt traditionelle ayurvedische Behandlungsmethoden, bei denen an den Energiepunkten (Marma-Punkten) des Kopfes gearbeitet wird, doch diese Therapie erfordert eine besondere Ausbildung und spezielles Zubehör. Einen ähnlichen Effekt können Sie jedoch auch mit einem ganz einfachen abendlichen Ritual erzielen: Gießen Sie etwas Sesamöl in Ihre Handfläche oder verwenden Sie ein Öl mit schlaffördernden Heilkräutern wie Lavendel, Passionsblume, Bhringaraj, Baldrian und Helmkraut. Tragen Sie das Öl auf Adhipati Marma auf – den Punkt, der als Meister aller Marmas gilt. Er befindet sich an der kleinen Beule oder Spitze am Scheitelpunkt Ihres Kopfes (der sogenannten hinteren Fontanelle); Sie finden diesen Punkt, indem Sie von der Spitze jedes Ohrs eine Linie bis zur Oberseite Ihres Kopfes ziehen. Massieren Sie das Öl von dort aus in kreisenden Bewegungen mit festem Druck der Fingerspitzen in die ganze Kopfhaut ein. Vor dem Schlafengehen sollten Sie ein Handtuch auf Ihr Kopfkissen legen, damit es keine Ölflecken davonträgt, auch wenn für diese Massage ziemlich wenig Öl verwendet wird.

Machen Sie ein Ölbad für Ihre Ohren

Das ayurvedische Ohren-Ölbad (Karna Purana) ist ein Abendritual, bei dem warmes Öl ins Innen- und Außenohr geträufelt wird. Dieses Ölbad kann Ihnen Ihr Gehör erhalten, einem Hörverlust vorbeugen, die Häufigkeit von Ohrinfektionen reduzieren, Ohrgeräusche (Tinnitus) lindern oder ein allgemeines Gefühl der Erdung vermitteln. Da dieses Ritual das Hörvermögen vorübergehend beeinträchtigen kann, sollten Sie es erst am Abend durchführen, damit das Öl in Ihre Ohren einsickern kann, ohne Probleme zu bereiten.

Erwärmen Sie vor dem Schlafengehen entweder Sesamöl oder ein speziell für Ohrenbäder hergestelltes Öl. (Wenn Sie unter einer Ohrenerkrankung leiden, können Sie ein Öl verwenden, das Knoblauch oder Königskerze enthält; beide Heilpflanzen werden zur Linderung von Ohrenschmerzen und Ohrinfektionen eingesetzt.) Legen Sie sich anschließend auf die Seite und träufeln Sie mit einer sterilen Pipette drei bis fünf Tropfen Öl in den Gehörgang des nach oben zeigenden Ohrs. Sobald Sie ein bisschen Übung darin haben, können Sie auch mehr Öl verwenden, und natürlich können Sie bei Bedarf auch jemanden um Hilfe bitten.

Sobald Sie das Öl in Ihr Ohr geträufelt haben, drücken Sie auf den Knorpelvorsprung am Ohreingang (Tragus) und massieren ihn sanft mit kreisenden Bewegungen. Als Nächstes massieren Sie Ihr Außenohr mit leichtem Druck. Dann ziehen Sie das Außenohr vorsichtig zurück, damit das Öl im Gehörgang bleibt und um die Eustachische Röhre zu öffnen. Auch Schlucken und Gähnen kann dabei helfen. Zum Schluss stopfen Sie sich einen Wattebausch ins Ohr, damit das Öl nicht wieder herausläuft, drehen sich um und behandeln das andere Ohr.

Ölen Sie Ihre Füße ein

Nichts hat eine erdendere Wirkung als das Einmassieren von Öl in die Füße. Die Schwere des Öls und das Lösen von Verspannungen durch die Massage machen diese Behandlung fast schon zu einem Wundermittel gegen die Nachwirkungen eines langen Tages. Und da es so viele Nerven und energetische Verbindungen zwischen Ihren Füßen und dem übrigen Körper gibt, ist dieses Ritual gleichzeitig auch ein Erfolgsrezept für einen tiefen, erholsamen Nachtschlaf.

Das Einölen der Füße erfordert nicht viel Zeit und Mühe und hat erstaunlich positive Auswirkungen. Man braucht dafür nur wenig Öl: Eine Menge, die ungefähr der Größe eines 20- oder 50-Cent-Stücks entspricht, pro Fuß reicht völlig aus. Tragen Sie das Öl auf den ganzen Fuß (einschließlich Fußrücken, Sohlen, Zehen und Knöchel) auf. Sobald Sie es verteilt haben, massieren Sie beide Fußsohlen kräftig und konzentrieren sich dabei besonders auf die Fußgewölbe. Dann machen Sie am vorderen Teil der Füße weiter und streichen mit gleichmäßigen, längs verlaufenden Massagebewegungen zwischen den Mittelfußknochen entlang. Zum Schluss massieren Sie der Reihe nach alle Zehen und beenden die Massage mit einem sanften Zug und anschließenden festen Druck jeder Zehenspitze. Verspannte Bereiche sollten besonders intensiv bearbeitet werden. Wenn Sie fertig sind, ziehen Sie Baumwollsocken an, damit das Öl auf der Haut verbleibt und Sie nicht ausrutschen.

Wie bei allen ayurvedischen Behandlungsmethoden sollten Sie auch für diese Massage am besten Sesamöl verwenden. Falls Ihnen dieses Öl zu intensiv oder unangenehm riecht, sodass Sie sich dabei nicht richtig entspannen können, eignet sich ein Öl mit neutralem Geruch wie Jojoba- oder Traubenkernöl ebenso gut dafür. Sie können aber auch ein Öl verwenden, das Kräuter oder ätherische Öle enthält, die Ihnen helfen, sich zu beruhigen und einen klaren Kopf zu bekommen. Das können dieselben Öle sein, die Sie auch für die Kopfmassage (siehe Seite 101) verwenden.

Gehen Sie stets vor 22 Uhr zu Bett

Achten Sie auf regelmäßige Schlafenszeiten. Dadurch findet Ihr Körper leichter in den richtigen Tagesrhythmus hinein, sodass Sie Ihre Rituale konsequenter durchführen können. Anfangs wird es Ihnen vielleicht schwerfallen, den Verlockungen spätabendlicher Aktivitäten zu widerstehen, doch es lohnt sich, denn auf diese Weise bekommen Sie stets genügend Schlaf und Erholung. Und wenn Sie tagsüber ausgeruht sind, haben Freunde, Familie und Kollegen viel mehr von der Zeit, die sie mit Ihnen verbringen.

Gegen 22 Uhr – der Zeit des Übergangs von Kapha zu Pitta – schaltet Ihr Körper in den Regenerationsmodus um, in dem alle Körpersysteme neu gestartet werden und ein (von Pitta gesteuerter) natürlicher Reinigungs- und

Entgiftungsprozess stattfindet. Doch all das passiert nur dann, wenn man während dieser Zeit schläft. Wenn Sie wach bleiben, missbrauchen Sie Ihre Pitta-Energie. Viele Menschen haben das Gefühl, sich nach 22 Uhr abends besonders gut konzentrieren zu können und dann am leistungsfähigsten zu sein. Denn wenn Ihr Körper zum zweiten Mal am Tag in den Pitta-Modus geht, erhalten Sie einen neuerlichen Energieschub, und wenn er dann nicht auf die nächtliche Ruhephase vorbereitet ist, kann diese Energie Sie bis in die frühen Morgenstunden hinein wach halten. Dann wird die ganze feurige Pitta-Energie von der Leber und den Verdauungsorganen abgezogen, sodass sich in Ihrem Körper sehr leicht Ama ansammeln kann.

Sie sollten immer dann schlafen, wenn auch die Sonne schläft. Da die Sonne im Winter lange vor 22 Uhr untergeht, sollten Sie den instinktiven Drang verspüren, in dieser Jahreszeit zeitiger zu Bett zu gehen. Unser Körper ist so eingerichtet, dass wir bei Dunkelheit schlafen und bei Helligkeit aktiv sind. Also orientieren Sie sich an den Signalen der Natur und gönnen Sie sich mehr Schlaf und Regeneration, wenn es im Winter länger dunkel ist.

Auch wenn wir uns manchmal vielleicht gern etwas anderes einreden würden: Wir können versäumte Ruhe- und Regenerationsphasen nicht nachholen. Wenn Sie während der Woche zu wenig geschlafen haben, bringt es Ihnen also nichts, sich dafür am nächsten Wochenende mehr Schlaf zu gönnen. Schlaf lässt sich nun einmal nicht aufschieben. Hin und wieder ein bisschen länger aufzubleiben, ist sicherlich kein Problem, doch wenn das öfter vorkommt, berauben Sie Ihren Körper seiner kostbaren natürlichen Entgiftungsphase.

Jetzt sind Sie dran!

Wenn wir unser Tempo abends verlangsamen, gleichen wir damit unsere Tendenz aus, uns den ganzen Tag über abzuhetzen, ohne uns eine Ruhepause zu gönnen. Versuchen Sie bewusst Ruhe und Entspannung in Ihren Abend hineinzubringen? Wie sollten Ihre Abende sich anfühlen, und was für Achtsamkeitspraktiken werden Sie einsetzen, um diesen geistigen oder emotionalen Zustand zu erreichen?

Kapitel 7

Jahreszeitliche Rituale

Verändern Sie Ihr Leben im Gleichklang mit der Natur

Abgesehen davon, dass man seinen Lieblingspullover aus dem Schrank holt, heißen Kakao trinkt oder die Heizung aufdreht, wenn es Winter wird, gibt es in unserer westlichen Kultur nicht viele jahreszeitliche Rituale, die etwas mit Gesundheit zu tun haben. Im Gegensatz dazu findet man in den ayurvedischen Schriften ausführliche Beschreibungen zu solchen jahreszeitlichen Veränderungen der Lebensweise, die im Ayurveda sogar einen besonderen Namen haben: Ritucharya.

Genau wie Dinacharya und Ratricharya umfasst auch Ritucharya feste, regelmäßige Abläufe, die sich diesmal allerdings nicht an der Uhr, sondern am Kalender orientieren. Bei diesen Abläufen und Ritualen geht es darum, unsere Lebensweise an die klimatischen Veränderungen anzupassen und uns während der Übergänge zwischen den Jahreszeiten – um die Zeit der Frühlings- und Herbsttagundnachtgleiche und der Winter- und Sommersonnenwende – auf die Krankheitsvorbeugung zu konzentrieren. Außer den Jahreszeiten gibt es auch noch andere Zyklen, die länger sind als die 24 Stunden des Tages, beispielsweise die Mondphasen. Vollmond und Neumond beeinflussen unseren Körper und schaffen ein energetisches Umfeld, das sich hervorragend für Rituale, Selbstbesinnung und Veränderungen eignet.

Da sich die Jahreszeiten im Hinblick auf Temperatur und Luftfeuchtigkeit voneinander unterscheiden, hat jede Jahreszeit eine starke Beziehung zu einem bestimmten Dosha und den ihm zugeordneten Elementen. Genau wie wir es im Hinblick auf unsere persönliche Konstitution tun, versuchen wir auch im Verlauf der Jahreszeiten unser Gleichgewicht zu bewahren, indem wir zwar die Stärken der entsprechenden Elemente nutzen, diese aber gleichzeitig auch zu beruhigen und auszugleichen versuchen. Alles im Ayurveda dreht sich um diese Idee des Ausgleichs. Doshas oder Elemente können sich im Frühjahr, Sommer, Herbst und Winter akkumulieren – ein Problem, das hinter vielen jahreszeitlich bedingten Krankheiten steckt. Gleichzeitig kann diese Akkumulation aber auch die Ursache dafür sein, dass eine bereits bestehende Erkrankung sich stärker manifestiert (wenn sich bei Ihnen im Frühjahr beispielsweise ein Feuer- oder Pitta-Ungleichgewicht anbahnt, wird dieses im feurigen Sommer noch schlimmer werden), oder erklären, warum Sie manchmal unter einem Ungleichgewicht leiden, das gar nicht Ihrem vorherrschenden Dosha entspricht (zum Beispiel wenn ein vom Element Erde geprägter Kapha-Typ im Herbst und zeitigen Winter unter Vata- oder Luft-Symptomen der Trockenheit leidet).

Ein Überschuss einer bestimmten Qualität, eines Elements oder Doshas verursacht nicht einfach nur ein Ungleichgewicht, sondern dieses Ungleichgewicht besitzt auch ähnliche Eigenschaften wie das im Übermaß vorhandene Dosha. Wie würde es sich beispielsweise anfühlen, an einem Sommernachmittag in der Sonne zu sitzen, einen Parka anzuhaben und eine würzige Suppe zu schlürfen? Und was wäre, wenn Sie das den ganzen Sommer

Jetzt sind Sie dran!

Obwohl wir bestimmte klimatische Veränderungen und Phasen eines Jahres als Jahreszeiten bezeichnen, beschränkt sich dieser Begriff nicht nur auf das Klima. Denken Sie bei der Lektüre dieses Kapitels auch an andere Phasen oder »Jahreszeiten«, die für Sie eine Rolle spielen – zum Beispiel verschiedene Phasen Ihres Lebens oder arbeitsreiche und ruhigere Zeiten im Büro –, und überlegen Sie, wie Sie auch solchen Phasen durch bestimmte Rituale und Änderungen Ihrer Lebensweise gerecht werden könnten, ähnlich wie Sie es im Frühling, Sommer, Herbst und Winter tun.

über tun und darüber hinaus auch noch ein stressiges Berufsleben mit knappen Terminen führen und ein intensives körperliches Training praktizieren würden? Sicherlich würden selbst die erleuchtetsten Menschen sich unter solchen Umständen mit der Zeit körperlich und geistig überhitzen. Tatsächlich führt der heiße Sommer oft zu hitzebedingten Zuständen wie Hautausschlägen, Entzündungen und Wut. Mit der Trockenheit und Leichtigkeit des Herbstes und zeitigen Winters erheben dann Gelenkprobleme, Verstopfung, trockene Haut und Schlafstörungen ihr hässliches Haupt; und in der Feuchtigkeit des Frühjahrs leiden wir unter Erkrankungen, die mit Schleimabsonderung einhergehen, wie Allergien oder Nasennebenhöhleninfektionen.

Statt bei der Erfüllung unserer Wünsche und Bedürfnisse gegen die Natur zu arbeiten, lehrt der Ayurveda, dass wir uns vor jahreszeitlich bedingten Erkrankungen schützen können, indem wir das annehmen, was die Erde gerade zu bieten hat. Wenn die Jahreszeit trocken ist, sind die Produkte, die in der Erde wachsen, von Natur aus ölig; bei kühlem Klima haben die landwirtschaftlichen Erzeugnisse eine erwärmende Wirkung. Eine beruhigende, ausgleichende Lebensführung sollte also darauf abzielen, saisonale Lebensmittel, Kräuter und Gewürze als Hauptquelle für die Aufrechterhaltung unseres Gleichgewichts zu nutzen.

Alles, was wir zu uns nehmen, besitzt eine oder mehrere Geschmacksrichtungen, an denen wir ablesen können, wie unser Essen sich über sein Nährwertprofil hinaus auf uns auswirkt. Im Ayurveda gibt es sechs verschiedene Geschmacksrichtungen: süß, sauer, salzig, bitter, scharf und zusammenziehend. Diese Aromen kann man nicht unbedingt immer auf Anhieb schmecken, doch sie spielen bei einer am Angebot der Jahreszeiten ausgerichteten Ernährung eine wichtige Rolle. In diesem Kapitel werden Sie erfahren, welche Geschmacksrichtungen im Frühjahr, Sommer, Herbst und Winter vorherrschen. Rein theoretisch könnte der Markt, auf dem wir frische saisonale Lebensmittel einkaufen, gleichzeitig auch unsere Apotheke sein. Beachten Sie die Plus- und Minuszeichen in der Tabelle auf der nächsten Seite: – bedeutet, dass eine Geschmacksrichtung das betreffende Dosha beruhigt, + zeigt eine verstärkende Wirkung an.

Tabelle 3: Die sechs Geschmacksrichtungen

Geschmacks-richtung	Elemente	Auswir-kungen auf die Doshas	Auswirkungen auf unseren Körper	Auswirkungen bei übermäßigem Verzehr	Nahrungsmittel
süß	Erde + Wasser	V–P–K+	Aufbau und Ernährung von Gewebe, mehr Kraft und Vitalität	Husten, verstopfte Nase, Diabetes, Abgeschlagenheit, Schweregefühl, Habgier, Faulheit	Obst, weißer Reis, Weizen, Ghee, Milch und Sahne, Süßungsmittel
sauer	Erde + Feuer	V–P+K+	verbessert die Verdauung durch Verstärkung des Speichelflusses, wirkt energetisierend und reinigend	Übersäuerung, Geschwüre, Hautausschläge, Ekzeme, Akne, Psoriasis	fermentierte Lebensmittel, Joghurt, Käse, saure Beeren, Zitrusfrüchte
salzig	Feuer + Wasser	V–P+K+	verbessert die Verdauung durch Verstärkung des Speichelflusses; Verdauung, Resorption von Nährstoffen und Ausscheidung	dickflüssiges Blut, Bluthochdruck, Hauterkrankungen, Wasseransammlungen im Körper, Ödeme, Übersäuerung	Salz, Meeresalgen oder Meeresgemüse
bitter	Äther + Luft	V+P–K–	Entgiftung, Fiebersenkung, Tonisierung von Haut und Muskelgewebe	Trockenheit, Schwindel, Erschöpfung, Verstopfung	Blattgemüse, Löwenzahn, Kurkuma, Neem, Bockshornklee, Kakao, Kaffee
scharf (würzig)	Luft + Feuer	V+P+K–	klärende und reinigende Wirkung, unterstützt die Verdauung, fördert die Resorption von Nährstoffen und die Ausscheidung, regt die Durchblutung an	Durchfall, Übersäuerung, Geschwüre, entzündliche Hauterkrankungen, übermäßiger Durst	Knoblauch, Zwiebeln, Lauch, Rettich, Brauner Senf, Senfkörner, grünes Gemüse, Paprika
zusammen-ziehend (trocken)	Luft + Erde	V+P–K–	stillt Blutungen, wirkt schweißhemmend, tonisiert Gewebe und bringt sie zum Abschwellen	Trockenheit, Verstopfung, Erschöpfung, Krämpfe	Preiselbeeren, Granatäpfel, unreife Bananen, Bohnen, Linsen, weiße Kartoffeln, Schwarztee, Kohlgemüse

Natürlich sollten wir auch unseren Tagesablauf und unsere körperliche Aktivität an die Jahreszeiten anpassen. Sich den ganzen Tag draußen aufzuhalten wie an sonnigen Sommertagen, ist einfach nicht mehr so verlockend – oder vielleicht sogar unmöglich –, wenn die Temperaturen sinken. Wenn die Erde in eine Ruhephase eintritt, folgen wir ihrem Beispiel, verbringen mehr Zeit drinnen, essen Suppe, lesen Bücher und spielen Brettspiele. Und wenn uns dann nach einiger Zeit die Decke auf den Kopf fällt, signalisiert uns die Natur, dass es jetzt an der Zeit ist, wieder aufzublühen, uns hinauszuwagen und frische Luft in unsere Lunge zu saugen.

Auch wenn Sie in einer Gegend leben, in der Frühjahr, Sommer, Herbst und Winter nicht so klar voneinander abgegrenzt sind, können Sie kleine Veränderungen im Jahresverlauf wahrnehmen. Falls es Ihnen schwerfallen sollte, diese subtilen Signale zu erkennen, planen Sie um die Sommer- und Wintersonnenwende und die Frühjahrs- und Herbsttagundnachtgleiche (die auch wichtige Zeiten der Veränderung für unsere von der Sonne abhängigen Tagesrituale sind) entsprechende rituelle Veränderungen in Ihrem Leben ein. Früher waren unsere Jahreszeiten klarer voneinander abgegrenzt, doch der Klimawandel hat zu extremeren Witterungsverhältnissen geführt und diese Grenzen verwischt.

Jetzt sind Sie dran!

Erstellen Sie anhand von Tabelle 3 eine Liste von drei Lebensmitteln oder Gewürzen, die Sie in einer bestimmten Jahreszeit besonders gerne essen. Wie fühlen Sie sich beim Verzehr dieser Nahrungsmittel? Verbinden Sie bestimmte Emotionen damit? Achten Sie einmal auf diese Reaktionen und darauf, wie sie nicht nur mit der betreffenden Jahreszeit zusammenhängen, sondern auch damit, wie stark Sie sich mit der Natur im Einklang fühlen, wenn Sie sie essen.

Wie Sie feststellen werden, handelt es sich bei diesen jahreszeitlichen Ritualen eher um kleine Veränderungen Ihres bereits bestehenden Programms; Sie brauchen also keine neuen Rituale in Ihren Tagesablauf einzubauen. Außerdem sollten Sie daran denken, dass Ihre Familienangehörigen vielleicht eigene jahreszeitliche Rituale haben (beispielsweise den Besuch einer Apfelplantage oder eines Kürbisfelds, den Gang zum Strand oder zum Volksfest), die Sie ebenfalls berücksichtigen müssen.

Spätwinter und Frühjahr (Februar bis Mai)

Der Spruch »Alles neu macht der Mai« ist die beste Beschreibung für den Frühling. Die ersten Monate des Jahres sind ziemlich feucht und drückend, doch was danach kommt, ist ein wunderschöner Impuls zum Wachsen und Blühen.

Der Spätwinter und das Frühjahr sind der Konstitution Kapha und den Elementen Erde und Wasser zugeordnet. Das bedeutet, dass die Temperatur in diesen Monaten zwischen warm und kühl wechselt, doch das Klima ist stets feucht und schwer und vermittelt ein Gefühl der Stagnation. In unserem Körper passiert um diese Zeit etwas ganz Ähnliches wie bei der Schneeschmelze. Im Spätwinter sammelt sich Schnee an – die Kälte und Feuchtigkeit entsprechen den Eigenschaften des Doshas Kapha. Wenn es dann im Frühling wärmer wird, beginnt der Schnee zu schmelzen. In unserem Körper spiegelt sich dies als Gefühl der Stagnation und Stauung, in Form von Allergien und übermäßiger Schleimbildung wider. Um diese viele Feuchtigkeit zu bekämpfen, brauchen wir Licht, Trockenheit und Bewegung.

Und um diese Jahreszeit versorgt uns die Natur genau damit: Als Gegengewicht zum vorherrschenden Klima liefert sie uns leichte, zusammenziehende und bittere Lebensmittel. Achten Sie auf diese Eigenschaften, wenn Sie Ihre Einkaufsliste schreiben. Füllen Sie Ihren Einkaufswagen mit Sprossen, Kohlgemüse wie Brokkoli und Rosenkohl, Spargel, Beeren, Rettich,

Lauch, Knoblauch und Blattgemüse in Hülle und Fülle und nehmen Sie dafür weniger schwerere, fetthaltigere Lebensmittel wie Nüsse oder Fleisch zu sich. Wenn Sie ein Fleischesser sind, greifen Sie bevorzugt zu weißem Fleisch oder helleren Fischsorten.

Im Ayurveda wird gegarten Lebensmitteln stets der Vorzug gegeben, doch im Gegensatz zum Herbst und Winter können Sie im Frühling ruhig etwas Rohkost in Ihren Speisezettel aufnehmen. Wie wäre es mit einer Schale Obst zum Frühstück oder einem kleinen Beilagensalat als Teil Ihres Mittagessens? (Allerdings sollte nicht die ganze Mittagsmahlzeit aus Salat bestehen.) Geben Sie Ihren Gerichten mit Gewürzen wie Pfeffer, Knoblauch, Ingwer, Nelken und Bockshornklee eine belebende Schärfe.

Jetzt sind Sie dran!

Die meisten Menschen haben entweder Angst vor einer Änderung des Wetters und den damit einhergehenden Aktivitäten oder freuen sich darauf. Doch wir können lernen, alle Jahreszeiten gleichermaßen zu mögen und uns damit zu identifizieren. Haben Sie eine Lieblingsjahreszeit? Wenn ja: Was ist das Besondere daran? Welche Jahreszeit finden Sie am unangenehmsten? Mithilfe welcher Traditionen, Gewohnheiten oder Rituale könnten Sie eine bessere Beziehung zu dieser Jahreszeit aufbauen?

Nach einer langen Winterruhe ist es nun an der Zeit, die Kraft in Ihr Bewegungsrepertoire zurückzuholen. Zuallererst ist es wichtig, dass Sie sich bewegen. Versuchen Sie daher, möglichst viel Bewegung in Ihren Alltag einzubauen, zum Beispiel durch einen Spaziergang nach dem Mittagessen. Als sportliche Aktivitäten eignen sich in erster Linie Laufen, Intervall- und Ausdauertraining. Der Frühling ist ebenso dem Dosha Kapha zugeordnet wie der erste Lebenszyklus von der Geburt bis zur Pubertät, eine Zeit der Erkundung und des Wachstums. Also widmen Sie sich im Frühjahr Beschäftigungen, die einen kindlichen, spielerischen Charakter haben, und gehen Sie in einer Haltung der Offenheit und Neugier an Ihre täglichen Aufgaben heran, als wären diese etwas völlig Neues für Sie.

Frühlingsmeditation

Machen Sie sich ein Frühlingsritual zur Gewohnheit, das für Neuanfang, Wachstum und die Tätigkeit des Pflanzens steht. Da dem Frühjahr eine natürliche Dynamik des »Zur-Blüte-Kommens« innewohnt, gehen Sie in Gedanken die verschiedenen Bereiche Ihres Alltagslebens durch und überlegen Sie sich, wo ein Neuanfang erforderlich wäre. Betrachten Sie diese Zeit nicht einfach nur als Frühjahrsputz für Ihr Haus oder Ihre Wohnung, sondern auch für Ihre persönlichen Vorhaben und Ziele. Schreiben Sie drei Dinge auf, die Sie in dieser Jahreszeit etablieren möchten, und notieren Sie sich drei Wörter, die Ihre Vorhaben für das Frühjahr beschreiben. Setzen Sie sich anschließend bequem hin, schließen Sie die Augen, atmen Sie tief durch und identifizieren Sie sich in Gedanken mit all dem Neuen, dass das Frühjahr Ihnen bringen soll.

Sommer (Juni bis September)

In der Sommerhitze fühlen sich die meisten Menschen entweder ein bisschen schwindelig oder abgeschlagen und kaputt. Doch egal zu welchem dieser beiden Typen Sie gehören – es gibt Praktiken, mit deren Hilfe Sie eine bessere Beziehung zu dieser Jahreszeit aufbauen können.

Aufgrund seines vielen Tageslichts ist der Sommer eine Zeit des Feuers und somit dem Dosha Pitta zugeordnet. Scharf, leicht, heiß, fein und ölig (oder übermäßig trocken) – mit solchen Begriffen lässt sich diese Jahreszeit beschreiben. Zwar kann eine Klimaanlage bei Überhitzung große Erleichterung bringen, doch Sie können sich auch auf natürlichem Weg behelfen, indem Sie kühlende Lebensmittel in Ihren Speisezettel aufnehmen, beruhigende Atemübungen machen und ein moderateres körperliches Training betreiben.

Die sommerlichen Früchte und Gemüse – Sommerkürbis, Erbsen, Sellerie, Gurken, Zucchini, Blattgemüse, süße Beeren und Kräuter wie Minze oder Korianderkraut – liefern dem Körper bittere, süße und zusammenziehende Aromen. Auch wenn Sie jetzt vielleicht ein besonderes Verlangen nach kalten Getränken haben, sollten Sie weiterhin auf eisgekühlte Drinks verzichten. Nippen Sie zwischen den Mahlzeiten lieber an Kokoswasser; das entschärft nicht nur die Hitze, sondern wirkt fast wie ein Infusionstropf, der Ihrem Körper Flüssigkeit und Elektrolyte liefert.

Sie sollten die körperliche Aktivität, die Sie im Frühjahr genossen haben, jetzt langsamer und erholsamer gestalten; Wettkämpfe und Trainingsziele könnten zu viel Wärme erzeugen. Schwimmen ist die beruhigendste Aktivität für feurige Zeiten, doch auch gemütliche Spaziergänge oder Radtouren haben eine ausgleichende Wirkung.

Der Sommer ist eine gute Zeit, um uns zurückzulehnen und zu entspannen, doch auch um diese Jahreszeit ist keineswegs alles »Friede, Freude, Eierkuchen«. Wissenschaftliche Untersuchungen zeigen beispielsweise, dass die Kriminalität im Sommer zunimmt. Vielleicht lockt die warme Luft einfach mehr Verbrecher ins Freie; es kann aber auch sein, dass die Sommerhitze uns anfälliger für Pitta-Emotionen wie Wut oder Frustration und für vorschnelle Urteile über unsere Mitmenschen macht. Sie sollten jetzt also nicht nur Ihre Ernährung und Ihr Trainingsprogramm umstellen, sondern auch persönlichen oder beruflichen Begegnungen aus dem Weg gehen, die heftige Diskussionen auslösen oder Ihr Blut zum Kochen bringen.

Ebenso wie die Jahresmitte ist auch unsere Lebensmitte eine Pitta-Zeit. Von der Pubertät bis zu den Wechseljahren sind wir voller Tatendrang und Ambitionen, die das Element Feuer in uns entfacht. Und da Pitta in der Mitte zwischen Geburt und Tod oder zwischen dem Anfang und Ende unseres Lebens liegt, ist diese Phase gleichzeitig auch der Lebensabschnitt, in dem es ums Erhalten geht. Also betrachten Sie die Gewohnheiten und Rituale, mit denen Sie Ihren Sommer gestalten, als eine Art Lebensmitte – eine Zeit des Erhaltens und Bewahrens.

Sommermeditation

Genau wie Sie im Sommer Ihren Garten bewässern und die Pflanzen darin wachsen und gedeihen sehen, sollten Sie sich nun auch Zeit für ein Sommerritual nehmen, das Sie bei der Verfolgung Ihrer derzeitigen Projekte und Visionen unterstützt. Setzen Sie sich an ein ruhiges Plätzchen, nehmen Sie Ihr Tagebuch zur Hand und beschreiben Sie darin die drei wichtigsten Träume oder Ziele, die Sie zurzeit verfolgen. Welche Fortschritte haben Sie dabei bereits gemacht? Was könnten Sie sonst noch für die Verwirklichung dieser Vorhaben tun? Schließen Sie die Augen und stellen Sie sich vor, wie Ihre Absichten Wirklichkeit werden.

Herbst und zeitiger Winter (Oktober bis Januar)

Während der Sommer vor Energie nur so strotzt, fühlen Herbst und Winter sich so an, als würde die Natur jetzt einen Gang herunterschalten. Auf diese Atmosphäre sollten Sie sich einstimmen, wenn die Jahreszeit in Richtung Vata (Luft und Äther) tendiert, also die Eigenschaften leicht, trocken, rau, hart und beweglich aufweist. Denken Sie an trockene Blätter, die von den Bäumen fallen, oder an kalten, heulenden Winterwind, bei dem man sich ins Haus zurückzieht und gemütlich am Kaminfeuer sitzt …

Die kalten Monate können Schlafmangel, Angstzustände, Verstopfung und trockene Haut bereithalten. Ihr instinktiver Impuls, sich während dieser Jahreszeit mit Annehmlichkeiten aller Art (einschließlich Essen) zu verwöhnen, geht genau in die richtige Richtung: Mehr Ruhe und der Genuss warmer Getränke und schwererer Kost stehen nicht im Widerspruch zu Ihrer Fitness und Ihrem Bedürfnis nach Produktivität im Herbst.

Die Marketinggenies zum Beispiel bei Kaffeeketten schaffen es immer wieder, um diese Jahreszeit eine Sehnsucht nach Kürbis, Gewürzen und anderen herbstlichen Aromen in uns zu wecken, doch in Wirklichkeit ist das gar nicht so schwierig. Denn dieser Instinkt, uns mit anheimelnden Gewürzen zu umgeben – sei es in Getränken, Duftkerzen oder beim Kochen –, wurde bereits von den subtileren Werbeaktionen der Natur geweckt. Jetzt ist ganz einfach die Zeit für Muskat, Zimt, Piment, Ingwer und Kardamom – lauter Gewürze, deren Aroma so gut zu unseren herbstlichen Gerichten passt und die uns gleichzeitig auch bei der Verarbeitung dieser schwereren Kost helfen. Sie erzeugen nach der Verdauung Wärme im Körper, und dieser Effekt – in Kombination mit ihrer Fähigkeit, das Nervensystem zu beruhigen – erzeugt ein behagliches Gefühl, das uns von innen heraus wärmt.

Das herbstliche Speisenangebot von Mutter Natur besitzt ganz ähnliche Eigenschaften: Jetzt herrschen schwerere, fetthaltigere Lebensmittel vor, die nicht so schnell verderben, beispielsweise Nüsse, Kerne, Herbst- und Winterkürbisse und Wurzelgemüse, dessen erdende, verankernde Wirkung bereits aus seinem Namen hervorgeht. Verwenden Sie diese Lebensmittel für die Zubereitung von Suppen, Eintöpfen und Müsli – lauter Gerichten, die nicht nur Ihre ganze Wohnung mit ihrem Duft erwärmen, sondern bei denen Ihnen auch innerlich warm wird.

Um diese Jahreszeit sollten Sie das Leben etwas ruhiger angehen lassen, aber verzichten Sie nicht völlig auf körperliche Aktivität. Jetzt sollten Sie kein intensives Training oder Intervalltraining mehr praktizieren und beim Sport auch nicht mehr so sehr auf Tempo achten. Für diese Jahreszeit sind Kraft- und Ausdauertraining besser geeignet. Jetzt sollten Sie auch Ihren Meditationstimer auf eine längere Zeitdauer einstellen und öfter einmal lange und tief durchatmen (siehe Ujjayi-Atmung auf Seite 235).

In unserem persönlichen Leben fühlt sich das Jahresende tatsächlich wie eine Zeit des Abschließens an. Wir bringen Geschäfte zum Abschluss und nehmen uns Zeit für Feiertage im Familienkreis und zur Erholung, bevor wir im Januar wieder neu anfangen. Jetzt haben wir Zeit, über die Früchte unserer Arbeit dieses Jahres nachzudenken, so wie man im Herbst nach einem Jahr des Pflanzens und Wachstums die Früchte seiner Arbeit erntet. Dieser Kreislauf der Jahreszeiten entspricht genau unserem Lebenszyklus, nur in kleinerem Maßstab: Ebenso wie die letzte Jahreszeit ist auch die letzte

Phase unseres Lebens dem Dosha Vata zugeordnet. Etwa ab dem Rentenalter befinden wir uns in der Vata-Phase unseres Lebens. Ähnlich wie in höherem Alter verspüren wir auch im Herbst und Winter den Drang, unser Leben zu entschleunigen, es mehr zu genießen und in glücklichen Erinnerungen zu schwelgen. Das ist etwas ganz Natürliches.

Herbst- und Wintermeditation

Entwickeln Sie Ihr ganz persönliches Ernteritual. Schreiben Sie in Ihr Tagebuch, was Sie im Lauf des Jahres geleistet haben und wie Sie diese Bemühungen nun zum Abschluss bringen möchten. Verspüren Sie eine innere Bereitschaft, loszulassen und sich von Situationen, Gewohnheiten oder Beziehungen zu verabschieden, die nicht mehr Ihrem höchsten Wohl dienen? Wovon möchten Sie sich lösen? Was soll an die Stelle dieser Dinge treten? Welcher Teil des jetzigen Zyklus muss enden, damit der nächste Zyklus beginnen kann? Klappen Sie Ihr Tagebuch zu, setzen Sie sich ruhig hin und schließen Sie die Augen. Spüren Sie diesem Gefühl des Abschlusses und der Erkenntnis nach, dass ein Zyklus zu Ende geht, so ähnlich, wie wenn Sie im Herbst Ihre Sommerkleidung wegpacken.

Es ist sehr wichtig, Ihrem Tag eine gewisse Ordnung zu verleihen. Das sollten Sie stets tun, bevor Sie größere Änderungen an Ihrer Ernährung vornehmen, damit Ihr Verdauungssystem das, was Sie essen, auch richtig verarbeiten kann. Abgesehen davon sind Lebensmittellisten und -vorschriften ohnehin ziemlich schwer zu merken und zu befolgen. Wenn Sie saisonale oder doshische Lebensmittel in Ihren Speiseplan aufnehmen möchten, nutzen Sie Tabelle 4 als Leitfaden. Die Lebensmittel passen zu der Jahreszeit, zu der die ayurvedische Medizin ihren Verzehr empfiehlt, weil sie dann eine ausgleichende Wirkung auf unseren Körper haben.

Tabelle 4: Jahreszeitliche Ernährungsempfehlungen

Saisonale Lebensmittel: Spätwinter bis Frühjahr (Dosha Kapha)			
Gemüse Alfalfa-Sprossen Blattkohl Blumenkohl Bohnensprossen Brauner Senf Brokkoli Chilis Erbsen Fenchel grüne Bohnen grüner Salat Grünkohl Kartoffeln Kohl Mais Mangold Mohrrüben Paprika Rettich Rosenkohl	Spargel Sellerie Spinat Steckrüben Zwiebeln **Obst** Blaubeeren Brombeeren Erdbeeren Granatäpfel Himbeeren Limetten Preiselbeeren Trockenobst Zitronen **Fleisch und Fisch** weißer Fisch weißes Fleisch	**Getreide** Buchweizen Gerste Hirse **Hülsenfrüchte** Kidneybohnen Limabohnen Linsen Mungbohnen **Nüsse und Kerne** Kürbiskerne Sonnenblumen-kerne **Milch und Milch-produkte** Ghee Reismilch	**Öle** Maisöl Senföl **Kräuter und Gewürze** Bockshornklee Cayennepfeffer Gewürznelken Ingwer Kardamom Knoblauch Korianderkraut Petersilie schwarzer Pfeffer **Süßungsmittel** Honig Melasse

Saisonale Lebensmittel: Sommer (Dosha Pitta)			
Gemüse Artischocken Brokkoli Brunnenkresse Erbsen Fenchel grüner Salat grünes Gemüse Grünkohl Gurken	Jicama (Yambohne) Kohl Löwenzahn Meeresalgen Okra Paprika Rote-Bete-Blätter Sellerie	Sommerkürbis Spargel Zucchini **Obst** Ananas Äpfel Aprikosen Birnen Blaubeeren	Melonen Pflaumen Preiselbeeren Weintrauben **Fleisch und Fisch** weißer Fisch weißes Fleisch

Getreide Gerste Reis (weiß) **Hülsenfrüchte** Adzukibohnen Favabohnen Schälerbsen	**Nüsse und Kerne** Kokosnüsse Kürbiskerne Leinsamen Sonnenblumen- kerne	**Öle** Kokosöl Olivenöl Sojaöl Sonnenblumenöl **Kräuter und Gewürze** Koriander Korianderkraut	Kurkuma Minze Petersilie Safran **Süßungsmittel** Ahornsirup Vollrohrzucker
Saisonale Lebensmittel: Herbst bis Spätwinter (Dosha Vata)			
Gemüse Avocados Kürbis Mohrrüben Rosenkohl Rüben Steckrüben Süßkartoffeln Tomaten Winterkürbis **Obst** Bananen Datteln Feigen Grapefruit Kakis Limetten Mandarinen Mangos Orangen Papayas Pfirsiche Weintrauben Zitronen	**Fleisch und Fisch** alle Fleisch- und Fischsorten **Getreide** Amaranth Hafer Quinoa Reis (Naturreis) Weizen **Hülsenfrüchte** Mungbohnen Tofu **Nüsse und Kerne** Cashewnüsse Erdnüsse Leinsamen Macadamianüsse	Mandeln Paranüsse Pekannüsse Pistazien Walnüsse **Milch und Milchprodukte** Butter Buttermilch Ghee Joghurt Käse Kefir Milch von sämtlichen Nüssen und Kernen **Öle** Avocadoöl Ghee Sesamöl	**Kräuter und Gewürze** Anis Asant (Hing) Basilikum Ingwer Kardamom Knoblauch Kreuzkümmel Kurkuma Rosmarin Salbei Thymian **Süßungsmittel** Honig Melasse

Übergänge zwischen den Jahreszeiten

Unsere jahreszeitlichen Rituale können wir in den dafür bestimmten Monaten durchführen, aber es gibt auch Rituale für die Übergänge zwischen den Jahreszeiten. Diese Übergänge werden im Ayurveda als Ritusandhi bezeichnet (von Ritu = Jahreszeit und Sandhi = Verbindung). Weiter oben habe ich erwähnt, dass der Nachmittag eine sehr wichtige Zeit ist, um innezuhalten und eine Bestandsaufnahme unseres Befindens zu machen. In ähnlicher Weise sollten wir auch die Übergänge zwischen den Jahreszeiten mit besonderen Praktiken begehen.

Ritusandhi umfasst einen Zeitraum von etwa zwei Wochen, der das Ende einer und den Beginn der nächsten Jahreszeit kennzeichnet. Die beiden Tagundnachtgleichen und Sonnenwenden sind traditionelle Markierungspunkte dieser Übergangsphasen, doch aufgrund des Klimawandels kann man sich auf diese Daten im Kalender heute nicht mehr hundertprozentig verlassen. Auch wenn Sie keine Veränderungen zwischen den Jahreszeiten spüren, können Sie den Ritusandhi in Ihrer Region am allmählichen Anstieg oder Rückgang der Temperaturen oder der Luftfeuchtigkeit doch ungefähr erkennen. Natürlich kann es an einem Tag (oder in einer Woche) zufällig einmal besonders heiß oder kalt sein, aber man bekommt doch ein Gespür dafür, ob die neue Jahreszeit schon begonnen hat oder noch nicht.

Im Ayurveda sind diese Übergänge die übliche Zeit für einen körperlichen und geistigen Neustart (es sei denn, Sie führen eine innere Reinigung und Entgiftung zu anderen Zwecken durch). Damit signalisieren wir unserem Körper, was bevorsteht, und balancieren gleichzeitig all das aus, was sich zuvor vielleicht im Übermaß bei uns angesammelt hat. In diesen Übergangsphasen zwischen Frühling, Sommer, Herbst und Winter sind wir besonders krankheitsanfällig, und diese Anfälligkeit können wir durch Übergangsrituale abmildern.

Wenn Sie in einer Region leben, in der es vier Jahreszeiten gibt, fällt Ihnen Ihre Neigung zu jahreszeitlich bedingten Krankheiten wahrscheinlich besonders stark auf. Vielleicht leiden Sie jedes Jahr im Herbst oder im Frühjahr an den immer gleichen Erkrankungen, die typischerweise tatsächlich immer dann auftreten, wenn sich das Wetter in der Übergangszeit zwischen zwei Jahreszeiten ändert. Normalerweise läuft das ungefähr so ab: Sobald die trockene Herbstluft kommt, entwickelt man trockene Erkrankungen wie Gelenkschmerzen, Verstopfung, trockene Haut, trockene Nasennebenhöhlenschleimhäute, hin und wieder vielleicht auch Husten, Erkältungen oder Halsschmerzen. Wenn man nicht weiß, dass man diesen regelmäßig wiederkehrenden Ungleichgewichten durch Übergangsrituale oder eine Veränderung der eigenen Lebensweise vorbeugen kann, kann man kaum vermeiden, dass man immer wieder krank wird. Im Lauf des Winters sammelt sich Trockenheit an, doch sobald Ihr Körper entscheidet, dass er genug davon hat, beginnt er dank seiner natürlichen Intelligenz mehr Schleim zu produzieren oder Flüssigkeit zu speichern, um diese Trockenheit durch eigene Feuchtigkeit auszugleichen. Doch genau zu diesem Zeitpunkt bricht die feuchte, schwere Frühjahrsluft über uns herein und trifft auf unsere körpereigene Feuchtigkeit; und so entstehen Allergien und Erkrankungen, die mit einer Überproduktion von Schleim einhergehen – ein endloser Teufelskreis, dessen man mit der Zeit so überdrüssig wird, dass man nicht einmal mehr etwas darüber lesen möchte.

Egal wie streng Sie sich im Frühling, Sommer, Herbst und Winter an Ihre jahreszeitlichen Rituale halten – es besteht trotzdem immer noch das Risiko einer Akkumulation. Daher kann es durchaus notwendig sein, Ihre Lebensweise zu ändern und an die bevorstehende Jahreszeit anzupassen. Dies können Sie zum Beispiel tun, indem Sie während der Übergangsphase zwischen den Jahreszeiten auf die »Neustarttaste« drücken oder sich einer Ritusandhi-Reinigungskur unterziehen. Das bietet Ihnen Zeit, Spielraum und Energie, um die Erlebnisse, Nahrungsmittel und Emotionen der vergangenen Monate zu »verdauen«.

Jetzt sind Sie dran!

Gibt es bestimmte Zeiten im Jahr, zu denen Sie immer wieder krank werden? Und plagt Sie dann normalerweise immer wieder die gleiche Erkrankung? Entsprechen diese Zeiten den natürlichen Jahreszeiten, oder handelt es sich dabei um besonders kritische Phasen in Ihrem Leben, beispielsweise im Beruf, in der Schule oder Ausbildung? Überdenken Sie einmal die jahreszeitlichen Besonderheiten Ihrer Lebensweise (Nahrung, Schlaf, Bewegung usw.) und überlegen Sie sich, was Sie daran ändern könnten, damit Ihr Immunsystem diese schwierigen Phasen besser bewältigen kann.

Im Ayurveda wird dieser Neustart zwischen den Jahreszeiten als Panchakarma (»fünf Handlungen«) bezeichnet. Dabei handelt es sich um einen Reinigungsprozess, der in regelmäßigen Zeitabständen durchgeführt wird, aber auch als Vorbereitung auf medikamentöse Behandlungen dient. Die fünf Bestandteile des Panchakarma sind:

- Nasya (Verabreichung von Heilpflanzen durch die Nase)
- Vamana (therapeutisches Erbrechen)
- Virechana (Abführtherapie)
- Basti (Einlauftherapie)
- Rakta Moksha (Aderlass)

In ihrer Gesamtheit dienen diese Behandlungsmethoden dazu, Körper und Geist von allem zu befreien, was die Wirkung von Medikamenten beeinträchtigen könnte. Das kann man sich ungefähr so vorstellen, wie wenn man einen Schwamm spült und auswringt, damit er wieder neues Wasser aufnehmen kann. Dabei handelt es sich um einen sehr langwierigen, komplizierten Prozess, der nur unter ärztlicher Aufsicht stattfinden sollte, aber es gibt auch Kurzversionen ayurvedischer Reinigungskuren, die ohne fremde Hilfe durchführt werden können.

Ob Sie sich nun in eine Ayurvedaklinik begeben oder bei sich zu Hause auf die Neustarttaste drücken – Kitchari wird stets ein wichtiger Bestandteil dieser Entgiftungskur sein. Dabei handelt es sich um ein breiartiges Gericht aus Mungbohnen, weißem Basmatireis und köstlichen Gewürzen, das sich besonders positiv auf die Verdauung auswirkt. Es kann auch gekochtes Gemüse enthalten, das ausgleichend auf Ihr Dosha, auf die Jahreszeit oder auf Ungleichgewichte wirkt, unter denen Sie möglicherweise leiden. Mithilfe von Chutneys, Kräutersaucen oder Marmeladen können Sie das Kitchari doshaspezifisch gestalten, doch auch für sich allein genommen ist es nach ayurvedischen Maßstäben das nahrhafteste Gericht, das es gibt. Es unterstützt das natürliche Reinigungs- und Entgiftungssystem des Körpers, ohne dass Sie dabei hungern müssen, da Bohnen und Reis zusammen ein leicht verdauliches und doch vollwertiges Eiweiß bilden.

Eine einfache, aber sehr wirksame Entschlackungskur besteht darin, drei bis fünf Tage lang zum Frühstück, Mittag- und Abendessen nur Kitchari zu essen. Zwischen den Mahlzeiten trinken Sie warmes Wasser oder Verdauungstees wie den Kreuzkümmel-Koriander-Fenchel-Verdauungstee (siehe Seite 249). Dahinter steht der Gedanke, das Verdauungssystem zu schonen, doch Sie werden darüber staunen, wie entlastend diese Diät auch in psychischer Hinsicht wirkt: Ihre Mahlzeiten nicht mehr planen zu müssen, bietet Ihnen jede Menge geistigen Freiraum für die Verarbeitung von Erlebnissen und Problemen aller Art. Sie können die Wirksamkeit dieser Entgiftungskur noch erhöhen, indem Sie sich währenddessen mehr Zeit für Selbstfürsorgeaktivitäten wie tägliche Massage, Yoga, Atemübungen, Meditation und Tagebuchführen nehmen. Obwohl vorher sicherheitshalber stets ein Arzt um Rat gefragt werden sollte, kann fast jeder Mensch diese einfache Entschlackungskur bedenkenlos durchführen.

Heilendes Kitchari

Ergibt 6 Portionen

175 g weißer Basmatireis
200 g gelbe Mungbohnen, über Nacht eingeweicht
1 EL Ghee oder Kokosöl
2 TL Senfkörner
2,5 cm langes Stück frische Ingwerwurzel, geschält und gehackt
2 EL Kreuzkümmelpulver
1 TL Kurkuma
1 Lorbeerblatt
1 TL Salz
300 g Gemüse der Saison, geschnitten (wahlweise)
auf Ihr Dosha oder die Jahreszeit abgestimmte Chutneys (wahlweise)

1. Den Reis und die eingeweichten Mungbohnen so lange unter fließendem Wasser abspülen, bis das ablaufende Wasser klar ist.
2. Das Ghee oder Öl bei mittlerer Hitze in einem großen Topf erwärmen. Die Senfkörner dazugeben und langsam umrühren, bis Sie das erste Korn platzen hören. Dann sofort Ingwer, Kreuzkümmel, Kurkuma, Lorbeerblatt und Salz hinzufügen und das Ganze 30 Sekunden bis 1 Minute lang langsam verrühren.
3. Reis und Mungbohnen in den Topf geben und weiterrühren, bis sie sich gleichmäßig mit dem Öl und den Gewürzen überzogen haben. 1,5 Liter Wasser hinzufügen und die Mischung zum Kochen bringen. Die Hitze runterdrehen, den Deckel auf den Topf geben.
4. Unter gelegentlichem Rühren ungefähr 45 Minuten lang köcheln lassen, bis der Reis und die Mungbohnen weich sind und das ganze Wasser aufgesaugt haben. Falls Sie Wurzelgemüse oder anderes Gemüse verwenden, das länger kochen muss, fügen Sie es nach etwa 20 Minuten hinzu. Blattgemüse wird erst 10 Minuten vor Ende der Garzeit in den Topf gegeben, da die Mungbohnen sonst zerfal-

len könnten. Falls die Mischung zu trocken wird oder am Topfboden festklebt, bevor sie richtig durchgegart ist, gießen Sie noch mehr Wasser hinzu.

5. Sie können das Kitchari mit einem Löffel Chutney servieren und mit Sesam, Korianderkraut oder Petersilie bestreuen.

Chutney für das Dosha Vata oder für den Herbst und zeitigen Winter

Ergibt 300 g

150 g Rosinen
100 g Datteln, entkernt und gehackt
1 ½ TL Kreuzkümmelpulver
½ TL Kardamompulver
1 cm langes Stück frische Ingwerwurzel, geschält und gehackt
1 EL frischer Orangensaft
1 Prise Salz

1. Rosinen und Datteln 10 Minuten lang bei Zimmertemperatur in so viel Wasser einweichen, dass sie bedeckt sind.
2. Das Wasser abgießen und die Rosinen und Datteln in eine Küchenmaschine oder einen Mixer geben.
3. Kreuzkümmel, Kardamom, Ingwer, Orangensaft und Salz hinzufügen und so lange mit den übrigen Zutaten mit der Pulse-Funktion pürieren, bis die Mischung eine marmeladenartige Konsistenz angenommen hat. In einem luftdichten Behälter hält sich dieses Chutney im Kühlschrank bis zu zwei Wochen.

Pitta- oder Sommer-Chutney

Ergibt 300 g

75 g ungesüßte Kokosraspel
35 g frische Minzblätter
Saft von einer Limette
2 TL Ahornsirup
1 Prise Salz

Kokosraspel, Minze, Limettensaft, Ahornsirup und Salz in eine Küchenmaschine oder einen Mixer geben und mit der Pulse-Funktion pürieren. Bei Bedarf können Sie esslöffelweise Wasser hinzufügen, bis das Chutney die Konsistenz eines dicken Pürees angenommen hat. In einem luftdichten Behälter hält es sich im Kühlschrank bis zu einer Woche.

Chutney für das Dosha Kapha oder für Spätwinter und Frühjahr

Ergibt 150 g

50 g frisches Korianderkraut
2,5 cm lange frische Ingwerwurzel, geschält und gehackt
1 mittelgroße grüne Chilischote (ca. 50 g), gehackt (je nach gewünschter Schärfe mehr oder weniger verwenden)
1 EL frischer Limettensaft
1 Prise Salz

1. Korianderkraut waschen, entstielen und grob hacken.
2. Gehackte Korianderblätter, Ingwer, Chili, Limettensaft und Salz in die Küchenmaschine oder den Mixer geben.
3. Alle Zutaten mit der Pulse-Funktion so lange pürieren, bis eine sämige Masse entsteht. Bei Bedarf können Sie esslöffelweise Wasser hinzufügen, bis das

Chutney die gewünschte Konsistenz erreicht hat. In einem luftdichten Behälter hält es sich im Kühlschrank bis zu einer Woche.

Mondphasen

Der Mond wirkt sich auf die Gezeiten, das Verhalten der Tiere, die Abläufe im menschlichen Körper und auf unsere Fähigkeit aus, unsere Träume zu verwirklichen. Der Mondzyklus dauert 29,5 Tage, und dank seinem unbestreitbaren Einfluss auf unsere Welt ist der Mond in verschiedenen Kulturen zu einem Grundpfeiler vieler Zeremonien, Traditionen und Praktiken geworden. Um diesen Himmelskörper ranken sich viele Mythen und Legenden; es wird aber auch eine Menge Forschung betrieben, um einen Zusammenhang zwischen den Mondphasen und den natürlichen Zyklen von Lebewesen zu entdecken.
Inzwischen wissen wir schon ziemlich viel darüber, was während der Mondphasen passiert: Wir haben gelernt, welche Zeit sich am besten zum Pflanzen oder für die Ernte eignet, und wissen auch mehr über die Melatoninausschüttung und den weiblichen Fortpflanzungszyklus. Wenn wir auch nur einen kleinen Teil dieses Wissens auf unsere Lebensführung anwenden, werden wir einer bewussten Verbindung zur Natur einen Schritt näher kommen. Den Neumond und Vollmond mit Ritualen zu begehen, ist eine gute Möglichkeit, diesen heiligen Satelliten der Erde zu feiern. Dazu müssen Sie den Mond nicht unbedingt für etwas Mystisches oder Magisches halten. Es macht keinen Unterschied, ob wir uns – der Einladung der Sonne folgend – in die Arbeit oder in lebhafte Freizeitaktivitäten stürzen oder ob wir in Zeiten, in denen wir normalerweise einfach so weitermachen würden wie bisher, die Signale des Mondes erkennen, innehalten und unser Leben ein bisschen langsamer angehen.

Neumondritual

Der Neumond ist die erste Mondphase. Bei uns Menschen fällt er häufig mit der weiblichen Menstruation und der Zeit der stärksten Melatoninausschüttung zusammen. (Melatonin ist das Hormon, das unseren zirkadianen Rhythmus steuert.) Für Menschen, die sich beim Gärtnern an den Mondphasen orientieren, ist dies eine optimale Zeit für die Aussaat. Alles in allem ist diese Mondphase eine Zeit des Wachstums und der Erneuerung und eignet sich daher hervorragend dafür, zu träumen, sich etwas zu wünschen und sich Ziele zu setzen, zum Beispiel mithilfe des folgenden Neumondrituals.

Schaffen Sie sich einen heiligen Ort

Finden Sie ein ruhiges Plätzchen bei sich zu Hause oder im Freien. Es sollte frei von Unordnung oder sonstigen Dingen sein, die Sie ablenken; Sie dürfen dort aber ruhig Gegenstände aufstellen, die Ihnen etwas bedeuten, beispielsweise Pflanzen, Kerzen, Kristalle oder Fotos von Menschen, die Sie lieben und inspirieren. Dieses Plätzchen kann Ihnen als provisorischer heiliger Ort dienen, bis Sie den besten Platz und die richtigen Dekorationsgegenstände gefunden haben, die Sie brauchen, um Ihren »Altar« zu etwas Besonderem zu machen (denn das kann schon ein Weilchen dauern). Doch im Lauf der Monate, wenn diese Rituale zu einem immer festeren Bestandteil Ihres Tagesablaufs werden, fühlen Sie sich vielleicht dazu inspiriert, ein dauerhaftes Heiligtum daraus zu machen. Sobald Sie sich über die optimale Gestaltung Ihres Rückzugsorts klar geworden sind, fangen Sie an, Zeit und Mühe in seine liebevolle Pflege zu investieren: Halten Sie ihn sauber, beleben Sie ihn mit frischen Blumen oder gestalten Sie die Dekoration in jeder Mondphase oder zu jeder Jahreszeit neu, damit sich die Energie dort nicht staut. Der Platz kann zum Zufluchtsort für Ihre Tages- oder Abendrituale (beispielsweise Meditieren oder Tagebuchführen) werden. Sie können dort auch eine Glocke oder ein Windspiel aufhängen, das Sie vor jedem Ritual zum Klingen bringen, oder Weihrauch oder Salbei entzünden, um diesen Ort energetisch zu reinigen und zu signalisieren, dass jetzt etwas Besonderes beginnt.

So richten Sie sich einen Altar in Ihren eigenen vier Wänden ein

Zu Hause einen geweihten Ort zu haben, der für alles steht, was in Ihrem Leben eine wichtige Rolle spielt, kann ein gutes Signal für Sie sein, innerlich zur Ruhe zu kommen und Ihren Tag mit mehr Achtsamkeit anzugehen. So ein Altar kann zwar als Ort des Gebets dienen, braucht aber nicht unbedingt nur religiösen Zwecken vorbehalten zu sein. Er soll Sie vielmehr an die Menschen und Werte erinnern, die Ihnen am Herzen liegen. Suchen Sie sich zunächst ein leeres Plätzchen in Ihrem Haus oder Ihrer Wohnung. Am besten ist es, einen Ort auszuwählen, der nicht zu den wichtigsten Schauplätzen des Familienlebens gehört, sich aber doch in einem Bereich der Wohnung befindet, in dem Sie ihn häufig zu sehen bekommen. Statten Sie diesen Zufluchtsort mit einem kleinen Tisch oder Regal aus und stellen Sie Fotos, Kunstwerke oder Zeitschriften darauf. Die Dekoration Ihres Altars sollte die verschiedenen Elemente der Natur repräsentieren: Verwenden Sie dafür beispielsweise Steine, Blumen, einen kleinen Spiegel für das Element Wasser oder eine Kerze als Symbol für Feuer. Wählen Sie nur Dinge aus, die für Sie eine besondere Bedeutung haben, und vermeiden Sie es, Ihren Altar mit sinnlosen Dekorationsgegenständen vollzustellen. Lassen Sie ruhig ein bisschen Platz für Gegenstände, die Sie vielleicht später noch hinzufügen möchten, und seien Sie offen dafür, die Gestaltung des Altars Ihren Bedürfnissen entsprechend zu verändern.

Sprechen Sie ein Mantra, eine Affirmation oder ein Gebet

Nehmen Sie eine aufrechte Sitzposition ein, die Ihnen Halt gibt, ohne zu starr zu sein, und in der Sie leicht und frei atmen können. Wählen Sie eine Affirmation, die Kreativität, Offenheit und eine Haltung der inneren Bereitschaft zum Ausdruck bringt, um Sie auf die Absicht Ihres Neumondrituals einzustimmen, zum Beispiel: »Ich bin vorbereitet und gerüstet für alles, was kommen wird.« Sie können dieses Mantra laut vorlesen, in Gedanken vor sich hinsprechen oder aufschreiben – solange Sie ihm irgendeine Stimme verleihen, spielt es keine Rolle, wer es hört (oder nicht).

Erstellen Sie eine Liste mit fünf Vorhaben

Formulieren Sie Ihre Vorhaben oder die Dinge, die Sie manifestieren möchten, schriftlich, und zwar in Form von Ich-Aussagen: »Ich bin …« oder: »Ich werde …«. Die schriftliche Formulierung dieser Statements ist wichtig! Das taktile Erlebnis des Schreibens lässt sie realer erscheinen; außerdem haben Sie dann anschließend eine Liste, die Sie an Ihren heiligen Ort legen oder während des Rituals in der Hand halten können.

Meditieren Sie

Nehmen Sie sich mindestens fünf bis zehn Minuten Zeit, um mit geschlossenen Augen bequem dazusitzen und die Punkte auf Ihrer Liste der Reihe nach zu visualisieren. Sobald Sie damit fertig sind, legen Sie Ihre Liste an einen Platz, an dem Sie sie möglichst oft zu Gesicht bekommen, zum Beispiel auf Ihren Nachttisch oder auf Ihren Altar an Ihrem heiligen Ort. Sie soll Ihnen als Erinnerung an die Dinge dienen, die Sie während dieses Neumonds manifestieren möchten.

Vollmondritual

Der Vollmond gilt als besonders günstige Zeit. So wie die Anziehungskraft des Mondes Ebbe und Flut erzeugt, soll sie auch die heilsamen Wirkstoffe aus Pflanzen und Arzneimitteln herausziehen. Daher ist der Vollmond in der ayurvedischen Tradition die beste Zeit, um Ghee herzustellen, da diese Mondphase die Essenz der Zutaten, aus denen die geklärte Butter hergestellt wird, verstärkt.

Dank dieser Fähigkeit des Vollmonds, Dinge herauszuziehen, ist diese Mondphase auch ein guter Zeitpunkt, um alles, was wir nicht mehr brauchen, bewusst loszulassen. Das nun folgende Vollmondritual kann Ihnen diesen Prozess des Loslassens erleichtern.

Schaffen Sie sich einen heiligen Ort und reinigen Sie ihn

Ähnlich wie beim Neumondritual wählen Sie auch diesmal wieder entweder einen Platz in der Nähe Ihres Altars oder einen anderen ruhigen Ort in Ihrem Haus oder draußen in der freien Natur, um Ihr Vollmondritual durchzuführen. Die Gegenstände an diesem heiligen Ort sollten beruhigend und unterstützend auf Sie wirken. Sie können Palo Santo (auch »heiliges Holz« genannt) entzünden oder Salbei abbrennen, um diesen Platz energetisch zu reinigen.

Sprechen Sie ein Mantra, eine Affirmation oder ein Gebet

Überlegen Sie sich einen Satz oder eine Aussage, die Sie aufschreiben oder laut oder in Gedanken vor sich hinsagen können und die eine befreiende Energie verbreitet, zum Beispiel: »Ich lasse alles los, was mir nicht mehr von Nutzen ist.« Durch diese Anrufung einer Energie der Vergebung und des Loslassens stimmen Sie sich innerlich auf den Prozess der Befreiung von Dingen ein, die sich im vorherigen Zyklus bei Ihnen angesammelt und Sie behindert haben.

Erstellen Sie eine Liste von drei Dingen, die Sie gerne loslassen möchten

Suchen Sie nach Mustern in Ihrem Leben, die Ihnen nicht mehr dienlich sind oder mit denen Sie wertvolle Energie (Prana) verschwenden, und denken Sie darüber nach, wie Sie diese Muster durch ein neues Vorhaben oder Ritual ersetzen könnten. Dann schreiben Sie für jedes dieser drei Dinge eine Affirmation auf, mit der Sie bekräftigen, dass Sie sich jetzt von diesen Mustern lösen, zum Beispiel: »Während dieser Vollmondphase lasse ich ______________ los und begrüße die Fähigkeit, zu ______________ in meinem Leben.«

Legen Sie die Liste auf Ihren Altar oder an einen besonderen Ort

Wählen Sie einen heiligen Ort aus, wo Sie Ihre schriftlichen Affirmationen aufbewahren möchten – entweder zusammen mit Ihren Neumondaffirmationen oder an einer anderen Stelle. Bleiben Sie kurz an diesem Platz stehen, atmen Sie ein paarmal tief durch und spüren Sie, wie das Gewicht der Elemente, von denen Sie sich befreien möchten, von Ihrer Brust und Ihren Schultern genommen wird, damit Sie wieder tiefer atmen können.

TEIL 3

Wichtige Voraussetzungen für erfolgreiche Rituale

Kapitel 8

Ihr Prana-Budget

Nutzen Sie Ihre Energie für das, was Ihnen am wichtigsten ist

In den Bereichen unseres Lebens, in die wir unsere Energie hineinlenken, haben wir stets besonderen Erfolg. Wenn wir uns unausgefüllt oder unglücklich fühlen, sehen wir vielleicht ein, dass etwas verändert werden sollte, doch da unsere aktuelle Situation und Geschichte uns so sehr beschäftigt, fällt es uns schwer, zu erkennen, in welchen Bereichen unser Leben gut läuft und in welchen nicht. Das gilt vor allem dann, wenn Ihr Beruf Ihnen Spaß macht und Sie womöglich auch noch anderen Aktivitäten nachgehen, die Sie begeistern, Sie sich aber trotzdem irgendwie unwohl in Ihrer Haut fühlen – denn warum sollten Sie Energie investieren, um etwas an einem Leben zu ändern, das Ihnen doch, wie Sie meinen, so viel Freude bereitet?

Das Wort Prana kommt aus dem Sanskrit und bedeutet so viel wie »Lebenskraft«; man kann es aber auch mit »Atem« übersetzen. Wenn wir Lebensmittel zu uns nehmen, die reich an Prana sind, und unsere Aufgaben und unser Beziehungsleben uns Freude machen, haben wir das Gefühl, Bäume ausreißen zu können. Wenn wir von Prana erfüllt sind, sprühen wir nur so vor Leben und sind glücklich. Banale, sinnlose oder uninteressante Tätigkeiten dagegen können uns Prana entziehen. Wenn wir nicht gründlich darüber nachdenken, wohin wir unsere Energie lenken, laufen wir Gefahr, ein Prana-Leck zu entwickeln: Dann versickert unsere Lebenskraft im Nirgendwo.

Idealerweise sollten wir mehr Prana sparen, als wir ausgeben. Anhand der nun folgenden Übungen können Sie beurteilen, wie »energiesparend« Ihre jetzigen Lebensgewohnheiten sind, und Ihr Prana-Budget ausgleichen. Überlegen Sie, welche Bereiche Ihres Lebens Sie vielleicht mehr Prana kosten, als sie Ihnen bringen, oder umgekehrt. Daraus können Sie ableiten, wie Sie Ihre Energie neu ausrichten könnten, um zu einer ausgewogenen Prana-Bilanz zu gelangen. Das sollten Sie übrigens nicht nur dann tun, wenn Sie es gerade für notwendig halten, sondern Sie sollten das ganze Jahr über immer wieder einmal eine Prana-Bestandsaufnahme machen – beispielsweise zu Beginn einer neuen Jahreszeit, um die natürlichen saisonalen Veränderungen in Ihrem Energiehaushalt zu berücksichtigen.

Jetzt sind Sie dran!

Wo gibt es – auf den ersten Blick betrachtet – »Prana-Lecks« in Ihrem täglichen Leben, zum Beispiel Smal Talk, Klatsch und Tratsch oder sinnlose Grübeleien über die Vergangenheit? Mithilfe welcher Strategien könnten Sie sich diese Lecks bewusst machen und die Energielöcher »stopfen«?

1. Erkennen Sie unnötige Aktivitäten und vermeiden Sie sie

Erstellen Sie eine Liste der Aufgaben, Pflichten und Aktivitäten, die an einem durchschnittlichen Tag bei Ihnen anfallen. Vielleicht empfinden Sie es als langweilige Erbsenzählerei, eine Bestandsaufnahme sämtlicher Beschäftigungen zu machen, denen Sie tagtäglich nachgehen, doch es ist wichtig, sich bewusst zu machen, welche Tätigkeiten in Ihrem Alltagsleben immer wiederkehren und welche am meisten Zeit in Anspruch nehmen. Wenn Sie möchten, können Sie zwei Listen erstellen – eine für die Arbeit und eine für Ihr Privatleben. Zusätzlich können Sie auch noch eine Liste für Aufgaben führen, die bei Ihnen jede Woche oder jeden Monat anfallen.

Einige dieser Aktivitäten mögen notwendig sein, andere nicht – oder vielleicht gibt es in Ihrem Leben Aufgaben, die Ihnen nicht mehr so sehr am Herzen liegen wie früher. Schreiben Sie neben jede Aufgabe auf Ihrer Liste entweder ein »N« (für notwendig) oder ein »U« (für unnötig).

Beispiel

Lebensmittel einkaufen: N
E-Mails: N
Buchhaltung: N
Ehrenamtliche Tätigkeit: U, aber ich habe das Gefühl, damit einen Beitrag zum Wohl der Gesellschaft zu leisten
Massagetermin: N, wichtig für Stressabbau und körperliches Wohlbefinden
Wöchentliches berufliches Networking: U, trägt aber zum Geschäftswachstum bei

Gehen Sie alle Aktivitäten nochmals durch und markieren sie mit einem Pluszeichen, wenn sie Ihnen Kraft geben, und mit einem Minuszeichen, wenn sie Sie erschöpfen. Bewerten Sie diese Auswirkungen mit einer Punktzahl von 1 bis 3, wobei 1 für eine geringe und 3 für eine starke Auswirkung auf Ihr Energieniveau steht. Dann errechnen Sie Ihre Gesamtenergiebilanz.

Beispiel

Lebensmittel einkaufen: N (-1)
E-Mails: N (-3)
Buchhaltung: N (-1)
Ehrenamtliche Tätigkeit: U, aber ich habe das Gefühl, damit einen Beitrag zum Wohl der Gesellschaft zu leisten (+2)
Massagetermin: N (+3)
Wöchentliches berufliches Networking: U, trägt aber zum Geschäftswachstum bei (-2)

Gesamtenergiebilanz = (-2)

2. Überlegen Sie, ob Sie etwas verändern oder die Dinge lieber so lassen möchten, wie sie sind

Wird Ihnen bei der Durchsicht Ihrer Liste klar, dass bestimmte Aufgaben Sie viel Kraft kosten und eigentlich gar nicht notwendig sind, obwohl Sie sie vielleicht dafür hielten? Streichen Sie die Aktivitäten, auf die Sie problemlos verzichten könnten, aus und entwickeln Sie einen Plan, um – je nach Bedarf – etwas daran zu verändern, sie an andere Personen zu delegieren oder ganz darauf zu verzichten. Als zusätzliche Motivation können Sie sich Termine für diese Veränderungen setzen.

Es wäre unrealistisch, zu erwarten, dass wir alle Aktivitäten, die wir als anstrengend empfinden, einfach aus unserem Leben streichen können; viele davon sind schon allein für unseren Lebensunterhalt notwendig. Erstellen Sie für jeden Punkt auf Ihrer Liste einen Plan: Müssen Sie sich mit der betreffenden Aufgabe abfinden? Könnten Sie sie aus einer anderen Perspektive betrachten? Denken Sie darüber nach, ob Sie kleine Veränderungen daran vornehmen können, die sich positiver auf Ihre Prana-Bilanz auswirken würden: zum Beispiel beim Wäschewaschen Musik zu hören, Ihre E-Mails in einem Café abzurufen oder in Begleitung eines Freundes oder einer Freundin in den Supermarkt zu gehen? Mit solchen kleinen Veränderungen können Sie viel bewirken.

Beispiel

Lebensmittel einkaufen: N (-1)

Mögliche Veränderung: Meine Lebensmittel einmal pro Woche online bestellen und nach Hause liefern lassen; so kann ich vorausplanen und sichergehen, dass ich stets alle wichtigen Artikel vorrätig habe. Frische Zutaten spontan einkaufen, wenn ich sowieso gerade unterwegs bin, oder auf dem Heimweg von der Arbeit noch kurz beim Supermarkt vorbeigehen.

E-Mails: N (-3)

Mögliche Veränderung: Verschiedene Ordner einrichten, mit deren Hilfe ich meine E-Mails nach Priorität und nach Themen ordnen kann. Statt meine E-Mails den ganzen Tag über immer wieder abzurufen, auch wenn ich nicht sofort darauf reagieren kann, werde ich sie in Zukunft alle am Vormittag beantworten und mir den Abend für organisatorische Tätigkeiten und das Delegieren von Aufgaben freihalten.

Buchhaltung: N (-1)

Mögliche Veränderung: Ich werde mir einen Tag pro Woche für die Buchhaltung freihalten und diese langweilige Arbeit in meinem Lieblingscafé erledigen, um sie ein bisschen abwechslungsreicher zu gestalten.

Ehrenamtliche Tätigkeit: U, aber ich habe das Gefühl, damit einen Beitrag zum Wohl der Gesellschaft zu leisten (+2)

Mögliche Veränderung: Ich werde diese Arbeit in zwei Wochen beenden und eventuell wieder aufnehmen, wenn ich mehr Zeit und Energie dafür habe.

Massagetermin: N (+3)

Mögliche Veränderung: Ich werde meinen Massagen auch weiterhin eine hohe Priorität einräumen und gleich jetzt Termine für die nächsten drei Monate vereinbaren, damit ich keine Ausrede habe, darauf zu verzichten.

Wöchentliches berufliches Networking: U, trägt aber zum Geschäftswachstum bei (-2)

Mögliche Veränderung: Ich werde solche Veranstaltungen künftig nur noch einmal im Monat besuchen und nach zwei Monaten beurteilen, ob sich diese Entscheidung nachteilig auf das Wachstum meines Geschäfts ausgewirkt hat. Wenn nicht, gehe ich in Zukunft gar nicht mehr hin. Falls mein Geschäft darunter gelitten haben sollte, werde ich einen Freund bitten, mich künftig dorthin zu begleiten, um diese Networking-Veranstaltungen für mich angenehmer zu gestalten.

3. Erstellen Sie einen Plan zum Auftanken neuer Energie

Machen Sie nach zwei Wochen eine Bestandsaufnahme. Läuft alles nach Plan, oder sind Sie in irgendeinem Bereich vom Kurs abgekommen? Gibt es Dinge, die Sie gerne tun würden, die aber nicht auf Ihrer Liste täglicher Aufgaben stehen oder die zurzeit keine besondere Priorität für Sie haben? Oft kann man solche Aufgaben mit Leben erfüllen, indem man sie zu einer festen Größe im Rahmen seiner täglichen Gewohnheiten und Rituale macht. Notieren Sie sich ein paar dieser Aktivitäten, die Sie begeistern würden, und entwickeln Sie einen Plan, um ihnen mehr Raum in Ihrem Leben zu geben.

Beispiel

Radfahren: Am Sonntagnachmittag kann ich mich auf nichts so recht konzentrieren; außerdem graut es mir dann immer schon vor der kommenden Woche. Um diese Zeit eine Radtour zu machen, würde mich ermutigen und motivieren.

Lesen: Statt mich abends auf der Couch zur Entspannung vor die Glotze zu setzen, werde ich künftig drei Bücher aus meinem Bücherregal auswählen und mir vornehmen, an drei Abenden pro Woche zu lesen.

Reisen: Ich werde jeden Monat Zeit für ein verlängertes Kurzurlaub-Wochenende in meinem Terminkalender blockieren.

Kapitel 9

So bleiben Sie auf dem richtigen Kurs

Häufige Hindernisse und Tipps zu ihrer Überwindung

Auch wenn es noch so wehtut: Oft lernen wir aus unseren Fehlern am meisten und treffen aufgrund neuer Erfahrungen bessere Entscheidungen. Daher wird es Ihnen bei der Entwicklung neuer Rituale sehr weiterhelfen, sich möglicher Hindernisse bewusst zu sein und zu wissen, wie man am besten damit umgeht. Eine gute Vorausplanung ist jedoch ebenso wichtig, denn natürlich ist es auch schön, wenn von vornherein alles glattgeht. Es ist nie einfach, seinen Tagesablauf umzugestalten, egal welchem Dosha-Typ man angehört; daher sollten Sie die Tipps in diesem Kapitel berücksichtigen: Sie werden Ihnen helfen, konsequent an Ihren Ritualen festzuhalten.

Seien Sie sich möglicher Hindernisse bewusst

Ihre Bedenken und Vorbehalte gegen eine Umstellung Ihrer Lebensweise können berechtigt, aber auch falsch oder voreilig sein. Doch letzten Endes spielt das gar keine Rolle: In Ihrer Welt existieren diese Zweifel nun einmal. Daher ist es am besten, von vornherein zu wissen, wie man sie ausräumt; damit sind Sie für alle bevorstehenden Probleme gerüstet.

1. Wenn Sie nicht wissen, was Sie tun oder womit Sie beginnen sollen …

»Fang einfach an« und »Fang einfach an« – denken Sie immer an diese beiden Mantras, die Sie daran erinnern sollen, dass für die Umsetzung Ihres Vorhabens nur ein paar einfache Grundvoraussetzungen erfüllt sein müssen. Wenn Sie auf den perfekten Zeitpunkt warten oder erst dann mit der Umstellung Ihrer Lebensweise beginnen möchten, wenn Sie das Gefühl haben, hundertprozentig bereit dafür zu sein, werden Sie sich vielleicht nie dazu durchringen. Versuchen Sie sich darüber klar zu werden, ob das, was Sie als Unsicherheit wahrnehmen – welche Rituale Sie ausprobieren, wie Sie sie durchführen sollten und wann sie am besten in Ihren Tagesablauf hineinpassen –, in Wirklichkeit nur ein Vorwand ist, um dieses Vorhaben auf die lange Bank zu schieben. Wenn Sie dabei zu dem Ergebnis kommen, dass Sie Angst vor einer Veränderung haben, lesen Sie bitte noch einmal Kapitel 2, in dem es um die Notwendigkeit von Veränderungen geht, oder Kapitel 4, in dem erläutert wird, wie die verschiedenen Dosha-Typen zu festen Gewohnheiten und Ritualen stehen. Denken Sie noch einmal über die Fragen in den »Jetzt sind Sie dran!«-Kästen nach, um potenzielle Muster in Ihrer »Verzögerungspolitik« zu erkennen, oder rufen Sie sich Situationen in Ihrem Leben in Erinnerung, in denen Sie so lange mit Ihrer Entscheidung gezögert haben, bis die Chance dann am Ende doch ungenutzt verstrich. Und wenn Sie tatsächlich nicht wissen, wie und wo Sie anfangen sollen, können Sie Folgendes tun:

Nutzen Sie das, was Sie während der Lektüre dieses Buches über sich selbst erfahren haben, als Ausgangspunkt. Wählen Sie einen bestimmten Bereich Ihres Lebens oder Ihres Befindens, in dem etwas verbessert werden sollte, oder wählen Sie eine problematische Tageszeit, zu der Sie beispielsweise immer müde sind, sich nur schwer konzentrieren können oder noch nie in guter Stimmung waren. Überlegen Sie, welchen Aktivitäten Sie sich in diesen Lebensbereichen oder zu diesen Zeiten tagtäglich widmen könnten – Beschäftigungen, die Ihnen Freude machen und Ihren Bedürfnissen entsprechen. Das ist eine wunderbare Gelegenheit, ein neues Ritual in Ihrem Leben einzuführen. Vielleicht werden Sie sich dann in Zukunft auf diese kritischen Phasen freuen, statt sie zu fürchten.

2. Wenn Sie zu müde sind und nicht genügend Zeit oder Geld für Selbstfürsorge haben

Früher oder später aufzustehen als sonst oder Zeit und Energie in mehr Selbstfürsorge zu investieren, erscheint Ihnen in Ihrer jetzigen Lebenssituation vielleicht unmöglich. Das Problem dabei ist nur, dass wir diese Selbstfürsorge normalerweise gerade dann am dringendsten brauchen, wenn wir uns überfordert fühlen. Wenn Ihnen bereits kleinste Veränderungen zu viel sind, beispielsweise jeden Morgen Zitronenwasser zu trinken, besteht die Lösung natürlich nicht darin, sich noch mehr aufzubürden als bisher. Dann müssen Sie Ihr Leben umorganisieren.

Wenn Sie unwichtige Aufgaben an andere Menschen delegieren, besser planen und Ihren Alltag systematischer gestalten, gewinnen Sie mehr Zeit für andere Dinge. Gehen Sie zunächst einmal die weniger wichtigen Dinge auf der Liste Ihrer täglichen Aufgaben durch und überlegen Sie, welche davon Sie an jemand anderen delegieren oder zu einem späteren Zeitpunkt erledigen könnten. Kann ein Familienmitglied Sie beim Kochen entlasten? Gibt es Kollegen, mit denen Sie vereinbaren können, abwechselnd ein frisches, selbst gekochtes Mittagessen ins Büro mitzubringen? Haben Sie einen Assistenten am Arbeitsplatz, der Ihnen bei der Beantwortung Ihrer E-Mails zur Hand gehen kann? Falls nicht: Wäre es möglich, so eine Hilfskraft zu engagieren? Muss alles, was auf Ihrer Liste steht, unbedingt sofort erledigt werden? Denken Sie bei der Suche nach Lösungen über Ihren gewohnten Tellerrand hinaus.

Viele Menschen fühlen sich von dem Gedanken überfordert, ihr Leben neu zu organisieren. Das gilt vor allem für Vata-Typen, die sich leicht ablenken lassen und denen schnell alles zu viel wird. Solchen Menschen widerstrebt es vielleicht, Aufgaben zu delegieren, weil sie glauben, alles unter Kontrolle haben zu müssen, oder weil sie diese Arbeiten schon immer selbst erledigt haben. Doch so etwas kostet viel Kraft. Auch Kapha-Typen geraten leicht in diesen Teufelskreis, weil sie am liebsten alles so lassen möchten, wie es ist; und Pitta-Typen sind bekannt für ihr übersteigertes Kontrollbedürfnis. Doch es kann ungeheuer befreiend sein, sich Hilfe zu suchen. Natürlich wird niemand eine Arbeit genauso erledigen wie Sie selbst oder dabei hundertprozentig Ihren Maßstäben gerecht werden, doch wenn Sie bestimmte Aufgaben an andere Menschen delegieren, gewinnen Sie kostbare Zeit, die Sie für Ihr Wohlbefinden und Ihren Genesungsprozess nutzen können. Was ist wichtiger: Ihre Gesundheit oder Ihr Bedürfnis nach Perfektion? Außerdem ist nichts in Stein gemeißelt: Sobald Sie Ihr Leben so eingerichtet haben, dass Ihnen genügend Zeit für Selbstfürsorge bleibt, können Sie immer noch darüber nachdenken, ob es tatsächlich Aufgaben gibt, die Sie höchstpersönlich erledigen sollten, und Ihren Plan dementsprechend revidieren.

Sobald Sie das geregelt haben, suchen Sie nach anderen Bereichen, in denen Sie Ihr Leben systematischer gestalten könnten. Die meisten Menschen essen jede Woche die gleichen Lebensmittel; zumindest in den wichtigsten Zutaten unterscheidet sich ihre Ernährung von Woche zu Woche nicht sehr stark. Wie wäre es, sich diese Grundnahrungsmittel einmal pro Woche nach Hause liefern zu lassen, damit Sie nicht mehr so oft in letzter Minute in irgendein Geschäft rennen müssen, um sich etwas zu beschaffen, was Sie für Ihr leibliches Wohl benötigen? Das Gleiche gilt übrigens auch für Hygieneartikel: Wahrscheinlich wissen Sie im Voraus, wann Sie eine neue Flasche Shampoo oder eine neue Rolle Toilettenpapier brauchen werden. Wie wäre es, all diese Einkäufe an einem einzigen Tag im Monat zu erledigen? Oder sich an Liefer- oder Abonnementdienste zu wenden? Wenn solche Bedürfnisse automatisch erfüllt werden, brauchen Sie weniger an Ihre Selbstversorgung zu denken und haben stattdessen mehr Zeit für Selbstfürsorge. Durch das Delegieren von Aufgaben und die systematische Planung Ihres Haushalts haben Sie den Kopf für wichtigere Dinge frei und können Ihre ganze Energie auf den Genuss Ihrer Wellnessrituale richten.

Vielleicht geraten Sie nun in Panik, weil Sie nicht wissen, wie Sie die Zeit dafür finden sollen, Einkaufs- und Erledigungslisten für Ihr Hilfspersonal zu erstellen. Bedenken Sie Folgendes: Die einmaligen ein- oder mehrstündigen Vorbereitungsarbeiten, die für diese systematische Planung Ihres Alltagslebens erforderlich sind, sparen Ihnen jeden Tag viele Minuten, die sich schnell zu Stunden summieren. Falls Sie glauben, wirklich gar keine Zeit zum Planen zu haben, empfehle ich Ihnen, die Veränderungen in kleinen Schritten anzugehen.

Doch was fangen Sie dann mit der eingesparten Zeit an? Ihr Ziel besteht nicht darin, jede Minute Ihres Tages mit Selbstfürsorgeritualen zu füllen; also suchen Sie nach Zeitpunkten in Ihrem Tagesablauf, zu denen es bereits naturgemäß Pausen oder Übergänge von einer Aktivität zur nächsten gibt, und nutzen Sie diese Momente. Sie können zum Beispiel jedes Mal eine kleine Dehnübung machen, wenn Sie von Ihrem Stuhl aufstehen, oder sich vor dem Mittagessen Zeit für eine zwei- bis dreiminütige Atemübung nehmen – auch kurze Augenblicke der Selbstfürsorge summieren sich im Lauf der Zeit. Tun Sie, was Sie können, und denken Sie daran, dass es dabei auf den kumulativen Effekt einer dauerhaften Sorge für das eigene Wohlbefinden ankommt. Damit geben Sie Ihrem Nervensystem Raum zum Atmen – und das liefert Ihnen wiederum einen wertvollen Energieschub.

3. Wenn Ihr Tagesablauf für regelmäßige Gewohnheiten und Rituale zu unvorhersehbar ist oder Sie aufgrund beruflicher, familiärer oder persönlicher Verpflichtungen jeden Tag andere Aufgaben zu erledigen haben …

Kein Tag gleicht genau dem anderen. Wir tragen jeden Tag andere Kleidungsstücke, begegnen verschiedenen Menschen und fühlen uns natürlich auch von Tag zu Tag anders, selbst wenn wir uns noch so streng an feste Gewohnheiten und Rituale halten. Bei manchen Menschen scheint aufgrund ihrer Lebensumstände, ihrer Arbeitszeiten oder Aufgaben im Beziehungs- und Familienleben tatsächlich jeder Tag völlig anders abzulaufen. Doch selbst in solchen Fällen gibt es immer etwas, das man jeden Tag zur selben Zeit erledigen kann. Könnte beispielsweise eine Mahlzeit so ein Fixpunkt in Ihrem täglichen Leben sein? Vielleicht können Sie nicht jeden Abend um dieselbe Zeit ins Bett gehen, aber Sie können das gleiche Zubettgehritual pflegen oder morgens immer zur selben Zeit aufstehen, um wenigstens eine Konstante in Ihrem Tag-Nacht-Zyklus zu haben. Wie wäre es, jeden Nachmittag um 15 Uhr nach draußen zu gehen und ein bisschen frische Luft zu schnappen? Beginnen Sie mit kleinen Dingen, die für Sie machbar sind und die Ihrem Wohlbefinden Ihrer Einschätzung nach besonders dienlich wären.

Wenn Sie sich selbst zu solch kleinen Veränderungen außerstande sehen (vielleicht können Sie an einem Tag frei über die Zeit zwischen 15 und 16 Uhr nachmittags verfügen, doch am nächsten Tag kommt Ihnen garantiert ein wichtiger Kunde und am übernächsten Tag Ihr Baby dazwischen), sollten Sie bedenken, dass Sie Ihr Leben trotzdem systematischer gestalten können, als Sie es für möglich halten. Verlaufen Ihre Tage wirklich so unterschiedlich, oder beugen Sie sich vielleicht allzu bereitwillig den Erwartungen, die andere Menschen an Sie stellen? Muss Ihr geschäftliches Telefonat unbedingt am Schreibtisch stattfinden – könnten Sie es nicht auch draußen im Freien erledigen? Das Gleiche gilt für Ihre Verpflichtungen als Mutter oder Vater: Denen können Sie vielleicht auch im Rahmen eines gemütlichen Spaziergangs nachkommen – es muss nicht unbedingt immer nur das Sofa im Wohnzimmer sein. Manchmal akzeptieren wir die Vorstellung, dass es keinen anderen Weg gibt, vielleicht zu kritiklos und ohne andere Menschen um Unterstützung zu bitten. Statt stillschweigend davon auszugehen, dass Sie Ihr Mittagessen nicht jeden Tag um dieselbe Zeit einnehmen können, sprechen Sie mit Ihrem Chef darüber. Vielleicht hat einfach noch nie jemand darum gebeten, etwas anders machen zu dürfen. Doch normalerweise helfen die Menschen einander gerne und werden daher ihr Möglichstes tun, um Sie in der Erfüllung Ihrer Bedürfnisse zu unterstützen.

Wenn Sie freiberuflich tätig sind oder sich Ihr Leben aus anderen Gründen selbst einteilen können, dann können Sie nicht so ohne Weiteres behaupten, dass es unmöglich ist, etwas an Ihrer Lebensweise zu ändern. Dann geht es eher um die Frage, was – oder noch wichtiger: wer – für Sie die oberste Priorität hat. Stellen Sie sich selbst an erste Stelle und nehmen Sie sich fest vor, Ihrem Leben die gesunde Struktur zu verleihen, die Sie verdienen. Dann werden Sie auch mehr für andere Menschen tun können.

Und wenn es Ihnen tatsächlich beim besten Willen nicht möglich sein sollte, bestimmte Dinge zu einer festen Zeit zu erledigen, dann schaffen Sie wenigstens ein wohltuendes Ritual um eine bestimmte Aktivität herum und praktizieren Sie dieses so achtsam wie möglich. Für Nachtschichtarbeiter ist das besonders wichtig. Wenn Sie beispielsweise nicht jeden Tag zur selben Zeit frühstücken können, sollte zumindest der Essensprozess bei Ihnen immer nach dem gleichen Schema ablaufen. Dabei können Sie sich an die Anleitung zur Meditation beim Mittagessen (siehe Seite 93) halten: Stellen Sie Ihren Teller oder Ihre Schüssel vor sich hin. Schließen Sie die Augen, atmen Sie mehrmals tief durch und denken Sie darüber nach, wo Ihre Nahrung herkommt; und dann essen Sie, ohne sich dabei durch andere Aktivitäten ablenken zu lassen.

4. Wenn Sie mit Menschen zusammenleben, die einen anderen Tagesablauf haben als Sie …

Das kann eines der größten Hindernisse für die Entwicklung fester Lebensgewohnheiten sein, vor allem wenn Sie Menschen betreuen, deren Zeitpläne nicht zu Ihren eigenen passen.

Die gemeinsame Nutzung einer Wohnung oder eines Hauses kann die Koordination von Essens- und Schlafenszeiten sehr erschweren. Vielleicht sind Sie derjenige, der morgens früh aufwacht, auf Zehenspitzen durch die Wohnung schleicht und Angst davor hat, andere Familienmitglieder mit der Durchführung der eigenen morgendlichen Rituale zu wecken. Oder Sie würden gerne zeitig zu Bett gehen, aber Ihr Bettpartner wälzt sich unruhig von einer Seite auf die andere oder reißt Sie mitten in der Nacht mit störenden Geräuschen aus dem Schlaf. Solche Probleme lassen sich mit ein bisschen

Liebe und Verständnis meistens leicht lösen. Erklären Sie Ihrem Mitbewohner oder Bettgenossen, wie unwohl Sie sich fühlen, wie Ihr Wohlbefinden sich durch die geplanten Veränderungen Ihrer Lebensweise verbessern wird, und – das ist besonders wichtig – machen Sie ihm klar, dass es sich auch auf ihn selbst positiv auswirken wird, wenn es Ihnen besser geht. Die meisten Leute haben gerne glückliche Menschen um sich herum und möchten, dass ihre Freunde und Angehörigen alles haben, was sie für ihr Wohlergehen brauchen – auch wenn deren Bedürfnisse sich von ihren eigenen unterscheiden. Vielleicht müssen Sie ein paar Kompromisse eingehen, aber sagen Sie Ihrem Partner oder Ihrer Familie klipp und klar, was Sie brauchen, um sich wohlzufühlen. Das ist der erste Schritt, um sich bei der Befolgung einer festen Zeiteinteilung Verbündete zu schaffen.

Wenn Sie sich nach dem Zeitplan einer Person richten müssen, die Sie betreuen, besteht die beste Lösung meistens darin, sich Hilfe zu suchen. Wenn Sie das nicht tun, wird Ihre Kraft für die liebevolle Versorgung Ihres Schützlings bald erschöpft sein. Das ist ganz ähnlich wie bei einer Pitta-Überlastung, die von Überarbeitung oder nächtlichem Arbeiten herrührt. Fragen Sie Freunde, Nachbarn oder Familienangehörige, ob diese nicht ab und zu für einen Nachmittag (oder vielleicht auch einen ganzen Tag) für Sie einspringen können. Das muss nicht unbedingt regelmäßig geschehen – schon ein freier Tag pro Monat bedeutet, dass Sie sich 24 Stunden lang ungehindert Ihrer Selbstfürsorge widmen können. Nutzen Sie diesen freien Tag dann auch wirklich zur Entspannung. Das muss nicht unbedingt in einem (möglicherweise teuren) Wellnessbad geschehen; es kann auch entspannend sein, einfach nur einen Tag ohne Zielsetzungen oder Erwartungen zu verbringen (abgesehen von Ihrem langfristigen Ziel, sich wohlzufühlen).

Wie bei jedem Vorhaben, das der Selbstfürsorge dient, erfordert es manchmal schon ein bisschen Zeit und Vorausplanung, damit es nicht in Stress ausartet, sich ab und zu ein paar Tage ohne alle Verpflichtungen freizuschaufeln. Nehmen Sie Ihren Terminkalender zur Hand und blockieren Sie tägliche, wöchentliche, monatliche oder zweimonatliche »Ojas-Zeiten«: Zeiten, in denen Sie sich ungestört der Wiedergewinnung Ihrer Energie widmen dürfen, so wie Sie in der übrigen Zeit für andere Menschen da sind. Ojas ist ein ayurvedischer Begriff, der so viel wie Vitalität, Widerstandskraft oder Gesundheitsreserve bedeutet. Ojas kann Ihnen zum Beispiel helfen, wenn Sie das Gefühl haben, krank zu werden, und nicht die nötige Energie besitzen, um diese Krankheit abzuwehren. Wenn Sie sich nach einer Reise müde und erschöpft fühlen, kann ein starkes Ojas dafür sorgen, dass Sie nicht schlappmachen. Im Gegensatz zu der Zeit, die Sie oder Ihr Körper für die Regeneration braucht, können Ojas-Zeiten im Vorrat angelegt werden, zum Beispiel mithilfe bestimmter Lebensmittel und Heilpflanzen wie Ghee, Shatavari, Ashwagandha und Datteln (weitere Empfehlungen dazu finden Sie in Kapitel 11). Aber Sie können Ojas auch aufbauen, indem Sie sich mit Dingen beschäftigen, die Ihnen Freude machen, und indem Sie Zeit mit den Menschen verbringen, die Sie am meisten lieben. Also verfolgen Sie an solchen Tagen keine Ziele – oder besser gesagt nur ein einziges Ziel: Ihre Seele mit allem zu nähren, was sie begehrt.

Tipps, um auf dem richtigen Kurs zu bleiben

1. Planen Sie zeitliche Puffer ein

Es gibt kaum etwas Deprimierenderes, als wenn etwas schiefgeht und man nicht genügend Zeit hat, um das Problem in Ordnung zu bringen. Und wenn wir ehrlich sind, passen Probleme so gut wie nie in unseren Zeitplan. Es kann ein ganz einfaches Missgeschick sein (zum Beispiel sich vor einer wichtigen Besprechung oder Verabredung Kaffee übers Hemd zu schütten), aber es kann auch etwas Komplizierteres sein wie Schäden am Fundament Ihres Hauses nach einer Überschwemmung, die repariert werden müssen. Und manchmal sind wir auch ganz einfach zu müde, um uns zu irgendetwas aufzuraffen, was nicht unbedingt getan werden muss – selbst wenn es nur ein paar Minuten dauert, uns die Zähne zu putzen oder vor dem Schlafengehen das Gesicht zu waschen. Wenn wir für solche Situationen keinen zeitlichen

Puffer haben, geraten wir leicht in Panik und gönnen uns dann vor lauter Angst womöglich gar keine Zeit mehr für Selbstfürsorge.

Daher sollten Sie bei der Planung Ihrer neuen Lebensgewohnheiten unbedingt daran denken, Spielraum für unvorhergesehene Situationen einzufügen. Überlegen Sie sich, wie lange es dauert, alle Bestandteile Ihres Rituals achtsam durchzuführen, und planen Sie dann bewusst mehr Zeit ein, als Sie tatsächlich brauchen oder zu brauchen glauben. Viele Rituale, die eine besonders tief greifende Wirkung haben (zum Beispiel das abendliche Einölen der Füße), kosten zwar nicht viel Zeit, trotzdem ist es wichtig, auch dafür einen zeitlichen Puffer einzuplanen. Dieser kleine Spielraum ermöglicht es Ihnen vielleicht, Ihr Ritual auch dann durchzuführen, wenn Sie einmal in Zeitnot sind. Also planen Sie für eine fünfminütige Morgenmeditation lieber zehn Minuten ein – dann brauchen Sie sich bei Ihrer Meditation nicht abzuhetzen oder vielleicht sogar völlig darauf zu verzichten, wenn einmal etwas dazwischenkommt. Dank solcher kleinen Pufferzonen können Sie auch in unerwarteten Situationen Ruhe bewahren; außerdem können sie Ihnen Mut machen, wenn es Ihnen einmal an Motivation fehlt.

Jetzt sind Sie dran!

Denken Sie einmal über Ihren Zeitplan nach. Wann sollen Ihre Rituale stattfinden? Welche kurzen, aber realistischen Zeitspannen können Sie der Selbstfürsorge und einer gesunden Lebensführung widmen, ohne dass dieses Vorhaben zu belastend oder stressig für Sie wird?

2. Bitten Sie andere um Unterstützung, um sich selbst zur Verantwortung zu ziehen

Um ein Ritual wirksam und konsequent praktizieren zu können, brauchen Sie vielleicht etwas oder jemanden, der Sie dabei zur Verantwortung zieht. Schauen Sie einmal in sich hinein und fragen Sie sich: Welche Art, Rechenschaft abzulegen, würde bei mir gut funktionieren und wen sollte ich um Hilfe bitten? Müssen Sie Ihr Vorhaben allen Kollegen oder Ihrer ganzen Familie mitteilen oder es womöglich sogar in den sozialen Medien verbreiten? Möchten Sie die Sache lieber in intimerem Rahmen angehen, also beispielsweise nur Ihren Partner oder besten Freund darum bitten, das Ritual gemeinsam mit Ihnen zu praktizieren und notfalls als Rettungsanker zu fungieren, wenn Sie einmal nicht weiterkommen? Oder ist es für Sie hilfreicher, Ihr Vorhaben für sich zu behalten und sich dabei mithilfe einer Tracking-App, eines Tagebuchs oder einer Tabelle selbst zu überwachen? Versuchen Sie sich darüber klar zu werden, was Sie brauchen, um Ihre Rituale engagiert und zuverlässig zu praktizieren, und seien Sie dabei ehrlich mit sich selbst.

Jemandem Rechenschaft abzulegen, kann Ihnen bei der konsequenten Durchführung Ihrer Rituale sehr helfen; und dann wird es Ihnen auch eher gelingen, in Ihren Erwartungen an sich selbst realistisch zu bleiben und sich nichts aufzuzwingen, was nicht zu Ihnen und Ihrem Lebensstil passt. Wenn Sie Ihrer Unterstützungsperson immer wieder beichten müssen, dass Sie nicht zu Ihren morgendlichen Yogaübungen gekommen sind, kann sie Ihnen vielleicht dabei helfen, Ihrem Problem oder Schwachpunkt auf die Spur zu kommen: Womöglich haben Sie sich zu viel Neues auf einmal vorgenommen, oder vielleicht ist es für Sie zu schwierig, Yogaübungen in einem hektischen Morgen unterzubringen, und Sie sollten Ihr Übungsprogramm doch lieber abends absolvieren. Wenn Sie niemanden haben, mit dem Sie solche Probleme besprechen können, würden Sie ihr bisheriges Programm vielleicht einfach weiter durchziehen, nur um dann irgendwann zu resignieren und zu dem Schluss zu kommen, dass Rituale eben einfach nicht das Richtige für Sie sind. Da ist es doch viel besser, jemanden zu haben, der Ihnen auf die Sprünge hilft und Sie auf die Idee bringt, das eine oder andere Detail Ihres Plans zu optimieren – und schon steht einem Erfolg nichts mehr im Weg.

Dazu müssen Sie Ihrer Unterstützungsperson allerdings erst einmal genau erklären, worum es Ihnen geht, denn wenn sie den Sinn Ihrer Rituale nicht versteht, wird es ihr vielleicht schwerfallen, dieses Vorhaben aus Ihrer Perspektive zu betrachten. Vielleicht werden Sie auch die Erfahrung machen, dass Ihr Engagement für einen gesünderen Körper und Geist Sie manchmal von anderen Menschen isoliert. Die Blicke, die man erntet, wenn man in einem Restaurant um nicht eisgekühltes Wasser bittet oder bei einer Konferenz in der Pause Kitchari isst, während alle anderen sich über einen Imbiss oder ein Lunchpaket hermachen, können schon ziemlich abschreckend sein. Also klären Sie Ihre Mitmenschen über Ihre Rituale auf. Erläutern Sie ihnen, was es damit auf sich hat und warum sie für Ihr Wohlbefinden so wichtig sind. Vielleicht werden Ihre Freunde, Kollegen oder Mitbewohner sich eines Tages sogar selbst ein paar Rituale zu eigen machen, wenn ihnen Ihre Begründung plausibel erscheint. Und wenn sie schon kein Interesse daran haben, selbst so etwas zu tun, können sie Sie zumindest dabei unterstützen, indem sie darauf achten, dass Sie sich konsequent an Ihre Vorsätze halten. Erklären Sie ihnen, wie sie Ihnen bei der Erreichung Ihres Ziels helfen können, ohne dabei jedoch zu fordernd oder rechthaberisch aufzutreten. Wenn Sie andere Menschen in Ihr Vorhaben einbeziehen, werden diese hinterher erst recht glücklich über Ihren Erfolg sein.

Jetzt sind Sie dran!

Bitten Sie normalerweise niemanden um Unterstützung, oder lassen Sie sich gerne helfen? Erstellen Sie eine Liste der Menschen, denen Sie es zutrauen, Sie für die Durchführung Ihres Vorhabens zur Rechenschaft zu ziehen. Notieren Sie sich dazu drei der wichtigsten Punkte, anhand deren Sie Ihrer Familie, Ihren Freunden oder potenziellen Unterstützungspersonen erklären möchten, warum Ihre neuen Lebensgewohnheiten so wichtig für Sie sind.

3. Ändern Sie Ihre Lebensgewohnheiten im Wechsel der Jahreszeiten

Es mag zwar ein paar Ausnahmen geben, doch die Bedürfnisse der meisten Menschen verändern sich im Lauf des Jahres und ihres Lebens. Das ist auf unsere innere und äußere Verbundenheit mit der Natur zurückzuführen. Außerdem sind Ihre Praktiken und Rituale irgendwann vielleicht auch nicht mehr so wirksam, wenn Sie nie etwas daran verändern. Denken Sie einmal an Ihre Lieblingshose: Vielleicht tragen Sie sie unheimlich gerne und fühlen sich sehr wohl darin, doch irgendwann wird sie sich abnutzen und Ihnen dann keine so guten Dienste mehr leisten. Wenn Sie sie trotzdem weitertragen, fühlen Sie sich darin vielleicht eines Tages doch unwohl und haben das Gefühl, nicht besonders gut auszusehen.

Eine naheliegende Lösung, die Wirksamkeit Ihrer Rituale aufrechtzuerhalten, ist, Ihre Lebensgewohnheiten von Zeit zu Zeit zu verändern. Wann, entscheiden Sie selbst: Vielleicht möchten Sie sich an den jahreszeitlich bedingten klimatischen Veränderungen orientieren (siehe Kapitel 7), vielleicht gibt Ihnen aber auch das Arbeitsklima, das in Ihrer Firma herrscht, wenn dort besonders viel zu tun ist, einen Impuls für Veränderungen. Steuerberater sollten ihr Selbstfürsorgeprogramm gegen Jahresanfang ändern, weil sie dann viele Steuererklärungen bearbeiten müssen und nicht mehr so viel Zeit haben, sich um ihr eigenes Wohlbefinden zu kümmern. Für einen Hochzeitsfotografen wäre es sinnvoll, seine Gesundheitsrituale während der arbeitsreichen Hochzeitsmonate Mai und Juni zu modifizieren. Das können ganz einfache Veränderungen sein: zum Beispiel der Austausch einer Zutat bei den Mahlzeiten, um Ihre Verdauung zu optimieren, oder ein intensiveres Training im Frühjahr und eine eher ruhige, erdende körperliche Aktivität im Herbst und Winter – je nach Ihren persönlichen Bedürfnissen. Es kann aber auch bedeuten, dass Sie Ihr Selbstfürsorgeprogramm verlängern oder abkürzen: So können Sie beispielsweise in arbeitsreichen Zeiten vorübergehend einen Punkt dieses Programms weglassen und ihn später, wenn Sie mehr Zeit haben, wieder einführen; das ist besser, als vor lauter Stress ganz darauf zu verzichten. Wir haben stets ein Bedürfnis nach Ausgewogenheit, doch was wir dazu brauchen, verändert sich ständig. Sie sollten genau wissen, was Ihrem Wohlbefinden zurzeit am meisten dient, ohne jedoch allzu viel über dieses Thema nachzugrübeln oder es zu Tode zu analysieren.

4. Seien Sie realistisch und konsequent und gestalten Sie Ihr Programm so einfach wie möglich

Selbst wenn Sie ein »Alles oder nichts«-Typ sind, sollten Sie Ihr Leben in kleinen Schritten verändern. Auch wenn Sie sich größere Veränderungen zutrauen, bedeutet das noch lange nicht, dass das unbedingt sein muss oder dass Sie tatsächlich die nötigen Voraussetzungen dazu mitbringen. Ihre neuen Rituale sollen Ihnen helfen, Stress zu bewältigen, statt welchen zu erzeugen. Also beginnen Sie mit nur ein bis zwei neuen Gewohnheiten, die sich nahtlos in Ihren Tagesablauf einbauen lassen, und schätzen Sie den Zeitaufwand dafür realistisch ein. Rituale müssen nicht unbedingt kompliziert sein, um etwas Positives zu bewirken. Zu radikale Umbrüche überreizen höchstens Ihr Nervensystem, das leichtere, mühelosere Veränderungen bevorzugt. Wenn Sie kein Morgenmensch sind oder sowieso schon dauernd zu spät zur Arbeit kommen, ist es vielleicht keine besonders kluge Idee, früher aufzustehen, um ein 30-minütiges Morgenprogramm durchzuführen, und anschließend trotzdem pünktlich im Büro sein zu wollen. Und wenn Sie sich als abendliches Programm Einschlaftee, Tagebuch, Meditation und Atemübung vorgenommen haben, abends aber so lange arbeiten müssen, dass das Festhalten an diesen Ritualen Ihre Zubettgehzeit zu weit in die Nacht hinein verlagern würde, sollten Sie sich auf die Bestandteile Ihres Abendprogramms beschränken, die für Sie am angenehmsten sind oder die Sie für unbedingt notwendig halten. Manchmal lassen wir uns zu sehr davon beherrschen, was wir tun »sollten«, und unser schlechtes Gewissen treibt uns dazu, uns immer noch mehr aufzubürden, doch hin und wieder ist es am klügsten, einfach einen Gang zurückzuschalten.

5. Gehen Sie Ihr Programm mit Leichtigkeit an

Es gibt Menschen, die bei allem den einfachsten Weg suchen, und es gibt Perfektionisten, die sich immer alles schwerer machen, als es eigentlich sein müsste. Wenn Sie zu einem dieser beiden Extreme neigen, sollten Sie Ihre Einstellung überdenken. Falls Sie zur ersteren Kategorie gehören, müssen Sie lernen, dass harte Arbeit keine Schande ist. Und wenn Sie zu letzterem Extrem tendieren, sollten Sie sich klarmachen, dass es in der Natur nicht ohne Grund immer wiederkehrende Abläufe gibt: Das Universum will nicht, dass Sie sich ständig abrackern. Wäre es nicht eine Win-win-Situation, wenn die beste Lösung gleichzeitig auch die einfachste wäre?

Vielleicht ist es vermessen, zu behaupten, dass die meisten Menschen etwas an ihrem Leben verändern sollten, weil wir alle hoffnungslos überlastet sind, und doch deuten gewisse Muster in unserer Gesellschaft – zum Beispiel immer häufiger auftretende Erkrankungen wie Angststörungen und Depressionen – darauf hin, dass das tatsächlich so ist. Also gehen Sie nicht davon aus, dass die Wirksamkeit Ihres Selbstfürsorgeprogramms proportional zu seiner Komplexität zunimmt, sondern freunden Sie sich lieber mit dem Gedanken an, dass man manchmal gerade mit den einfachsten Veränderungen am meisten bewirken kann.

Jetzt sind Sie dran!

Sollten Sie aufgrund dessen, was Sie inzwischen über sich selbst erfahren haben, lieber bereits bestehende Rituale abwandeln oder sollten Sie sich eher neue Lebensgewohnheiten zu eigen machen? Gibt es vorhersehbare Hindernisse, die Sie bei einer Änderung Ihrer Lebensweise berücksichtigen sollten?

6. Achten Sie auf das richtige Timing

Auf den ersten Blick sieht es vielleicht so aus, als gäbe es niemals einen falschen Zeitpunkt, um etwas für seine Gesundheit zu tun. Aber denken Sie daran, dass es immer Unruhe erzeugt, wenn Sie etwas an Ihrem Tagesablauf ändern. Mit solchen Veränderungen ist es genauso wie mit einer Heilpflanze, die eine lange Liste von positiven Wirkungen und Kontraindikationen hat: Nur wenige Heilmittel wirken sich hundertprozentig positiv aus, wenn nicht alle Voraussetzungen stimmen. Also achten Sie auf das optimale Timing! Das ist die beste Erfolgsgarantie, die es gibt.

Denken Sie auch an logistische Unterbrechungen Ihres Programms, beispielsweise aufgrund bevorstehender Reisen. Wenn Sie versuchen, etwas Neues in Ihren Tagesablauf einzubauen, sich aber gerade nicht zu Hause aufhalten, wird es Ihnen besonders schwerfallen, sich konsequent an dieses neue Ritual zu halten. Gleichzeitig kann das aber eine gute Gelegenheit sein, Ihre Reiserituale zu optimieren – finden Sie Dinge, die Sie überallhin mitnehmen können, und halten Sie nach Möglichkeiten Ausschau, um Unausgewogenheiten zu überwinden, die durch den Aufenthalt an einem neuen Ort entstehen.

Wenn Sie gerade ein Trauma erlebt oder extrem viele Veränderungen durchgemacht haben, ist jetzt vielleicht nicht der richtige Zeitpunkt, um mit neuen Ritualen zu beginnen. Im Ayurveda wird stets großer Wert darauf gelegt, nach der Ursache unserer Leiden zu forschen, sodass es theoretisch tatsächlich am wirksamsten wäre, möglichst gleich im Anschluss an das Trauma mit dem Heilungsprozess zu beginnen. Auf diese Weise kann man seine Emotionen noch einmal intensiv durchleben und verarbeiten, statt einfach nur »darüber hinwegzukommen«, doch bevor Sie über eine Lebensstiländerung nachdenken, brauchen Sie zunächst einmal eine gewisse Pufferzeit. Ihre Lebensweise gleich nach dem Verlust Ihres Arbeitsplatzes oder dem Tod eines geliebten Menschen radikal umzustellen, wäre also wahrscheinlich keine kluge Entscheidung. Nehmen Sie sich nach so einem Ereignis lieber erst einmal Zeit, Ihre Gedanken zu verarbeiten. Sobald Sie das Gefühl haben, innerlich zur Ruhe gekommen zu sein (statt einfach nur zu glauben, dass Sie für einen Neuanfang bereit sein »sollten«), können Sie weiter darüber nachdenken, ob jetzt der richtige Zeitpunkt gekommen ist, um mit etwas Neuem zu beginnen.

7. Machen Sie sich den Zusammenhang zwischen Ihren Ritualen und die dahinterstehenden Wertvorstellungen bewusst

Um sich für eine konsequente Durchführung Ihrer Rituale zu motivieren, sollten Sie sich möglichst intensiv auf die Gefühle konzentrieren, die Sie dabei erleben. Denn wenn Ihre tagtägliche Erfahrung Ihnen zeigt, dass diese Rituale sich positiv auf Sie auswirken, stehen Ihre Chancen, sie dauerhaft zu praktizieren, sehr viel besser.

Ein einfacher, aber wichtiger Weg zur Erreichung dieses Ziels ist das Führen eines Tagebuchs. Beschreiben Sie alle Veränderungen, die Sie infolge Ihrer neu eingeführten Rituale erleben, in diesem Tagebuch. (Die Anleitungen zum Selbststudium in den »Jetzt sind Sie dran!«-Kästen dieses Buches können Ihnen als erste Orientierungshilfe dienen; mit der Zeit werden Sie dann Ihren eigenen Tagebuchstil entwickeln.) Diese schriftlichen Aufzeichnungen bieten Ihnen etwas, worauf Sie zurückblicken können, wenn Sie wieder einmal einen Motivationsschub brauchen.

Eine andere gute Idee besteht darin, sich »Liebesbriefe« zu schreiben. Verfassen Sie gleich nach der Durchführung Ihres Rituals ein paar Zeilen, in denen Sie sich feierlich versichern, dass das, was Sie tun, sinnvoll ist. Legen Sie dieses Briefchen an einen Platz, wo Sie es möglichst oft zu Gesicht bekommen oder am dringendsten brauchen. Gibt es Ihnen das Gefühl, Ihren Tag im Griff zu haben, wenn Sie morgens gleich nach dem Aufwachen einen Spaziergang machen? Dann halten Sie diesen Gedanken schriftlich fest und lassen Sie den Zettel auf Ihrem Nachttisch liegen, damit Sie ihn jeden Morgen sehen. Ihr jetziges Ich weiß ziemlich genau über Ihr zukünftiges Ich Bescheid. Nutzen Sie dieses Wissen zu Ihrem Vorteil.

TEIL 4

Rituale für mehr Wohlbefinden

Kapitel 10

Warum wir krank werden

Erkrankungen aus ayurvedischer Sicht

Selbst wenn Sie sich absolut konsequent an die besten und hygienischsten Rituale halten, können Sie trotzdem krank werden. Das liegt daran, dass man das, was wir als Krankheit wahrnehmen, nicht nur durch gesunde Ernährung, gründliches Händewaschen und Hand-vor-den-Mund-Halten beim Niesen verhindern kann, sondern dass für unseren allgemeinen Gesundheitszustand auch übergeordnete Prinzipien eine Rolle spielen.

Gesund zu sein bedeutet aus ayurvedischer Sicht, im Einklang mit der Natur zu leben und ein Dosha-Gleichgewicht erreicht zu haben, das Ihrer individuellen Konstitution (Prakriti) entspricht. Ihr Wohlbefinden ist ein Spiegel Ihrer inneren Gesundheit; daher müssen Geist, Sinne und Bewusstsein ebenso gut funktionieren wie Verdauung und Immunsystem.

Es gibt drei Hauptgründe für ein gestörtes Gleichgewicht. Diese drei Grundprinzipien sind wie Warnschilder, die an unserer modernen Lebensweise kleben und uns darauf hinweisen, warum unser heutiges Tempo nicht unbedingt unseren biologischen Gegebenheiten entspricht. Wir nehmen zwar Nahrungsergänzungsmittel zur Stärkung unseres Immunsystems ein und wissen, wie wichtig Stressbewältigung ist, aber leider sind wir noch meilenweit von der Erkenntnis entfernt, dass das Hören auf die Weisheit der Natur und auf unsere eigene Intuition die wichtigste Vorbeugungsmaßnahme sein könnte, die wir brauchen.

1. Leben gegen die Zeit, die Natur und unsere biologischen Rhythmen (Kalaparinama)

Der wichtigste Risikofaktor für unsere Gesundheit ist die Missachtung der Beziehung zwischen Zeit, Natur und unseren biologischen Rhythmen. Wenn wir uns nicht wohlfühlen, führen wir das zuallererst auf Viren oder Bakterien oder auch darauf zurück, dass wir uns an manchen Tagen nicht an unseren Ernährungsplan gehalten oder nicht genügend bewegt haben. Doch selbst diesen (durchaus realen) Krankheitsursachen liegt eine falsche Zeiteinteilung zugrunde. Das Sanskrit-Wort Kala bedeutet »Zeit«, und Kalaparinama steht für Disharmonie mit der Natur oder Missachtung der 24-Stunden-Uhr, der Jahreszeiten und unserer eigenen inneren Rhythmen. Das ist aus ayurvedischer Sicht die erste Hauptursache für Krankheiten, und zwar eine, die man besonders leicht übersieht. Wenn wir zur falschen Zeit essen, schlafen und Sport treiben oder unseren Lebensrhythmus nicht an die Jahreszeit anpassen, steigt unsere Anfälligkeit für Krankheiten, denen unser System sonst problemlos die Stirn bieten könnte.

In der westlichen Medizin wird das als zirkadiane Fehlausrichtung bezeichnet. Heutzutage haben wir fast rund um die Uhr Zugang zu Lebensmitteln, die wir jederzeit und überall konsumieren können, und sind ständig blauem Licht ausgesetzt, das von Smartphones, Tablets und Computern ausgeht. All diese Faktoren wirken sich negativ auf unsere Gesundheit aus. Die moderne Naturwissenschaft bringt nun endlich die Wahrheit an den Tag, die dem Ayurveda schon lange bekannt war: dass unsere aus dem Takt geratenen zirkadianen Rhythmen zu einer Vielzahl von Krankheiten beitragen – beispielsweise Fettleibigkeit, Diabetes, Herz-Kreislauf-Erkrankungen und Schlafstörungen.

2. Ignorieren des eigenen gesunden Menschenverstands (Prajnaparadha)

Wenn wir unter falschen Wahrnehmungen und mangelndem Urteilsvermögen leiden und uns weigern, aus früheren Erfahrungen zu lernen oder auf unsere Intuition zu hören, führt das zu unangemessenem Verhalten und Krankheiten. Wenn Sie zum Beispiel immer wieder »Ernährungssünden« begehen oder sich zu anderen Verhaltensweisen hinreißen lassen, von denen Sie wissen, dass sie ungesund sind, müssen Sie sich darüber im Klaren sein, dass das negative Folgen haben kann. Und natürlich können wir auch krank werden, wenn wir unser Hungergefühl ignorieren oder andere natürliche Impulse wie Niesen, Weinen oder Schlafen unterdrücken.
Prajnaparadha kann nicht nur zu seelischem Leiden und Verhaltensstörungen, sondern auch zu körperlichen Schäden führen. Der Missbrauch von Stimulanzien wie Alkohol, Medikamenten oder Drogen, Autounfälle, ja sogar manche Infektionskrankheiten können auf eine oder viele schlechte Entscheidungen zurückzuführen sein. Natürlich werden wir zwangsläufig hin und wieder falsche Entscheidungen treffen oder dem Vergnügen einen höheren Stellenwert einräumen als unserer Gesundheit, doch wenn wir das immer wieder tun, macht es uns früher oder später krank.

3. Missbrauch der Sinnesorgane (Asatmyendriyartha Samyoga)

Gesunde Sinnesorgane sind für unser Wohlbefinden unerlässlich, denn mit ihrer Hilfe verinnerlichen wir unsere Außenwelt. Ein äußerer Gegenstand oder Außenreiz muss zunächst von unserem Gehirn verarbeitet werden, bevor er zu einem Gedanken, einer Wahrnehmung oder Beobachtung werden kann. Ohne genaue Wahrnehmung unserer Umgebung sinken unsere Überlebenschancen. Dies galt vor allem in weniger hoch entwickelten Zivilisationen, als wir noch kein festes Dach über dem Kopf, keine Elektrizität und keine modernen Technolgien hatten: Damals wurden wir durch unsere fünf Sinne – Gesichts-, Geruchs-, Geschmacks-, Tastsinn und Gehör – auf Gefahren aufmerksam. Heute brauchen wir uns normalerweise nicht mehr vor Bären oder Pumas zu fürchten, sondern eher vor stressbedingten Erkrankungen.

Da wir inzwischen die meiste Zeit vor Bildschirmen verbringen, nehmen wir keine realen Sinneseindrücke mehr in Echtzeit auf und sind daher unterstimuliert: Es fehlt uns an den nötigen Reizen, um unsere Sinnesorgane zu gebrauchen und zu stärken. Wir sehen malerische Landschaften, erleben Sie aber häufig nicht mit allen fünf Sinnen, indem wir die Bergluft riechen, die Vögel zwitschern hören, dass Salzwasser auf unseren Lippen schmecken oder den Waldboden unter unseren nackten Fußsohlen spüren. Gleichzeitig stürmen in unserer heutigen Welt so viele Informationen und geistige Eindrücke auf uns ein, dass wir überstimuliert werden. Wir haben mehrere E-Mail-Accounts, erhalten ständig SMS und Benachrichtigungen auf unseren elektronischen Geräten und verbringen unsere Tage bei Neonlicht. All diese Reize sind zu viel für uns – wir können sie nicht mehr richtig interpretieren und verarbeiten. Und da die Leistungsfähigkeit unserer Sinnesorgane dadurch immer mehr abnimmt, wird die Brücke zwischen unserer Außen- und Innenwelt immer schmaler.

Wenn eine dieser drei soeben beschriebenen Hauptkrankheitsursachen auf Sie zutrifft, wird Ihnen dabei ein Trickle-down-Effekt auffallen: Ein Verstoß gegen eines dieser drei Prinzipien führt fast immer dazu, dass auch in einer anderen Kategorie Probleme auftreten. Angenommen, Sie verstoßen gegen die Regeln der Natur, indem Sie abends länger wach bleiben, obwohl Ihr Körper Ihnen signalisiert, dass es Zeit zum Schlafengehen ist. Dies könnte wiederum dazu führen, dass Sie zu spät abends noch essen und in einem Augenblick der Schwäche vielleicht sogar Lebensmittel zu sich nehmen, von denen Sie wissen, dass sie nicht gesund für Sie sind. Oder Sie stopfen gedankenlos irgendetwas in sich hinein, während Sie am Computer sitzen und E-Mails beantworten. Da zu viele Informationen aus den Botschaften, die Sie lesen und versenden, auf Ihre Sinne einstürmen, nehmen Sie den

Geschmack der Lebensmittel, die Sie zu sich nehmen, nicht richtig wahr, was letzten Endes zu Verdauungsbeschwerden führt. Und wenn sich daraus gewohnheitsmäßige Verhaltensmuster entwickeln, wird es mit der Zeit immer schwieriger, wieder mit Ihrer Innenwelt in Kontakt zu treten.

Rituale sind eine Möglichkeit, uns unserer inneren und äußeren Realitäten bewusst zu bleiben. Wenn wir uns auf die Natur einstimmen, erkennen wir instinktiv, was für uns am besten und am gesündesten ist. Und wenn wir uns wohler fühlen, werden wir auch eher bewusste, fundierte Entscheidungen treffen. Dann wissen wir in jeder Situation, was das Beste für uns ist, und erkennen, wann es Zeit für eine Veränderung ist.

Jetzt sind Sie dran!

Schauen Sie einmal über den Horizont Ihrer Ernährung und sportlichen Aktivität hinaus. Es gibt auch noch andere Kriterien für eine gesunde Lebensweise. Was tun Sie, um bewusst mit der Natur in Verbindung zu bleiben? Handeln Sie oft gegen Ihr besseres Wissen? Können Sie die Signale Ihrer Sinnesorgane richtig deuten und sind Sie sich darüber im Klaren, welche Bedeutung Ihre fünf Sinne für Ihr Wohlbefinden haben? Denken Sie einmal ohne jede Selbstkritik darüber nach, im Hinblick auf welche drei Krankheitsursachen Sie an Ihrem Leben noch etwas verbessern könnten. Das Ziel besteht nicht darin, perfekt zu sein, sondern unser Bestes zu tun und nachsichtig mit uns umzugehen, wenn uns das unmöglich erscheint.

Kapitel 11

Selbstheilungsrituale

So kommen Sie wieder ins Gleichgewicht, wenn es Ihnen nicht gut geht

Wir fühlen uns instinktiv zu naturheilkundlichen Behandlungsmethoden wie Ayurveda hingezogen, weil sie den Menschen und seine Gesundheit ganzheitlich betrachten, statt sich nur auf einzelne Elemente zu konzentrieren. Sie erkennen, dass Krankheitssymptome oft miteinander zusammenhängen und dass der ganze Mensch untersucht und behandelt werden sollte. Jede Erkrankung hat eine Geschichte, und Heilung ist viel mehr, als einfach nur eine Tablette einzunehmen, damit es einem wieder besser geht, auch wenn dieses Mittel aus natürlichen Substanzen besteht. Heilpflanzen (und manchmal auch Medikamente) können eine notwendige Unterstützung auf Ihrem Weg zu einem besseren Befinden sein. Aber um dauerhaft gesünder zu werden, ist es unerlässlich, zu untersuchen, wie Sie überhaupt an diesen Punkt gekommen sind und was Sie an Ihrem Lebensstil ändern sollten, um Ihren Gesundheitszustand wieder zu verbessern.

Wie Sie in Kapitel 10 erfahren haben, können Ungleichgewichte und Krankheiten sich in unterschiedlichem Ausmaß manifestieren. Es gibt kleinere tägliche oder jahreszeitlich bedingte Unausgewogenheiten, die durch Unterbrechungen in unserem gewohnten Tagesablauf oder unserer gewohnten Ernährung entstehen. Wenn wir gezielt etwas dagegen tun, verschwinden sie genauso schnell wieder, wie sie entstanden sind. Es gibt aber auch hartnäckigere Krankheiten, die über einen längeren Zeitraum entstanden sind, beispielsweise weil sich viele ungelöste Probleme angesammelt haben. Solche Erkrankungen zu heilen, erfordert mehr Zeit und Geduld.

In meiner Praxis als Ayurveda-Therapeutin sehe ich viele Menschen mit sehr unterschiedlichen gesundheitlichen Anliegen. Manche möchten gerne mehr über Ayurveda als Weg zur Verbesserung ihres ohnehin schon guten Gesundheitszustands erfahren; andere leiden nur unter geringfügigen Symptomen; für wieder andere bin ich die letzte Hoffnung, weil nichts anderes ihnen die Linderung verschaffen konnte, die sie suchen. In allen Fällen – unabhängig vom Schweregrad der Erkrankung – spreche ich mit meinen Patienten über ihren Tagesablauf und ihre Rituale. Denn ohne diese Basis haben äußerliche Veränderungen der Lebensweise – beispielsweise eine Ernährungsumstellung und die Einnahme von Heilpflanzen – nicht die gleiche heilende Wirkung, und oft wird die Ursache des Problems dann niemals aufgedeckt oder gar behoben.

In diesem Kapitel habe ich aufgrund der Erfahrungen in meiner klinischen Praxis eine Liste von Erkrankungen für Sie zusammengestellt. Dabei handelt es sich um die häufigsten Krankheitsbilder, die ich in meiner Praxis zu sehen bekomme und die durch eine ungünstige Tagesgestaltung oder mangelnde Ausrichtung an den Rhythmen der Natur verursacht oder verschlimmert werden. Patienten mit solchen Erkrankungen reagieren oft sehr positiv auf eine Umstellung ihres Lebens mithilfe von Ritualen und staunen darüber, wie sehr ihr Wohlbefinden sich verbessert, wenn sie sich bestimmte feste Lebensgewohnheiten zu eigen machen. Für jede Krankheit gibt es eine ayurvedische Erklärung, die sich auf die Doshas, Elemente und Gunas (siehe Tabelle auf Seite 30) stützt. Sie werden feststellen, dass dies eine ganz neue, einfachere Sichtweise scheinbar komplizierter Krankheitsbilder ist. Selbst wenn Sie sich wohlfühlen und unter keiner dieser Erkrankungen leiden, werden Sie aus der Lektüre dieses Kapitels doch etwas lernen; vielleicht fallen Ihnen dadurch sogar Symptome bei sich auf, die Ihnen vorher nicht bewusst waren. Das wird Ihr Verständnis der ayurvedischen Medizin vertiefen und kann Ihnen als Inspirationsquelle für Vorbeugungsmaßnahmen dienen, damit Sie potenzielle Ungleichgewichte in Zukunft bereits erkennen, bevor sie Beschwerden verursachen.

Außerdem erhalten Sie zu jeder Krankheit Empfehlungen für morgendliche, mittägliche und abendliche Selbstheilungsrituale. Sie finden in diesem Kapitel Rezepte für Stärkungsmittel und Elixiere, Anleitungen für Atemübungen und Yogahaltungen (Asanas) und Anregungen zu Tagebucheinträgen, die Sie auf den richtigen Weg führen sollen. Diese Empfehlungen eignen sich für alle Menschen, die zusätzliche Praktiken und Rituale für die Seelenhygiene in ihr Leben integrieren möchten.

Diese Heilungsrituale wurden für unser heutiges modernes Leben entwickelt; das heißt, sie enthalten zwar traditionelle ayurvedische Elemente, sind aber einfach, leicht verständlich und überfordern niemanden: Die meisten dieser Rituale dauern nicht länger als etwa zehn Minuten, sobald Sie sich mit dem Prozedere vertraut gemacht haben. Für manche dieser Praktiken benötigen Sie vielleicht Hilfsmittel oder Zutaten, die Sie nicht zu Hause haben. Ihr Ziel besteht jedoch letztendlich darin, solche Rituale in Ihr Leben aufzunehmen, für die Sie nichts brauchen, was Sie nicht bereits haben oder sich zumindest leicht und kostengünstig beschaffen können. Manche Rituale können bei Bedarf mit besonderen Heilpflanzen oder sonstigen Hilfsmitteln noch ein bisschen »aufgepeppt« werden. Nähere Informationen über die positiven Wirkungen dieser Pflanzen oder Nahrungsergänzungsmittel finden Sie im Glossar der Heilpflanzen ab Seite 275 dieses Buches.

Sie brauchen sich nicht mit Feuereifer in die Umsetzung dieser Empfehlungen zu stürzen, sondern können sie auch ganz langsam und schrittweise angehen. Hier ein paar Vorschläge dazu:

1. Wählen Sie zunächst nur ein Ritual aus diesem Kapitel aus, und zwar dasjenige, das für Sie am einfachsten ist und Sie am meisten anspricht. Sobald Sie diese Gewohnheit nahtlos in Ihr Leben integriert zu haben glauben, überlegen Sie sich, ob Sie noch weitere Rituale in Ihr Programm aufnehmen möchten. Diese Vorgehensweise ist vor allem dann sinnvoll, wenn Sie ständig unter Zeitdruck stehen oder zu wenig Energie haben.

2. Wählen Sie drei Rituale – jeweils eines für den Morgen, Mittag und Abend. Normalerweise reichen zwei Wochen aus, um diese Rituale konsequent zu praktizieren und herauszufinden, ob sie Ihnen etwas bringen. Nach Ablauf dieser zweiwöchigen Frist nehmen Sie für jede Tageszeit ein weiteres Ritual in Ihr Programm auf. Diese Strategie eignet sich zwar für alle Menschen, ist jedoch normalerweise am erfolgversprechendsten, wenn Sie bereits einen festen Tagesablauf haben, an dem Sie lieber etwas ändern möchten, statt etwas Neues hinzuzufügen.
3. Praktizieren Sie alle in diesem Kapitel beschriebenen Rituale für eine Tageszeit – also entweder nur diejenigen für den Morgen oder Mittag oder Abend. Für Menschen, die zu einer bestimmten Tageszeit besonders stark unter Stress, Müdigkeit oder innerer Anspannung leiden, ist dies eine wunderbare Herangehensweise an das Thema »Rituale«.

Die Empfehlungen in diesem Kapitel ersetzen keine Untersuchung, Diagnose oder Behandlung durch Ihren Arzt oder Ayurveda-Therapeuten. Betrachten Sie sie einfach nur als Ausgangspunkt, Starthilfe oder Ergänzung zu den Behandlungsmaßnahmen Ihres Arztes.

Akne oder stumpfer, glanzloser Teint

Jeder Mensch möchte der Welt gerne mit strahlender Haut begegnen. Wenn wir uns – im wahrsten Sinn des Wortes – nicht wohl in unserer Haut fühlen (sei es wegen gelegentlicher Hautunreinheiten, zystischer Akne oder eines glanzlosen Teints), nagt das an unserem Selbstvertrauen.

Die Haut ist ein Pitta-Organ. Zwar können bei jedem Menschen Hautprobleme oder -erkrankungen auftreten, doch feurige Naturen leiden besonders häufig darunter. Obwohl Pitta bis zu einem gewissen Grad an allen Hauterkrankungen beteiligt ist, kann jedes der drei Doshas schuld daran sein, wenn Sie Probleme mit der Haut haben. Vata-Akne äußert sich zum Beispiel in harten Pickeln ohne Eiter, oft auf der Stirn. Pitta-Aknepickel sind rot und treten aufgrund ihres Zusammenhangs mit dem Hormonhaushalt häufig um Kinn und Mund herum auf. Auch Mitesser sind auf Pitta zurückzuführen. Kapha-Typen haben zwar eine wunderschöne Haut, doch auch sie sind nicht gegen Hautunreinheiten gefeit. Bei ihnen sind diese Pickel normalerweise auf zu viel Fett zurückzuführen; daher sind sie weiß und mit einer weißlichen Substanz gefüllt, die man ausdrücken kann.

Die nun folgenden Rituale werden Ihrer Haut – unabhängig von Ihrem Dosha – mehr Klarheit, Elastizität und Leuchtkraft verleihen. Fangen Sie erst einmal mit diesen Praktiken an; als Nächstes können Sie Ihr Augenmerk dann auf stärker doshabezogene Ernährungs- und Lebensstiländerungen richten.

Morgenrituale

Hautreinigung mit Öl — 5 Minuten

Wenn Sie Probleme mit Akne haben, trauen Sie sich vielleicht nicht, Ihr Gesicht mit Öl zu behandeln, doch wenn Sie es mit Seife oder einem Gesichtsreiniger waschen, kann Ihre Haut zu sehr austrocknen, was ihren natürlichen Fetthaushalt stört. Das Öl nimmt Schmutz auf, der anschließend abgespült werden kann, ohne der Haut ihre Feuchtigkeit zu entziehen.

Es gibt Reinigungsöle, die speziell für Menschen mit Ihrem Hauttyp entwickelt wurden, aber Sie können stattdessen auch einfach Jojobaöl verwenden. Dieses Öl hat einen neutralen Geruch und passt am ehesten zum natürlichen Talg Ihrer Haut. Geben Sie einen Ölklecks vom Durchmesser eines 10- bis 50-Cent-Stücks in Ihre Hände und massieren Sie das Öl sanft in Ihr Gesicht ein. Dann legen Sie einen warmen, feuchten Waschlappen auf Ihr Gesicht und drücken ihn leicht in Ihre Haut hinein. Danach können Sie das Tuch ausspülen und diesen Vorgang bei Bedarf wiederholen; ansonsten tupfen Sie Ihre Haut mit einem Handtuch trocken. Wenn Ihre Haut (oder das Klima) nicht gerade besonders trocken ist, können Sie nach dieser Reinigung vielleicht sogar auf eine Feuchtigkeitscreme verzichten.

Das Lesen Ihrer Gesichtslinien

Im Ayurveda werden die Gesichtslinien für die Diagnostik (oder Bestätigung der Diagnose) verschiedener Erkrankungen herangezogen. Waagerechte Linien auf der Stirn deuten darauf hin, dass Sie sich zu viele Sorgen machen. Zwei senkrechte Linien zwischen den Augen sind ein Zeichen dafür, dass Sie unterdrückten Zorn in der Leber (rechts) oder Emotionen in der Milz (links) angestaut haben; und tiefe Linien, die von der Nase zu den Mundwinkeln hin verlaufen, weisen auf eine schlechte Nährstoffaufnahme hin.

Hibiskustee **5 Minuten**

Es ist sicherlich kein Zufall, dass eine schöne Sommerblume auch für eine gesunde Gesichtsfarbe sorgt. Hibiskus ist eine kühlende Pflanze, die Körper und Geist reinigt; außerdem sorgt sie für reine Haut und fördert das Haarwachstum. Im Sommer kann man diesen Tee leicht gekühlt (aber nicht kalt oder eisgekühlt) genießen; dann wirkt er besonders erfrischend.

1 TL getrocknete Hibiskusblüten oder 1 Teebeutel Hibiskustee
240 ml gefiltertes heißes Wasser
Heilpflanzenzusatz für eine besonders intensive Wirkung (wahlweise):
½–1 TL Gotu Kola (Indischer Wassernabel)

Den Hibiskus in einem Teesieb oder Tee-Ei in eine Tasse mit heißem Wasser geben. Mindestens fünf Minuten (oder auch länger, falls Sie ein intensiveres Aroma bevorzugen) ziehen lassen. Wenn Sie Gotu Kola verwenden, können Sie dieses Pulver zusammen mit dem Hibiskus in die Teetasse geben und gründlich umrühren. Es löst sich vielleicht nicht vollständig in dem heißen Wasser auf; wenn Sie möchten, können Sie das Pulver vor dem Trinken absieben. Sie können auch noch eine frische Zitronen- oder Limettenscheibe in den Tee geben; sie passt sehr gut zum blumigen Geschmack des Hibiskus.

Obwohl warme oder heiße Flüssigkeiten sich besonders positiv auf die Verdauung auswirken, sollten Ihre Getränke keineswegs kochend heiß sein. Bei der Teezubereitung gibt es Unterschiede: Kräutertees oder -aufgüsse sollte man beim Siedepunkt (100 °C), grünen Tee bei 65 °C und schwarzen Tee bei 85 °C ziehen lassen.

Mittagsrituale

Löwenatmung (Simhasana) 3 Minuten

Diese Atemübung ist eine Art Yoga für die Gesichtsmuskulatur; außerdem machte sie Spaß. Wie der Name andeutet, ahmt man dabei die Atmung und den Gesichtsausdruck eines aus voller Kehle brüllenden Löwen nach. Normalerweise kniet man sich dazu hin; Sie können diese Übung aber auch im Sitzen, Stehen oder sogar in einer anderen Yogahaltung machen. Legen Sie Ihre Hände mit den Handflächen nach unten auf die Knie und beginnen Sie allmählich immer tiefer zu atmen. Nach einem tiefen Einatmen machen Sie eine Pause und halten den Atem an. Dann öffnen Sie den Mund und schreien beim Ausatmen laut »Ha«. Dabei strecken Sie die Zunge heraus, dehnen Ihr Gesicht und schauen nach oben in Richtung Stirn. Atmen Sie während des Brüllens aus und drücken Sie die Luft dabei mit den Bauchmuskeln aus Ihrer Lunge heraus. Wiederholen Sie das ein- bis zweimal. Schließen Sie anschließend die Augen, sitzen Sie ruhig da und spüren Sie, wie die Energie in Ihnen zirkuliert.

Essen Sie gerne zwischendurch? Vielleicht um bis zum Abendessen durchzuhalten oder etwas Treibstoff für Ihr bevorstehendes Training zu bekommen? Aufgemerkt: Einige der Kleinigkeiten, zu denen Sie vielleicht greifen, können das Verdauungssystem belasten und noch mehr Hautprobleme verursachen. Bei den meisten Snacks aus den Supermarktregalen handelt es sich um stark verarbeitete oder salzhaltige Lebensmittel, von denen Sie nicht zu viel essen sollten. Das Gleiche gilt – auch wenn es Sie vielleicht überraschen wird – auch für Nüsse. Das Verlockende an Nüssen ist, dass oft bereits eine Handvoll davon genügend sättigt, doch Nüsse wirken nicht nur erwärmend, sondern sind außerdem schwer verdaulich und können Akne verschlimmern. Halten Sie sich daher stattdessen lieber an Obst, das leicht verdaulich ist, oder an Samen, die eine kühlende Wirkung haben. Beides sättigt und tut Ihrer Haut gut.

Erfrischendes Rosenhydrosol 1 Minute

Dieses Ritual beweist, dass auch kleine Veränderungen sehr wirkungsvoll sein können. Bei Rosenhydrosol handelt es sich um Wasser, das aus der Pflanze destilliert wurde, aber trotzdem immer noch ihre Essenz und ihre medizinischen Eigenschaften enthält. Rose wirkt in allen Darreichungsformen feuchtigkeitsspendend und kühlend; in Form von Blütenwasser erinnert sie Pitta-Typen daran, dass sie etwas tun sollten, um ihrem doshatypischen Eifer entgegenzuwirken. Rosenhydrosol ist ein wunderbarer Muntermacher für die Mittagszeit und gleichzeitig ein ausgezeichnetes Gesichtswasser. Bewahren Sie ein Fläschchen davon auf Ihrem Schreibtisch oder in Ihrem Auto auf und machen Sie es sich zur Gewohnheit, Ihr Gesicht um die Mittagszeit mindestens einmal mit dem Hydrosol zu besprühen.

Abendrituale

Gegrätschte Vorwärtsbeuge (Prasarita Padottanasana) 3 Minuten

Vorwärtsbeugen eignen sich hervorragend für die Zerstreuung von Hitze. Da Ihr Kopf sich dabei unterhalb des Herzens befindet, fördert diese Yogaposition gleichzeitig den Fluss von Sauerstoff und Blut in Richtung Kopf und Gesicht.

Die gegrätschte Vorwärtsbeuge ist eine sehr schonende Position für Menschen mit Problemen und Bewegungseinschränkungen im Bereich der Kniesehnen und unteren Rückenmuskulatur. Wenn Sie Ihre Füße weiter auseinanderstellen, können Sie die Wirbelsäule leichter strecken und sich statt aus der Taille aus den Hüften heraus nach vorn beugen. Bei dieser Yogahaltung stellen Sie sich mit sehr weit gegrätschten Beinen auf. (Der Abstand zwischen Ihren Füßen sollte ungefähr der Entfernung zwischen Ihren Händen entsprechen, wenn Sie die Arme seitlich ausstrecken.) Drehen Sie die Beine einwärts, sodass Knie und Zehen leicht nach innen zeigen. Beim Einatmen heben Sie die Arme weit über den Kopf; beim Ausatmen schwingen Sie sie in einer kreisförmigen Bewegung und beugen sich aus den Hüften heraus langsam nach vorne. Berühren Sie mit den Händen den Fußboden, einen Yogablock oder Stuhl. Beim nächsten Einatmen dehnen Sie Ihre Wirbelsäule erneut und strecken die Oberseite Ihres Kopfes nach vorn. Beim Ausatmen versuchen Sie Ihren Körper noch mehr zu lockern und den Kopf in Richtung Boden sinken zu lassen. Bleiben Sie fünf bis zehn Atemzüge lang in dieser Haltung; Sie können die Knie dabei so stark gebeugt halten, wie es notwendig ist. Dann richten Sie sich langsam wieder auf und kehren in die Standposition zurück. Sie können diese Übung noch ein- bis zweimal wiederholen.

Tagebuch führen, um sich Ihrer Schönheit bewusst zu werden — 5 Minuten

Wenn Ihre Haut nicht so rein ist, wie Sie sie gerne hätten, konzentrieren Sie sich beim Blick in den Spiegel vielleicht nur auf diesen kleinen Schönheitsfehler. Das erzeugt Stress, und der zerstört wiederum das Fundament für eine strahlende Haut, das Sie gerade aufzubauen versuchen. Nehmen Sie sich stattdessen lieber ein bisschen Zeit, alles Schöne an Ihnen, das Sie normalerweise so leicht übersehen, in Ihrem Tagebuch zu beschreiben.

Den Menschen in Ihrem Umfeld fallen diese kleinen Mängel, die Sie mit so kritischen Augen betrachten, gar nicht auf; sie sehen stattdessen Ihre wahre Schönheit. Welche schönen Seiten schätzen die Ihnen nahestehenden Menschen am meisten an Ihnen? Nehmen Sie sich fünf Minuten Zeit, um alles, wovon Sie wissen, dass Ihre Mitmenschen es besonders gerne an Ihnen mögen, in Ihrem Tagebuch zu beschreiben. Wenn Sie damit nicht weiterkommen oder abgelenkt werden, lenken Sie Ihre Aufmerksamkeit wieder auf diese Aufgabe zurück, indem Sie schreiben oder vor sich hinsagen: »Ich erkenne die Schönheit, die andere in mir sehen.«

Angstzustände

Angst kann als Zustand der Sorge oder Nervosität bezeichnet werden. Im Ayurveda werden Angstzustände auf eine Zunahme des Doshas Vata oder eine Akkumulation der Elemente Äther und Luft zurückgeführt. Angst kann die verschiedensten Formen annehmen; jeder erlebt diesen Zustand etwas anders. Dennoch können die Gefühle der inneren Anspannung, Unruhe und Nervosität, unter denen viele Menschen bei Angstzuständen leiden, Vata-Eigenschaften wie leicht, hart und beweglich zugeordnet werden.

Da jede Erkrankung mehrere verschiedene Ursachen hat, sollten Sie aus Sicht der ayurvedischen Medizin über Ihre persönlichen Lebensumstände nachdenken und nach einem Zustrom von Äther- und Luftqualitäten in Ihrem Leben suchen, wenn Sie unter Ängsten leiden. Traumata, Operationen, ein Arbeitsplatzverlust, berufliche Veränderungen, Umzüge, ein zu ungeregelter Tagesablauf oder eine Ernährung mit viel Rohkost, trockenen Lebensmitteln, kalten Speisen oder kohlensäurehaltigen Getränken – all das kann zu Angstzuständen beitragen.

Praktiken, die Sie erden und mehr Struktur und Annehmlichkeit in Ihr Leben hineinbringen, können Ihr inneres Gleichgewicht wiederherstellen. Die nun folgenden Rituale sind als Hilfe bei situationsbedingten Angstgefühlen oder bei Ängsten in unerwarteten oder schwierigen Situationen gedacht, zum Beispiel wenn Sie ein Vorstellungsgespräch führen müssen oder Ihr Partner Sie seinen Eltern vorstellt. Wenn Sie zu Ängsten neigen, wird eine regelmäßige Durchführung dieser Rituale Ihnen helfen, in Zukunft weniger Angst zu haben und besser damit umzugehen. Es kann bei Angstzuständen grundsätzlich sinnvoll sein, sich an einen Psychotherapeuten oder sonstigen Berater zu wenden; insbesondere wenn die Angstzustände länger anhalten oder sehr stark ausgeprägt sind, sollten Sie auf jeden Fall professionelle Hilfe suchen.

Morgenrituale

Energetische Reinigung Ihres Wohnraums 3 Minuten

Nervöse Energie ist stets spürbar, egal ob sie von Ihnen oder von einem Menschen in Ihrer Umgebung ausgeht. Nachdem Sie alle physische Unordnung beseitigt haben, ist es an der Zeit, Ihren Wohnraum auch energetisch zu reinigen. Diese Reinigung wurde in den verschiedensten Kulturen schon immer mithilfe von Pflanzen wie Salbei oder Palo Santo durchgeführt. Solche Räucherzeremonien dienen der Hausreinigung in Zeiten eines Neubeginns; man kann sie aber auch täglich durchführen.

Palo Santo, auch als »heiliges Holz« bezeichnet, hat einen sehr erdigen, erdenden Duft. Man schreibt diesem Räucherwerk die Fähigkeit zu, negative Energie aus einem Raum zu beseitigen und positive hineinzubringen. Dazu zünden Sie das Holz – am besten mit einer duftfreien Kerze – an und warten, bis die Flamme von allein wieder ausgeht. Verteilen Sie den Rauch mit wedelnden Handbewegungen um Ihren Körper herum und in dem Bereich Ihrer Wohnung oder Ihres Hauses, den Sie reinigen möchten. Das Holz brennt nach dem Anzünden nicht allzu lange; daher eignet es sich am besten für kleinere Räume oder um vor dem Meditieren die Energie rund um Ihren Altar oder in Ihrer Meditationsecke zu reinigen.

Salbei ist für die Beseitigung sämtlicher (nicht unbedingt nur negativer) Energien geeignet. Sie können sich diesen Prozess als Erneuerung der Energie oder als energetischen Neustart vorstellen, zum Beispiel wenn Sie in eine neue Wohnung einziehen, Vorhaben für einen neuen Zyklus (zum Beispiel bei Neumond oder zu Beginn einer neuen Jahreszeit) ins Auge fassen oder sich auf eine Veränderung in Ihrem Leben einlassen. Zünden Sie das

Salbeibündel an und halten Sie es entweder an einem Ende fest oder legen Sie es in eine feuerfeste Schale. Bewegen Sie sich damit im Uhrzeigersinn durch den Raum, gehen Sie an den Wänden auf und ab und räuchern Sie auch Bereiche aus, wo sich abgestandene Energie gestaut haben könnte, zum Beispiel hinter Türen oder in Ecken. Auf diese Weise schaffen Sie eine Art »Rauchbad«, in dem der Raum gereinigt wird. Wenn Sie die Flamme nicht löschen, brennt Salbei nach dem Anzünden immer weiter und eignet sich somit hervorragend für die energetische Reinigung größerer Räume. Brennender Salbei hat einen sehr krautigen Duft, also überlegen Sie sich genau, wann – und in wessen Gegenwart – Sie diese Pflanze verwenden möchten.

Falls Ihnen Salbei oder Palo Santo als Räucherkräuter nicht zusagen, versuchen Sie es einmal mit Weihrauch, einem Aroma-Diffusor oder einer für solche Zwecke bestimmten Duftkerze. Aber nutzen Sie dieses Zubehör nur für dieses Reinigungsritual und nicht für den täglichen Gebrauch oder für andere Verwendungszwecke. Dabei kommt es in erster Linie auf Ihre Absicht der energetischen Reinigung an; daher genügt es eigentlich schon, dafür einen Duft auszuwählen, den Sie mögen. Aber Sie können natürlich auch Palo Santo, Salbei oder Weihrauch verwenden, die eine stärkere spirituelle Bedeutung haben.

Abhyanga (Ölmassage) 20 Minuten

Öl besitzt die warmen, schweren, erdenden Eigenschaften, die dem entwurzelten Gefühl der Angst entgegenwirken. Bei Selbstmassagen übt es sofort eine entspannende, beruhigende Wirkung aus (Seite 84). Abhyanga ist auch eines der besten Gegenmittel gegen einen Vata-Überschuss, der sich in Form von Ängsten äußert. Obwohl es natürlich am besten wäre, jeden Morgen das ganze Abhyanga-Ritual zu absolvieren, wird es Ihnen vielleicht zu lange dauern, das Öl 20 Minuten lang einwirken zu lassen, wenn Sie sowieso schon in Eile sind. Als Alternative können Sie dieses Ritual auch auf zehn Minuten verkürzen.

Wenn wir Angst haben, können erdende und beruhigende Aktivitäten und Nahrungsmittel uns helfen, wieder ins Gleichgewicht zu kommen. Allerdings sollten Sie in solchen Fällen nicht unbedingt zu »Seelentröstern« wie einem Brathähnchen greifen, sondern sich lieber an warme, herzhafte Gerichte wie Süßkartoffeln, Kürbis oder auch Haferbrei und warme Getränke halten. Durch rohe Lebensmittel oder Zwischendurchessen anstelle richtiger Mahlzeiten können Ängste sich verschlimmern.

Mittagsrituale

Mit den Füßen die Erde berühren 3 Minuten

Da Angst in erster Linie ein ätherischer oder luftiger Zustand ist, ist es wichtig, dabei mit beiden Füßen auf dem Boden zu bleiben – und zwar nicht nur im übertragenen, sondern auch im wörtlichen Sinn, denn der Kontakt mit der Erde hat eine therapeutische Wirkung.

Wenn Sie unter wiederkehrenden Angstzuständen leiden, gönnen Sie sich eine drei- bis fünfminütige Pause. Wählen Sie dafür am besten einen Zeitpunkt, der einen Übergang zwischen zwei verschiedenen Tagesabschnitten oder Aktivitäten darstellt. Suchen Sie sich einen Ort, an dem Sie ungestört sind und durch nichts abgelenkt werden. Ziehen Sie Schuhe und Socken aus und drücken Sie die Füße in den Boden. Schließen Sie die Augen und achten Sie darauf, wie sich dieser Kontakt Ihrer Füße mit dem festen Boden und die Beschaffenheit des Bodens an Ihren Fußsohlen anfühlen. Diese Übung ist noch wirkungsvoller, wenn Sie die Möglichkeit haben, Ihre Füße auf Gras, Erde oder (innerhalb des Hauses) auf natürliche Materialien wie Beton oder Holz zu stellen.

Das Mantra »Alles ist genau so, wie es sein sollte« vor sich hinsprechen 3 Minuten

Ängste gehen oft mit Zukunftssorgen einher. Manchmal lassen wir unsere Gedanken so sehr von all den negativen Ereignissen beherrschen, die uns widerfahren könnten, dass wir gar nicht merken, dass in unserem Leben doch eigentlich alles in Ordnung ist. Vielleicht sind Ihre Lebensumstände nicht unbedingt immer günstig, aber sie deshalb gleich als »schlecht« zu bezeichnen, wäre womöglich auch übertrieben. Selbst Dinge, die Sie im Augenblick als negativ empfinden, sind in Wirklichkeit nur Bausteine und Lernerfahrungen auf dem Weg, der Ihnen bestimmt ist. Für diese Übung schließen Sie die Augen, setzen sich bequem hin, atmen tief durch und sprechen beim Einatmen immer wieder »Alles ist …« und beim Ausatmen »… genau so, wie es sein sollte« vor sich hin. Tun Sie das drei Minuten lang. Dann kehren Sie wieder zu Ihrer normalen Atmung zurück und öffnen langsam die Augen.

Abendrituale

Kleines Ankerritual 5 Minuten

Stellen Sie sich vor, wie es sich anfühlt, wenn jemand seine Hand auf Ihre Schulter legt, oder legen Sie sich Ihre eigene Hand auf den Kopf. Achten Sie darauf, wie beruhigend dieses leichte Gewicht auf Ihrem Kopf auf Sie wirkt. Ein Schweregefühl wirkt leichten Emotionen wie Ängsten entgegen, was theoretisch der Grund dafür sein könnte, dass Ihr Körper in hektischen oder stressigen Zeiten an seinem Gewicht festhält, auch wenn Sie noch so viel Sport treiben: Damit will er Sie ankern und auf mögliche Gefahren vorbereiten.

Obwohl Sie mit Ihrer ganz normalen Meditationspraxis etwas Ähnliches bewirken können, hilft diese ruhige kleine Auszeit Ihnen, sich zusätzlich durch Gewicht zu ankern. Stellen Sie eine Stoppuhr auf drei bis fünf Minuten (oder auch länger, falls Sie genügend Zeit dafür haben). Legen Sie sich auf dem Boden auf den Rücken oder setzen Sie sich aufrecht hin. Ziehen Sie eine schwere Decke, ein Kissen oder einen kleinen Sandsack waagerecht über Ihr Becken oder Ihre Oberschenkel und legen Sie die Hände mit den Handflächen nach unten auf diese Stütze, um noch tiefer in den Boden hineinzusinken.

Nährendes Nerventonikum 10 Minuten

480 ml Kuhmilch oder Mandelmilch (wenn möglich selbst gemacht, siehe Seite 204)
1 TL Muskat
1 TL Zimt
¼ TL Kurkuma
Ahornsirup
Heilpflanzenzusatz für eine besonders intensive Wirkung (wahlweise):
½–1 TL Dashamula

Milch, Muskat, Zimt, Kurkuma, Ahornsirup (in beliebiger Menge) und (wahlweise) Dashamula in einem kleinen Topf bei mittlerer bis starker Hitze miteinander verrühren oder verquirlen, bis alle Zutaten sich gründlich vermischt haben. 7 bis 10 Minuten kochen lassen, bis die Milch sich vollständig erhitzt hat. Vor dem Verzehr auf Trinktemperatur abkühlen lassen.

Burn-out

Burn-out lässt sich zwar nicht so leicht diagnostizieren, doch seine Symptome sind deutlich spürbar. Der Begriff wurde erstmals im Jahr 1974 von dem Psychologen Herbert Freudenberger verwendet, als er die Beschwerden von Menschen untersuchte, die in Pflegeberufen arbeiteten. Freudenberger stellte fest, dass der körperliche und seelische Zustand dieser Pflegekräfte sich dadurch, dass sie ständig Anforderungen von anderen Menschen ausgesetzt waren, mit der Zeit immer mehr verschlechterte: Sie litten unter chronischer

Erschöpfung, Reizbarkeit und Depressionen; ihr Interesse an ihrer Arbeit und ihre Motivation für die regelmäßige Erledigung ihrer täglichen Aufgaben nahmen ab.

Kommt Ihnen das bekannt vor? Heutzutage kann Burn-out jeden Menschen treffen, der zu viele Aufgaben und zu wenig Zeit hat, um sich auch ab und zu einmal eine Pause zu gönnen und seinem Vergnügen nachzugehen. Das Wort »Zeitvertreib« stammt aus einer geruhsameren Epoche, in der wir tatsächlich noch Zeit übrig hatten, die wir »vertreiben« mussten, um uns nicht zu langweilen. Heutzutage nutzen wir solche Lücken in unserem Terminkalender höchstens dazu, noch weitere Aktivitäten in unser Leben hineinzustopfen, um unseren Lebenslauf attraktiver zu gestalten. In unserer heutigen Zeit ist jede Minute kostbar.

Pitta-Typen oder Menschen mit eher feurigem Temperament sind normalerweise burnoutgefährdeter als die anderen beiden Dosha-Typen. Menschen mit dieser Verfassung sind oft zuverlässige und verantwortungsbewusste Führungskräfte und somit häufig diejenigen, an die man sich wendet, wenn man Hilfe braucht. Sie stellen auch die höchsten Erwartungen an sich selbst und haben ein besonders starkes Bedürfnis, etwas zu leisten. Durch zunehmende Verantwortung oder durch ein ständiges Streben danach, Ziele zu erreichen, kommt es zu einer Zunahme an Hitze. Diese Erkrankung wird also nicht ohne Grund als »Burn-out«, also »Ausbrennen« bezeichnet.

Wenn Ihre wachsende Verantwortung zu immer mehr Selbstaufopferung und Verzicht auf Selbstfürsorge führt, laufen Sie Gefahr, sich körperlich und emotional zu erschöpfen. Die Lösung dieses Problems besteht letztendlich darin, die Last Ihrer Verantwortung zu verringern oder Aufgaben zu delegieren und sich mehr Zeit zum Ausruhen und Entspannen zu nehmen, um wieder neue Energie zu gewinnen. Die im Folgenden beschriebenen Rituale berücksichtigen die Tatsache, dass Sie ohnehin schon zu wenig Zeit haben und zu viele Aufgaben auf Ihren Schultern lasten. Sie sollten alle neuen Rituale und Praktiken langsam angehen, doch bei diesen Burn-out-Ritualen ist das besonders wichtig, damit eine plötzliche Verlangsamung Ihres bisher so geschäftigen Lebens nicht zu noch mehr Ängsten und Sorgen führt.

Energielosigkeit, die auf Burn-out, Nebennierenschwäche oder sonstige Erschöpfungszustände zurückzuführen ist, wird oft mit einem Kapha-Ungleichgewicht verwechselt. Das liegt daran, dass das Wesen von Kapha – Langsamkeit und Stetigkeit – leicht als Energiemangel missdeutet werden kann. Allerdings sollte man einen Kapha-Überschuss eher durch eine systematischere Tageseinteilung ausgleichen und nicht durch die Ruhe und Erholung, die man braucht, um Erschöpfung entgegenzuwirken. Zum Ausgleich eines Kapha-Ungleichgewichts sind die Rituale zur Bekämpfung von Depressionen (Seite 186) oder Lymphstauungen (Seite 219) besser geeignet.

Morgenrituale

Selbsterhaltungsmeditation 5 Minuten

Das Meditieren schenkt uns gerade deshalb so viel innere Ruhe und neue Kraft, weil wir uns dabei so gut zentrieren können. Eine Morgenmeditation ist eine kleine Auszeit und eine gute Möglichkeit zur Selbstreflexion. So können Sie Verhaltensmuster, die zum Burn-out führen, den ganzen Tag über leichter vermeiden.

Für diese Meditation setzen Sie sich in einer bequemen Position aufrecht hin und holen dreimal tief Luft, wobei Sie durch die Nase einatmen und beim Ausatmen durch den Mund hörbar seufzen. Dann atmen Sie fünf weitere tiefe Atemzüge lang nur durch die Nase. Wenn Sie das Gefühl haben, dass Ihr Burn-out von der Neigung herrührt, sich immer zuerst um andere Menschen zu kümmern, sagen Sie bei jedem Atemzug vor sich hin: »Nur wenn ich gut für mich selbst sorge, kann ich mich auch um meine Mitmenschen kümmern.« Wenn Sie Ihren Burn-out für eine Folge davon halten, dass Sie zu viele Ziele verfolgen, wiederholen Sie stattdessen den Satz: »Wenn ich gut für mich selbst sorge, kann ich alles erreichen.« Danach bleiben Sie noch fünf Minuten lang sitzen und atmen ganz normal weiter. Kehren Sie jedes Mal, wenn Ihnen bewusst wird, dass Sie sich durch andere Gedanken ablenken lassen, zu Ihrem Atem zurück.

Mondatmung (Chandra Bhedana) 3 Minuten

Mit dieser Atemübung rufen Sie die Energie des Mondes herbei. Sowohl die ayurvedische als auch die yogische Philosophie gehen davon aus, dass die rechte Körperseite die Sonnenenergie (Pingala Nadi) repräsentiert, die uns Kraft und Willensstärke gibt. Doch wenn wir bis zum Hals in einem Riesenberg von Aufgaben stecken, wird diese Energie zu stark: Dann überfordern wir uns und schaden unserer Gesundheit. Die linke Körperseite dagegen repräsentiert die weichere, mitfühlendere und verständnisvollere Mondenergie (Ida Nadi). Auch diese Energie kann aus dem Gleichgewicht geraten, was zu Unsicherheit oder innerem Rückzug führt. Es heißt, dass man diese beiden Energien durch zyklisches Einatmen durch ein Nasenloch und Ausatmen durch das andere besser ins Gleichgewicht bringen kann.

Wenn Sie Energie einfach nur neutralisieren möchten, atmen Sie abwechselnd durch das rechte und linke Nasenloch (siehe Nadi Shodhana, Seite 231). Wollen Sie dagegen Wut und Hitze loslassen, atmen Sie durch das linke Nasenloch ein und durch das rechte wieder aus. Untersuchungen haben gezeigt, dass diese besondere Art der Atmung den Blutdruck und die Herzfrequenz sofort senkt.

Alles klar?

Für diese Atemübung setzen Sie sich in aufrechter Haltung mit leicht gedehnter Wirbelsäule bequem hin und legen die linke Hand mit der Handfläche nach oben in aufnahmebereiter Haltung in Ihren Schoß. Beugen Sie Zeige- und Mittelfinger der rechten Hand zur Handfläche hin und atmen Sie einmal ganz normal ein und aus. Verschließen Sie mit dem Daumen das rechte Nasenloch und atmen Sie durch das linke Nasenloch ein. Dann verschließen Sie das linke Nasenloch mit dem Ringfinger, nehmen den Daumen weg und atmen durch das rechte Nasenloch aus.

Wiederholen Sie das mindestens sieben Atemzyklen lang. Wenn Sie diese Übung morgens machen, können Sie Ihren Tag in ruhiger, gefasster Stimmung beginnen. Dann wird sich tagsüber weniger Zorn in Ihnen anstauen.

Diese Atemübung ist jedoch nicht nur für den Morgen geeignet. Wenn sie Ihnen guttut, können Sie sie auch in Ihr Abendprogramm integrieren.

> Viele Menschen, die unter Burn-out leiden, gehen Aufgaben nach, bei denen sie ihre Zeit anderen Leuten widmen. Essen Sie Ihr Mittagessen allein (und konzentrieren Sie sich auf das Empfangen statt das Geben). Dadurch, dass Sie Ihre Energie bei dieser ungestörten Mahlzeit nach innen wenden, können Sie Ihre Batterien besser aufladen. Außerdem können Sie sich dann auch intensiver auf die Speisen konzentrieren, die Sie zu sich nehmen und die bei Menschen mit Burn-out erdend, leicht verdaulich, nährstoffreich und voller Prana (Energie) sein sollten. Meiden Sie Fertiggerichte, die normalerweise stark verarbeitet sind, viel Zucker enthalten und Ihnen nur einen vorübergehenden Energieschub geben. Essen Sie stattdessen lieber gegartes Gemüse (beispielsweise Wurzelgemüse) und gedünstetes grünes Gemüse sowie Brühen mit weißem Reis und garnieren Sie Ihre Gerichte mit Samen, zum Beispiel Lein-, Hanf- oder Chiasamen, die gesunde Fette liefern. Als Eiweißquellen fügen Sie Mungbohnen oder Linsen hinzu; falls Sie Fleisch und Fisch essen, eignen sich weiße Fischsorten, Pute oder Huhn am besten für Sie.

Mittagsrituale

Rückzug in sich selbst — 5 Minuten

Wenn Sie sich total verausgabt haben, können selbst Geräusche oder die Gegenwart anderer Menschen oder Dinge Sie erschöpfen. Dann brauchen Sie um die Mittagszeit ein bisschen Ruhe, um ganz ohne Außenreize wieder zu sich selbst zurückzufinden.

Schaffen Sie sich einen persönlichen Rückzugsort, indem Sie in Ihrem Zimmer zu Hause oder im Büro die Jalousien oder Vorhänge zuziehen. Schalten Sie sämtliche Geräuschquellen (Radio oder CD-Player) sowie Ventilatoren und andere Geräte, die eine Luftbewegung erzeugen könnten, aus. Falls es gar nicht anders geht, können Sie sich in einen Waschraum zurückziehen, wo Sie wissen, dass Ihre Privatsphäre respektiert wird.

Machen Sie es sich irgendwo bequem (entweder auf einem Stuhl oder auf dem Boden) und setzen Sie sich in entspannter, aber aufrechter Position hin.

Schließen Sie die Augen und konzentrieren Sie sich darauf, wie die Stille um Sie herum oder Ihre eigenen Atemgeräusche Ihr Prana aufladen. Diese kleine Auszeit ist wie das Drücken der Neustarttaste: Sie schenkt Ihnen wieder neue Energie und sorgt dafür, dass sich im Lauf des Tages kein Stress bei Ihnen ansammelt.

Sanfte Hüftlockerung 5 Minuten

Es würde uns allen guttun, mehr Yin- oder Mondenergie in unser Leben hineinzuholen, doch besonders wichtig ist das für Menschen, die in Yang-Positionen – als Führungs- oder Pflegekräfte – tätig sind. Durch Hüftdehnungen im Sitzen können wir unsere Yin-Energie verstärken, da solche Übungen unser Tempo verlangsamen und uns in der Erde verankern. Setzen Sie sich dazu mit gekreuzten Beinen entweder direkt auf den Boden oder auf ein Kissen oder eine zusammengefaltete Decke. Legen Sie Ihre Hände auf die Knie und machen Sie kreisförmige Bewegungen mit dem Oberkörper, indem Sie sich zuerst zu einer Seite, dann nach vorne und zur Mitte hin und zuletzt zur anderen Seite lehnen. Dabei sollten Sie eine sanfte Dehnung an den Außenseiten der Hüften, in den Seiten und im unteren Rückenbereich spüren. Machen Sie zehn bis fünfzehn solche Kreise und lassen Sie Ihren Oberkörper dann in die andere Richtung kreisen, ohne zwischendurch abrupt innezuhalten. Nachdem Sie in jede Richtung gleich viele Kreise vollführt haben, strecken Sie beide Arme nach vorne und nehmen eine nach vorn gebeugte Ruheposition ein. Entspannen Sie dabei Ihren Hals und/oder lassen Sie den Kopf auf Ihren Händen, dem Fußboden oder einer anderen Unterlage (beispielsweise einem Yogablock) ruhen. Nach mehreren tiefen Atemzügen kehren Sie langsam wieder in eine aufrechte Position zurück, wobei Ihr Kopf zuletzt nach oben kommen sollte.

Abendrituale

Zeit für Kreativität 15 Minuten

Da Burn-out am ehesten auftritt, wenn wir zu viele Aufgaben oder Ziele verfolgen oder zu viele Menschen um uns herum haben, um die wir uns kümmern müssen, können wir für Ausgleich sorgen, indem wir uns ein bisschen Zeit für Kreativität nehmen. Kreative Betätigungen helfen Ihnen nicht nur, sich nach innen zu wenden, statt Ihre Energie nach außen zu richten, sie besitzen im Gegensatz zu unseren starren, männlichen Zielen und Aufgaben außerdem eher eine frei fließende, weibliche Energie. Sie brauchen sich nicht unbedingt für einen »kreativen« Menschen zu halten, um diese Übung machen zu können, doch wenn Sie gern kreativ tätig sind, wird sie Ihnen besonders leichtfallen. Falls nicht, überlegen Sie sich, wie Sie Ihre Vorstellungskraft nutzen, sich künstlerisch betätigen oder irgendetwas mit den Händen herstellen könnten – denken Sie zum Beispiel an Aktivitäten wie Backen, Stricken, Zeichnen, ein Instrument spielen oder Musik hören, Tanzen, Malen oder Töpfern. Gehen Sie zunächst nur 15 Minuten lang einer solchen kreativen Beschäftigung nach. Wenn Sie sie als beruhigend empfinden und dabei gut von Ihrem Alltag abschalten können, verlängern Sie diese Zeitspanne ruhig.

Vitalitätstonikum 10 Minuten

Nun ist es an der Zeit, Ihre Energiespeicher mit einem Stärkungsmittel aufzufüllen, das vom ayurvedischen Konzept des Ojas (unserer Gesundheitsreserve oder Lebenskraft) inspiriert ist (siehe Seite 148). Bestimmte Lebensmittel, Kräuter und Gewürze können zum Wiederaufbau von Ojas beitragen: beispielsweise Mandelmilch, Ghee, Datteln und Kardamom. Das folgende Tonikum ist eine einfache Möglichkeit, viele dieser gesunden Inhaltsstoffe in einem einzigen Getränk zu vereinen.

360 ml Mandelmilch (wenn möglich selbst gemacht, siehe Seite 204)
½ TL Ghee oder Kokosöl
1 TL echtes Vanillepulver oder ½ TL Vanilleextrakt
¼ TL Kardamom
½ TL Zimt
2 Datteln, entsteint
1 Prise Meersalz
Heilpflanzenzusatz für eine besonders intensive Wirkung (wahlweise):
½ TL Shatavari + ½ TL Ashwagandha

1. Alle Zutaten in einen Mixer geben und 1 bis 2 Minuten lang glatt pürieren.
2. Die Mischung in einen kleinen Topf geben und aufkochen ungefähr 7 Minuten lang kochen lassen und dann sofort vom Herd nehmen.
3. Umrühren, damit sich die Zutaten gründlich miteinander vermischen und sich die Kräuter und Gewürze auflösen. Vor dem Verzehr auf Trinktemperatur abkühlen lassen.

Depressionen

Das Dosha Kapha – die Konstitution der Elemente Erde und Wasser – ist zwar am anfälligsten für Depressionen, doch unter bestimmten Umständen kann jeder Dosha-Typ von depressiven Verstimmungen betroffen sein. Kapha besitzt schwere, statische, stumpfe Eigenschaften, die uns im gesunden Zustand eine geerdete Energie schenken. Im Übermaß können diese Qualitäten jedoch eine körperliche Schwere und geistige Stumpfheit erzeugen und dazu führen, dass die Energie in unserem Körper und Geist stagniert.

Bei Depressionen ohne traumatisches Ereignis als Auslöser handelt es sich aus ayurvedischer Sicht um einen schweren emotionalen Zustand, der durch zu viele schwere Lebensmittel oder einen sitzenden Lebensstil ausgelöst oder verschlimmert werden könnte. Manchmal kann eine Depression aber auch durch die Unterdrückung eines Doshas entstehen. Überlegen Sie sich einmal, was passiert, wenn man einem Künstler sagt, dass er nicht mehr schöpferisch tätig sein, einem Athleten, dass er nicht mehr an Wettkämpfen teilnehmen, oder einem Bücherwurm, das er nicht mehr lesen darf. Wenn wir nichts haben, was uns glücklich macht, sind wir deprimiert und demotiviert und haben das Gefühl, dass unser Leben ins Stocken gerät.

Die unten beschriebenen Rituale können Ihnen Auftrieb geben, wenn Sie niedergeschlagen sind, aber sie sind kein Ersatz für ärztliche oder psychotherapeutische Hilfe, vor allem bei länger anhaltenden Depressionen. Das Stigma, das psychischen Erkrankungen auch heute immer noch anhaftet, hält viele Menschen davon ab, Hilfe zu suchen, aber es empfiehlt sich immer, mit einem Arzt, Psychotherapeuten oder Berater über Ihre Probleme zu sprechen.

Morgenrituale

Schnellatmung (Kapalabhati) 3 Minuten

Kapalabhati, die Schnellatmung (auch »Feueratem« oder »leuchtender Schädel« genannt), ist eine Atemübung, die dazu beiträgt, den Körper von Stauungen und Stagnation zu befreien und Energie von der Wirbelsäulenbasis in Richtung Kopf zu ziehen. Dabei handelt es sich um eine relativ schnelle Atmung mit heftigem Ausatmen, die sich besonders gut dazu eignet, Kapha zu reduzieren oder zu beruhigen. Diese Atmung wirkt aufbauend, schenkt Ihnen Energie und ist somit eine wunderbare Möglichkeit, den Tag zu beginnen, wenn Sie ein bisschen niedergeschlagen sind.

Machen Sie diese Atemübung auf nüchternen Magen. Nehmen Sie dazu zunächst eine aufrechte Sitzposition ein. Da Ihr Bauch dabei uneingeschränkt beweglich sein sollte, ist es am besten, mit leicht angehobenen Hüften dazusitzen, zum Beispiel im Schneidersitz auf einer Decke oder Nackenrolle oder in kniender Position. Legen Sie die Hände auf den Nabel und entspannen Sie Ihren Bauch vollständig. (Das ist für diese Atemübung notwendig, auch wenn wir normalerweise darauf konditioniert sind, den Bauch einzuziehen, sobald wir versuchen, in aufrechter Haltung dazusitzen oder zu stehen). Legen Sie die Handflächen auf Ihre Knie und beginnen Sie durch die Nase ein- und auszuatmen. Sobald Sie bereit sind, atmen Sie kräftig aus, als ob Sie sich schnäuzen würden, indem Sie den Nabel in einer raschen Bewegung in Richtung Wirbelsäule ziehen und Ihre Bauchmuskulatur leicht anspannen. Dann lockern Sie die Bauchmuskeln wieder und lassen die Atemluft beim Einatmen passiv in Ihre Lunge hineinströmen. Atmen Sie auf diese Weise 20-mal ein und aus. Atmen Sie schnell, aber nicht so schnell, dass Sie dabei aus dem Rhythmus kommen. Mit der Zeit können Sie die Anzahl der Atemzüge auf 100 (oder mit anderen Worten: die Anzahl der Zyklen auf fünf) erhöhen.

Wenn Sie schwanger sind, sollten Sie diese Atemübung nicht machen, weil die dazu erforderlichen raschen Bauchbewegungen für werdende Mütter nicht geeignet sind. Auch wenn Sie sich benommen oder schwindelig fühlen oder an Bluthochdruck leiden, sollten Sie lieber darauf verzichten.

Belebendes Zitronen-Ingwer-Tonikum — 5 Minuten

Die Zitrone und der Ingwer in diesem Getränk wirken belebend, erzeugen eine wärmende Wirkung im Körper und regen die Durchblutung an.

Saft von ½ Zitrone
2 Scheiben frische Ingwerwurzel oder ½ TL Ingwerpulver
480 ml heißes (nicht kochendes) gefiltertes Wasser
Heilpflanzenzusatz für eine besonders intensive Wirkung (wahlweise):
½–1 TL Mucuna-pruriens-Pulver

Zitronensaft, Ingwer und (wahlweise) Mucuna-pruriens-Pulver ins heiße Wasser geben, umrühren und ungefähr fünf Minuten ziehen lassen, bis das Tonikum sich auf Trinktemperatur abgekühlt hat. Wenn Sie Mucuna-pruriens-Pulver hinzugefügt haben, können Sie dieses vor dem Verzehr abseihen, da sich das Pulver nicht immer vollständig in Wasser auflöst.

Mittagsrituale

Depressionen können mit einer trägen Verdauung einhergehen; also nehmen Sie vorwiegend leichter verdauliche Kost zu sich, die nicht so lange im Magen liegt, und essen Sie lieber frische statt verpackte Lebensmittel. Gönnen Sie sich viel Obst und Gemüse und schränken Sie den Verzehr von Milchprodukten und Fleisch ein. Obst – vor allem gegartes Obst (gebackene Birnen oder Äpfel mit belebenden/wärmenden Gewürzen wie Zimt, Ingwer oder Kardamom) – ohne irgendwelche anderen Zutaten eignet sich hervorragend als Frühstück. Schränken Sie beim Mittag- und Abendessen Ihren Fleischkonsum ein und reduzieren Sie auch den Verzehr von Käse, Joghurt, Eis oder Gerichten mit Sahne deutlich, weil diese Lebensmittel Sie förmlich niederdrücken. Am Abend ist leichte Kost besonders wichtig, da unsere Verdauung sich nachts verlangsamt. Nehmen Sie zum Abendessen kleine Mengen leicht verdaulicher Lebensmittel zu sich, zum Beispiel Brühe mit gedünstetem Gemüse. Bohnen und Hülsenfrüchte bekommen Ihnen ebenfalls, aber gut durchgegartes Gemüse, Blattgemüse und Suppen auf Brühebasis eignen sich am besten für Sie.

Verjüngende Pfefferminz-Basilikum-Aromatherapie — 3 Minuten

Wir neigen nach dem Mittagessen ohnehin zu einem Energieabfall, doch wenn Sie an einer Depression leiden, kann diese Sie um die Tagesmitte noch mehr herunterziehen. Bestimmte Bewegungen – beispielsweise leichtes Gehen – können Sie dann wieder wacher machen, doch Düfte sind oft ein praktischeres Hilfsmittel, weil man sie stets bei sich tragen kann.

Die Aromatherapie bietet gleich zwei Vorteile: angenehmen Duft und belebende Atemarbeit. Für diese Übung verwenden Sie ätherisches Pfefferminz- und Basilikumöl. (Bei beiden Ölen handelt es sich um geistige Stimulanzien.) Vermischen Sie in einem etwa 125 Milliliter großen Sprühfläschchen 15 Tropfen Pfefferminzöl, 10 Tropfen Basilikumöl, 30 Milliliter Wasser und 30 Milliliter Hamameliswasser und schütteln Sie die Flasche vorsichtig.

Sprühen Sie etwas von dieser Mischung in die Luft, wenn Sie das Bedürfnis nach einer Stimmungsaufhellung verspüren.

Aromatherapie stimuliert das limbische System – den Teil unseres Gehirns, der unsere Emotionen steuert und Erinnerungen speichert. Daher ist Duft eine der schnellsten Methoden, um einen Stimmungswechsel herbeizuführen. Wenn Sie schwanger sind, sollten Sie auf Pfefferminz- und Basilikumöl verzichten und stattdessen nur ätherisches Lavendelöl verwenden. Fragen Sie vor der Anwendung auf jeden Fall Ihren Arzt um Rat.

Ausladende Arm- und Brustbewegungen 1 Minute

Eine depressive Verstimmung kann dazu führen, dass Sie mit krummen Schultern in sich zusammensacken. Daher soll dieses Mittagsritual Ihren Oberkörper dehnen und beweglicher machen.

Nehmen Sie eine stabile, geerdete Haltung ein, bei der Ihre Füße etwas weiter auseinanderstehen als die Hüften und die Knie leicht gebeugt sind. Führen Sie die Hände vor dem Herzen zusammen und strecken Sie die Arme beim Einatmen auf Schulterhöhe geradeaus, wobei Sie die Handflächen zusammenlegen, sodass sie wie ein Pfeil aussehen. Dann spreizen Sie die Arme weit, als wollten Sie jemanden in eine liebevolle Umarmung ziehen. Beim Ausatmen kehren Sie diese Bewegung um: Jetzt ziehen Sie Ihre ausgestreckten Arme wieder zur Mitte hin, legen die Handflächen aneinander und führen die Hände zum Herzen. Führen Sie diese Bewegung in einem schnellen, aber sicheren Rhythmus aus, bei dem das Einatmen und Ausbreiten der Arme und das Ausatmen und Zurückführen der Hände zur Brust jeweils eine Sekunde dauern sollte. Dehnen Sie beim Einatmen Ihren Brustkorb und atmen Sie dann kräftig aus. Wiederholen Sie diese Bewegungen 30 Sekunden lang.

Der Brustkorb ist der Sitz von Kapha; daher tragen Bewegungen, die den Brustkorb dehnen (beispielsweise Yoga-Asanas wie Rückenbeugen, Schulterdehnungen und Drehungen im oberen Rückenbereich) besonders dazu bei, dieses Dosha gesund zu erhalten.

Abendrituale

Ihre »Tada«-Liste verlängern 5 Minuten

Auf bunten Klebezetteln notieren wir uns normalerweise wichtige Aufgaben, an die wir uns mit Neonfarben erinnern müssen – aber wir schreiben viel zu selten Dinge darauf, auf die wir stolz sind. Vermerken Sie auf diesen bunten Zettelchen doch einmal mit farbigen Stiften die »Tadas« Ihres Tages – alles, was Sie an dem betreffenden Tag erreicht haben. Nutzen Sie diese Zettel für Ihre persönliche Erfolgsbilanz: ein kräftiges Schulterklopfen, ein paar Streicheleinheiten für Ihr Ego. Um sich eine angenehme Überraschung zu bereiten, stecken Sie Ihre Liste in ein Notizbuch oder eine Manteltasche oder kleben Sie sie an eine Schranktür, wo Sie sie vielleicht irgendwann finden, wenn Sie gar nicht damit rechnen.

Leichtigkeitsmeditation 5 Minuten

Setzen Sie sich hin und schreiben Sie alles auf, was Sie ihrer Meinung nach belastet oder in Ihrem Leben nicht weiterkommen lässt. Setzen Sie sich anschließend mit gerader Wirbelsäule bequem hin und legen Ihre Hände mit den Handflächen nach oben auf die Oberschenkel. Atmen Sie ganz normal und schließen Sie die Augen. Stellen Sie sich vor, einen Rucksack zu tragen, der alle schweren Dinge enthält, die Sie gerade aufgelistet haben. Visualisieren Sie, wie Sie diesen schweren Rucksack abnehmen und was für ein Gefühl der Erleichterung Sie dabei überkommt. Achten Sie darauf, wie Nacken und

Schultern sich entspannen und in Ihrem Brustkorb wieder mehr Platz zum Atmen ist. Malen Sie sich nun aus, wie Sie den Rucksack öffnen und die darin enthaltenen Dinge oder Gegenstände der Reihe nach herausnehmen. Bei jedem Gegenstand sagen Sie: »Ich entscheide mich, _______________ loszulassen.« Sobald der Rucksack endlich leer ist, stoßen Sie einen tiefen Seufzer der Erleichterung aus.

Entzündliche Erkrankungen

Entzündungen entstehen durch eine Akkumulation von Wärme und werden aus ayurvedischer Sicht somit als Pitta-Ungleichgewicht eingestuft. Eine Entzündung kann Hautrötungen, Schmerzempfindlichkeit und ein brennendes Gefühl verursachen; es muss dabei aber nicht unbedingt zu Schwellungen kommen. Zwar können Entzündungsprozesse mit Flüssigkeitsansammlungen im Gewebe einhergehen, doch Entzündung und Schwellung sind nicht dasselbe.

Obwohl es logisch erscheinen mag, Wärme durch Kälte auszugleichen, empfiehlt die ayurvedische Medizin nicht, Entzündungen mit Eis zu behandeln, da dies zu einer Zusammenziehung des Gewebes führt, wodurch sich womöglich gerade die Kanäle schließen, die geöffnet sein müssen, damit ein Heilungsprozess stattfinden kann. Stattdessen sollte lieber eine allmähliche Kühlung durch entsprechende Lebensmittel und beruhigende Maßnahmen erfolgen, ähnlich wie beim Umgang mit Wut, einem weiteren auf Hitze beruhenden und Hitze erzeugenden Zustand (siehe Seite 252). Wenn Sie zu Wutausbrüchen neigen, sind Sie wahrscheinlich auch anfällig für entzündliche Zustände; bei manchen Menschen kann jedoch auch das eine ohne das andere auftreten.

Zu den Zeichen, Symptomen und Diagnosen, die im Ayurveda als entzündlich oder von zu viel Hitze herrührend gelten, gehören unter anderem Hautausschläge, Akne, Sonnenbrand, Psoriasis, Geschwüre, Wut und alles, was auf »itis« endet (einer Nachsilbe, die »Entzündung« bedeutet). Mit den folgenden Ritualen lassen sich alle entzündlichen Zustände und Erkrankungen behandeln, obwohl Sie natürlich auch spezifischere Behandlungsmaßnahmen für das jeweilige entzündete Gewebe in Betracht ziehen können.

Morgenrituale

Tägliche Kälte-Affirmation 5 Minuten

Mantras oder Affirmationen sind eine Möglichkeit, Ihre Energie neu auszurichten. Wenn Sie unter einer entzündlichen Erkrankung leiden, kann ein Mantra, in dem es um »Kühle« oder »Kälte« geht, Sie vor Überhitzung bewahren. Formulieren Sie eine tägliche Affirmation mit Wörtern wie kühl, ruhig, gefasst und friedlich oder Aussagen wie: »Ich bin empfänglich für ________________« oder: »Mein Geist ist offen für ________________«.

In den meisten Situationen bringen unsere technischen Geräte mehr Stress als Ruhe in unser Leben hinein, doch bei dieser Übung können sie Ihnen eine Hilfe sein. Sie können zum Beispiel einen Wecker (mit beruhigendem Ton) stellen, um sich zwei- bis dreimal am Tag an Ihre Affirmation zu erinnern. Es gibt auch Apps, mit deren Hilfe Sie Erinnerungen einrichten können, die dann auf dem Display Ihres Smartphones erscheinen. Verwenden Sie Ihre Affirmation als Erinnerung; so wird sie Ihre Aufmerksamkeit immer dann auf sich ziehen, wenn Sie sie am meisten brauchen. Wenn Sie keine elektronischen Alarmtöne oder Erinnerungen verwenden möchten, schreiben Sie Ihre Affirmation auf ein Blatt Papier und stecken dieses in Ihre Tasche.

Kühlendes Elixier 3 Minuten

Dieses Mittel gegen Entzündungen enthält eine der am meisten kühlenden und Feuchtigkeit spendenden Flüssigkeiten, die es gibt: Kokoswasser. Es ist kein Zufall, dass Kokosnüsse in tropischen Regionen angebaut werden: Sie halten die Menschen bei warmem Klima kühl. Auf meiner Reise nach Kerala (Indien) konnte ich Kokoswasser im Restaurant bestellen, und der

Kellner brachte dann eine aufgeknackte junge Kokosnuss mit einem Strohhalm. Wenn Sie Kokoswasser »direkt aus der Quelle« trinken möchten, dürften Sie junge Kokosnüsse in Lebensmittelgeschäften oder auf dem Markt finden, doch der Einfachheit halber gibt es Kokoswasser auch in Dosen oder Tetrapaks zu kaufen. (Wählen Sie am besten Verpackungen ohne Plastik, da diese gesünder und umweltfreundlicher sind.)

1 Minzezweig
480 ml Kokoswasser
Saft von ½ Limette
Heilpflanzenzusatz für eine besonders intensive Wirkung (wahlweise):
  ½ TL Guduchi

Die Minze mit einem Mörser und Stößel leicht zerdrücken und in eine Tasse geben. Kokoswasser dazugießen und den Limettensaft unterrühren. Falls Sie Guduchi verwenden möchten, können Sie das Pulver entweder direkt in diese Mischung hineingeben oder zuerst drei bis fünf Minuten lang in 60 Milliliter heißem Wasser ziehen lassen. Dann abseihen und in die Tasse gießen. Bei Zimmertemperatur trinken.

Mittagsrituale

> Aus ayurvedischer Sicht hat die äußere Temperatur eines Lebensmittels nichts damit zu tun, ob es »kühlend« oder »erwärmend« wirkt. Wenn Sie unter einem Entzündungszustand leiden, geht es vielmehr darum, alles einzudämmen, was eine erwärmende Wirkung im Körper erzeugt, und dafür mehr Lebensmittel mit kühlender Wirkung zu sich zu nehmen. Im Allgemeinen erzeugen würzige, salzige, saure, säurebildende und fermentierte Nahrungsmittel Hitze, während bittere, süße und zusammenziehende Lebensmittel Hitze abmildern. Mehr über Lebensmittel mit kühlender und erwärmender Energie erfahren Sie in Tabelle 3 auf Seite 108.

Kühlender Atem (Shitali) 3 Minuten

Ihr Atem kann erwärmend oder kühlend sein, je nachdem, wie Sie Ihren Mund dabei formen. Denken Sie zum Beispiel einmal daran, wie Sie Ihr Essen kühlen, indem Sie daraufpusten. Und nun stellen Sie sich vor, welche Form Ihr Mund hat, wenn Sie im Winter die Hände mit Ihrem Atem zu wärmen versuchen oder an kalten Tagen auf ein Fenster blasen, sodass es beschlägt. Die Shitali-Atmung macht sich dieses Konzept zunutze. Wenn Sie sich äußerlich heiß fühlen – oder das Gefühl haben, dass Ihre Verdauung, Ihre Gedanken oder irgendwelche Emotionen in Ihrem Inneren schwelen –, wird Shitali Sie beruhigen.

Wenn Sie Ihre Zunge rollen können, tun Sie dies jetzt und atmen Sie durch den Mund ein, als ob Sie Ihre Atemluft durch Ihre Zunge wie durch einen Strohhalm in sich hineinschlürfen würden. Dann atmen Sie mit geschlossenem Mund und entspannten Lippen durch die Nase aus. Wenn Sie Ihre Zunge nicht rollen können, formen Sie die Lippen einfach zu einem kleinen Kreis, tun wiederum so, als würden Sie durch einen Strohhalm trinken, und atmen ein. Danach atmen Sie durch die Nase aus. Wiederholen Sie das siebenmal oder so lange, bis Sie das Gefühl haben, zur Ruhe gekommen zu sein.

Kühlender Mittagsdunst 1 Minute

Verwenden Sie ein erfrischendes Gesichtsspray, das die kühlende Kraft der Pflanzen nutzt, um einem Hitzestau vorzubeugen – das ist die beste mittägliche Erfrischung für Gesicht, Arme und Hals.

Wählen Sie Ihren Lieblingsduft unter den Pflanzen, die am kühlendsten wirken: Lavendel, Rose, Gurke oder Kamille. Tragen Sie dieses Spray stets bei sich und verwenden Sie es den ganzen Tag über immer wieder, um kühl und gelassen zu bleiben, vor allem an besonders stressigen Tagen.

Abendrituale

Regenerierende Yogadrehung 7 Minuten

Drehungen gehören zu den häufigsten Yogastellungen, die zur Beruhigung von Pitta verwendet werden. Das liegt daran, dass solche Bewegungen im Dünndarm- und unteren Magenbereich – dem Sitz von Pitta – stattfinden. Die auswringende Drehbewegung trägt zur Freisetzung überschüssiger Hitze bei, vor allem, wenn es sich dabei um eine passive, sanfte Drehung handelt.

Für dieses Ritual brauchen Sie eine Yogarolle oder ein paar Decken. Wenn Sie Decken verwenden möchten, falten Sie diese zu langen Rechtecken, um Ihren gesamten Rumpf, Nacken und Kopf abzustützen, und stapeln sie ungefähr 15 Zentimeter hoch.

Setzen Sie sich so auf den Boden, dass Ihre rechte Hüfte sich ans schmale Ende der Yogarolle anlehnt und Ihre Beine nach links gebeugt sind. Wenden Sie sich der Yogarolle zu und legen Sie jede Hand an eine Seite der Rolle. Dann dehnen Sie beim Einatmen Ihre Wirbelsäule und legen die Vorderseite Ihres Körpers beim Ausatmen langsam über die Yogarolle, wodurch eine sanfte Drehung entsteht. Sie können diese Drehbewegung noch verstärken, indem Sie den Kopf nach rechts drehen. Wenn diese Haltung allerdings Ihren Nacken zu sehr belastet, halten Sie den Kopf ruhig nach links gedreht. Lassen Sie Ihre Arme bequem an den Seiten liegen und bleiben Sie drei Minuten lang in dieser Drehungsposition. Sobald Sie bereit dazu sind, kommen Sie langsam wieder aus der Drehung heraus, wobei Ihr Kopf als Letztes hochkommen sollte. Wiederholen Sie diese Übung zur anderen Seite, sodass Ihre linke Hüfte am Ende der Yogarolle anliegt und die Beine nach rechts gebeugt sind.

Tagebuch schreiben 3 Minuten

Auch Emotionen können eine erwärmende oder kühlende Wirkung auf den Körper haben. In so einem Fall besteht Ihr Ziel nicht darin, diese Emotionen gänzlich zu unterbinden, sondern sich bewusst zu machen, dass jede auf ihre eigene Weise verarbeitet werden muss – zum Beispiel im Rahmen eines Tagebucheintrags, bei dem es um die kühlende Emotion inneren Friedens geht. Auch damit können Sie einen Beitrag zur Heilung von Entzündungsprozessen leisten.

Setzen Sie sich an einen ruhigen, bequemen Ort und nehmen Sie sich einen Augenblick Zeit, um an jemanden zu denken, der Ihnen an diesem Tag Freude bereitet hat. Schreiben Sie: »Ich bin im Reinen mit ____________, der mir heute durch ______________ Freude gemacht hat.« Als Nächstes denken Sie an eine Person oder Angelegenheit, die Ihnen Probleme bereitet, und schreiben: »Ich bin im Reinen mit _________________ – trotz meiner Schwierigkeiten mit dieser Person.« Zum Schluss schreiben Sie: »Ich bin mit mir selbst im Reinen.«

Gelenkschmerzen

Schmerzen in den Gelenken können die verschiedensten Ursachen haben. Doch egal ob sie von einer Verletzung, Überlastung oder irgendetwas anderem herrühren: Aus ayurvedischer Sicht hängen sie allesamt mit einer Zunahme des beweglichen Luftelements oder des Doshas Vata zusammen, dem unsere Gelenke und sämtliche Bewegungen im Körper zugeordnet sind. Zwar kann es durchaus sein, dass Sie an einer Pitta-Entzündung oder Kapha-Schwellung in den Gelenken leiden, doch an allen Gelenkbeschwerden ist in erster Linie Vata beteiligt. Wenn in Ihrer Konstitution das Element Luft vorherrscht, sind Sie also vielleicht besonders anfällig für Gelenkschmerzen; und wenn bei Ihnen öfters Vata-Ungleichgewichte auftreten, haben Sie ebenfalls ein höheres Risiko für Gelenkprobleme.

Die Gesundheit eines Gelenks hängt von verschiedenen Faktoren ab: zum Beispiel von der Frage, ob es angemessen durch Muskeln und Bindegewebe gestützt wird, ob wir unserem Körper die richtige Art und Menge an Bewegung bieten, um eine gute Nährstoffzirkulation zu gewährleisten, und ob das Gelenk ausreichend abgepolstert und durch Gelenkschmiere befeuchtet ist.

Sie werden feststellen, dass die nun folgenden Rituale für gesunde, schmerzfreie Gelenke sich auf all diese Aspekte positiv auswirken.

Morgenrituale

Einölen der Gelenke vor dem Duschen 5 Minuten

Sie werden staunen: Eine äußerliche Einölung Ihrer Gelenke fühlt sich tatsächlich so an, als hätten Sie die Gelenkflächen im Inneren Ihres Körpers geschmiert. Das Auftragen des Öls fördert die Durchblutung, was eine abschwellende Wirkung hat und die Gelenke mit Nährstoffen versorgt. Da das Öl über die Haut aufgenommen wird und auch ins Gewebe eindringt, hält es Muskeln und Weichgewebe geschmeidig.

Für dieses Ritual können Sie dasselbe Öl verwenden wie für die Abhyanga (siehe Seite 176). Zwar wird Ihnen jedes Öl guttun, doch es gibt Öle, die bei Gelenkbeschwerden eine besonders heilsame Wirkung haben. Im Ayurveda wird für die Behandlung von Muskeln und Gelenken traditionsgemäß Mahanarayan verwendet. Bei der Herstellung dieses Öls lässt man in einem Basisöl (Sesamöl) verschiedene Kräuter ziehen, die eine schmerzlindernde Wirkung haben und zur Regeneration von Gewebe beitragen. Falls Sie sich dieses Öl nicht beschaffen können, aber gerne ein Kräuteröl verwenden möchten, halten Sie Ausschau nach einem Öl, das Kurkuma, Ingwer, Süßholz, Gewürznelke oder Indischen Weihrauch (Boswellia) enthält.

Ob Sie nur Ihre schmerzenden Gelenke oder auch diejenigen, die den stärksten Belastungen und häufigsten monotonen Bewegungen ausgesetzt sind, oder ob Sie alle Gelenke einölen möchten, bleibt Ihnen überlassen. Erwärmen Sie zunächst 60 bis 120 Milliliter Öl – entweder in einem Topf auf dem Herd, einem Ölwärmer oder in einer Glasflasche unter fließendem heißem Wasser. Geben Sie ein paar Tropfen davon in Ihre Handfläche und verteilen Sie sie auf dem Gelenk. Massieren Sie das Öl mit beiden Händen mit sanftem Druck und kreisenden Bewegungen im Uhrzeigersinn und Gegenuhrzeigersinn in die

Haut ein, vor allem an Stellen, wo Bindegewebe oder Muskeln sich verspannt anfühlen. Lassen Sie das Öl bis zu 20 Minuten (mindestens fünf Minuten) lang einwirken. Dann spülen Sie das überschüssige Öl unter einer warmen Dusche ab. (Nicht wegwaschen oder -schrubben!)

Kurkuma-Ingwer-Tonikum 5 Minuten

Ingwer und Kurkuma sind zwei Heilpflanzen, die gegen viele verschiedene Erkrankungen helfen. Bei diesem Tonikum tragen sie synergistisch zur Beruhigung Ihrer Gelenke bei, indem sie die Mikrozirkulation um die Gelenke herum fördern und Entzündungen hemmen. Frischer Ingwer eignet sich am besten dafür, weil er weniger erwärmend wirkt und öliger ist, während Ingwerpulver leicht und trocken ist, eine erwärmende Wirkung hat und daher Vata verstärken könnte, statt es zu beruhigen. Da dieses Tonikum entzündungshemmend und schmerzlindernd wirkt, können Sie es gerne auch abends zu sich nehmen. Ich empfehle in diesem Buch die morgendliche Einnahme, weil das Getränk dann als eine Art Aufwärmung vor der täglichen körperlichen Aktivität wirken kann.

2,5 cm langes Stück Ingwerwurzel, geschält und gehackt
1 TL Kurkuma
480 ml heißes (nicht kochendes) gefiltertes Wasser
Heilpflanzenzusatz für eine besonders intensive Wirkung (wahlweise):
 ½ –1 TL Indischer Weihrauch (Boswellia)

Ingwer, Kurkuma und (wahlweise) Boswellia-Pulver ins Wasser geben und fünf Minuten lang ziehen lassen. Verrühren oder verquirlen, damit sich die Zutaten miteinander vermischen und etwaige noch feste Partikel sich in dem Wasser auflösen. Lassen Sie das Tonikum auf Trinktemperatur abkühlen. Vor dem Trinken abseihen.

Mittagsrituale

Bewegungen zur Lockerung der Gelenke 5 Minuten

Mit dieser Bewegungsabfolge können Sie sämtliche Gelenke Ihres Körpers lockern. Wenn Sie dies mittags tun, ist es nach längerem Sitzen, Stehen oder monotonen Bewegungsabläufen eine Art Neustart für Ihren Bewegungsapparat.

Dabei beginnen Sie an den Füßen und wandern dann allmählich nach oben. Jede Bewegung wird in beide Richtungen jeweils fünfmal ausgeführt.

1. Verlagern Sie Ihr Gewicht auf den rechten Fuß, sodass nur noch der linke Fußballen auf dem Boden aufliegt. Dann machen Sie kreisförmige Bewegungen mit dem linken Fuß und verlagern das Gewicht dabei vom Fußballen auf die Zehen, sodass Sie eine Dehnung im ganzen Fuß spüren. Wiederholen Sie das Gleiche mit dem rechten Fuß.
2. Stellen Sie Füße und Knie dicht nebeneinander, beugen Sie Knie und Hüften und legen Sie die Hände direkt oberhalb der Knie auf Ihre Oberschenkel. Dann lassen Sie die Knie fünfmal in jede Richtung kreisen.
3. Richten Sie sich auf und stellen Sie die Füße hüftbreit auseinander. Ihre Hände liegen dabei auf den Hüften. Vollführen Sie mit Hüften und Becken große Kreise (fünfmal in jede Richtung).
4. Führen Sie Ihre Hände mit gebeugten Ellbogen zu den Schultern. (Die Füße stehen dabei immer noch hüftbreit auseinander.) Drehen Sie Ihre Wirbelsäule nun langsam nach rechts und links und lassen Sie sich bei dieser Bewegung von Ihren Ellbogen führen.
5. Ziehen Sie mit den Ellbogen große Kreise (fünfmal in jede Richtung). Ihre Hände liegen dabei immer noch an den Schultern.
6. Nun nehmen Sie Ihre Hände von den Schultern, verschränken die Finger vor Ihrem Körper ineinander und machen kreisende Bewegungen mit den Händen (wobei Ihre Unterarme sich fast berühren), um Ihre Handgelenke zu lockern.

7. Lassen Sie die Arme locker seitlich herunterhängen und atmen Sie tief ein. Beim Ausatmen lassen Sie Ihren Kopf sanft (ohne Ausübung von Gewalt) in Richtung rechte Schulter sinken. Beim Einatmen bringen Sie den Kopf wieder in eine aufrechte, mittige Position. Beim Ausatmen lassen Sie ihn nach links herabsinken, beim Einatmen richten Sie ihn wieder auf. Beenden Sie die ganze Bewegungssequenz mit einem tiefen Atemzug.

Wechselatmung (Nadi Shodhana) 5 Minuten

Mit gezielten Atemübungen können Schmerzen gelindert werden. Eine Verlangsamung Ihrer Atmung kann nicht nur Ihr sympathisches Nervensystem beruhigen, sondern gleichzeitig auch Ihre Aufmerksamkeit vorübergehend vom Schmerz ablenken. Da die Wechselatmung von ihren thermischen Auswirkungen her neutral ist, eignet sie sich hervorragend zur Linderung von Gelenkschmerzen (Seite 197). Der Grund: Sie wirkt nicht so stark erhitzend, dass sie Entzündungen verschlimmert, aber doch erwärmend genug, um die Durchblutung zu fördern.

Abendrituale

Wärmepackung 10 Minuten

Die östliche Medizin hat die heutzutage beliebte Praxis, Muskel- oder Gelenkschmerzen mit Eis zu behandeln, nie übernommen – auch dann nicht, als die Gefriertechnologie in Indien eingeführt wurde. Diese Behandlungsmethode gilt in der östlichen Medizin als kontraproduktiv, da Kälte zu einer Verengung der Blutgefäße führt, sodass Blut und Lymphe nicht mehr richtig fließen und somit keine heilsamen Nährstoffe in den schmerzenden Bereich gelangen können. Dies gilt sogar für entzündliche Gelenkerkrankungen, sofern es sich dabei nicht um eine akute Verletzung handelt.

Wärme regt die Mikrozirkulation im Bereich des Gelenks an, was für den Heilungsprozess unerlässlich ist. Sie lockert das Gewebe und macht das

Gelenk beweglicher, und warme Muskeln lassen sich besser dehnen und ermöglichen einen größeren Bewegungsradius. Feuchte Hitze ist in dieser Hinsicht wirksamer als trockene, weil sie in das zu behandelnde Gewebe eindringt, statt es nur oberflächlich zu erwärmen. Es gibt spezielle Heizkissen, die feuchte Wärme erzeugen, aber Sie können auch ein feuchtes Tuch oder Handtuch verwenden oder Öl auf die Haut aufbringen, um die schmerzende Stelle vor dem Erhitzen zu befeuchten. Legen Sie ein Heizkissen auf die Körperregionen, in denen die Schmerzen am schlimmsten sind, und lassen Sie die Hitze an allen betroffenen Stellen 10 bis 20 Minuten lang einwirken.

Tagebucheintrag für mehr Geduld und Zufriedenheit

5 Minuten

Der Umgang mit körperlichen Schmerzen kann sehr viel Kraft kosten. Oft verlieren wir angesichts des langwierigen Heilungsprozesses die Geduld. In solchen Augenblicken haben wir manchmal das Gefühl, an unserem Schmerz zu zerbrechen. Wenn Sie also glauben, in körperlicher Hinsicht bereits alles für Ihre Genesung zu tun, können Sie diesen Prozess fördern, indem Sie sich auch um Ihre emotionale und psychische Gesundheit kümmern.

Nehmen Sie sich vor dem Schlafengehen fünf bis zehn Minuten Zeit, um darüber nachzudenken, wie Sie Ihren Heilungsprozess unterstützen könnten. Inwiefern kann Geduld Ihnen bei der Genesung helfen? Schaffen Sie es, mit den Fähigkeiten und Einschränkungen Ihres Körpers zufrieden und im Reinen zu sein? Können Sie Ihr jetziges schlechtes Befinden leichter ertragen, wenn Sie daran denken, dass jede Heilung eine gewisse Zeit dauert – weil Sie dann wissen, dass es Ihnen vielleicht bald wieder besser gehen wird? Suchen Sie nach Wegen, sich mit Ihrem jetzigen Zustand abzufinden, und halten Sie sich vor Augen, dass Ihr Körper die Fähigkeit und Kapazität zur Heilung besitzt. Sagen Sie bei jedem tiefen Atemzug vor sich hin: »Es geht mir gut. Ich bin gesund.« Dann schließen Sie die Augen, legen die Hände auf die schmerzende Stelle und atmen dreimal tief durch. Wenn Sie diese Stelle mit den Händen nicht erreichen können, stellen Sie sich vor, dass ein geliebter Mensch das für Sie tut.

Geschwächtes Immunsystem oder zu schwaches Ojas

Wir alle wissen, dass man ein starkes Immunsystem braucht, um gesund zu bleiben – vor allem in stressigen Zeiten. Ojas ist unsere Vitalität – eine Essenz, die große Ähnlichkeit mit unserem Immunsystem hat. Es ist das, was einen Menschen von innen heraus strahlen lässt und bei guter Gesundheit hält, damit er sich in seinem Leben mit Dingen beschäftigen kann, die ihn glücklich machen. Unser Ojas kann geschwächt werden, wenn wir nicht genügend Schlaf bekommen, eine zu schwache Verdauung haben, uns falsch ernähren, zu viel arbeiten oder uns keine Zeit für Menschen und Dinge nehmen, die unsere Seele nähren. In solchen Zeiten sind wir anfälliger für Krankheiten. Nebennierenschwäche (Seite 226) und Burn-out (Seite 179) sind zwei typische Erkrankungen, die durch zu schwaches Ojas entstehen.

Im Alter von 15 Jahren besaß ich ein Moped, um mich auch ohne Hilfe meiner Eltern durch meine kleine Stadt bewegen zu können. Es hatte zwei Benzintanks: einen Haupt- und einen Reservetank. Wenn mir das Benzin ausging, konnte ich durch Umlegen eines Schalters vom Haupt- auf den Reservetank umschalten, um trotzdem noch bis zur nächsten Tankstelle zu kommen. Unser Ojas ist mit diesem Reservetank vergleichbar: Für Notfälle sollte er stets gefüllt sein, aber es ist besser, ohne ihn auszukommen. Anzeichen eines geschwächten Immunsystems oder zu schwachen Ojas können bereits auftreten, bevor Ihr Haupttank leer ist, doch wenn Sie Ihre primäre Kraftstoffquelle bereits voll ausgeschöpft und angefangen haben, auf Ihre Energiereserve zurückzugreifen, ist eine längere Erholungsphase erforderlich.

Man kann Ojas durch bestimmte Heilpflanzen und Lebensmittel, aber auch durch Zusammensein mit Menschen, die man liebt, durch regelmäßige

Selbstmassagen mit Öl (Abhyanga) und durch Ausruhen wieder aufbauen. Auch wenn es verschiedene Gründe geben kann, warum Ihr Immunsystem geschwächt ist und Ihre Vitalität nachgelassen hat, ist der Weg zur Erholung doch stets der gleiche. Die nun folgenden Rituale haben ein gemeinsames Thema, das sich wie ein roter Faden durch sie hindurchzieht: Ruhe, Entschleunigung und Regeneration.

Morgenrituale

Noch bevor Mandelmilch zum Ernährungstrend wurde, haben Ayurveda-Therapeuten dieses Getränk bereits selbst hergestellt und als heilsames Stärkungsmittel eingesetzt. Im Laden gekaufte Mandelmilch kann zwar immer noch ein hervorragendes Nährwertprofil haben, doch für den Wiederaufbau von Ojas gibt es nichts Besseres als selbst gemachte Mandelmilch. Mandeln sollen eine starke Affinität zu Ojas haben, und wenn man sie zu Milch verarbeitet, bringt man die Essenz ihrer heilenden Eigenschaften in eine leichter verdauliche, konzentriertere Form. Viele Menschen gehen davon aus, dass es zeitaufwendig oder kompliziert ist, Mandelmilch selbst herzustellen. Doch in Wirklichkeit dauert das nicht einmal zehn Minuten und hinterlässt kaum Unordnung in der Küche. Trinken Sie jeden Abend eine Tasse (etwa 240 Milliliter) dieser selbst gemachten Mandelmilch. Wenn Sie sie mit frisch gemahlenem Muskat bestreuen, wirkt sie zusätzlich beruhigend.

Selbst gemachte Mandelmilch — 10 Minuten

Ergibt 4 Tassen (960 ml) oder 4 Portionen

85 g rohe Mandeln, über Nacht in zimmerwarmem gefiltertem Wasser eingeweicht

½ TL Meersalz

1 TL echtes Vanillepulver oder ½ TL Vanilleextrakt (wahlweise)

2 Datteln, entsteint und 5–10 Minuten lang eingeweicht (wahlweise)
Heilpflanzenzusatz für eine besonders intensive Wirkung (wahlweise):
1 TL Chyavanprash

1. Die Mandeln abgießen und zusammen mit Salz, Vanille und Datteln in einen Mixer geben. Wahlweise Chyavanprash hinzufügen.
2. 960 ml gefiltertes Wasser in diese Mischung hineingeben und das Ganze 2 bis 3 Minuten lang cremig pürieren.
3. Mit einem Seihtuch (über eine große Schüssel legen) oder mit einem feinmaschigen Sieb abseihen und die Mandelmasse so lange ausdrücken, bis die ganze Flüssigkeit ausgetreten ist. Die Rückstände können Sie für andere Zwecke aufbewahren (zum Beispiel trocknen und als Mehl zum Backen verwenden) oder kompostieren oder entsorgen.
4. In einem luftdichten Behälter oder einer luftdichten Flasche kann die Mandelmilch im Kühlschrank bis zu fünf Tage lang aufbewahrt werden.

Meditation zur Erholung und Regeneration 5 Minuten

Ihre Gedanken können Ihnen am meisten bei der Regeneration helfen. Schaffen Sie sich mithilfe dieser Meditation einen inneren Rahmen, der Sie beim Wiederaufbau Ihrer körpereigenen Abwehrkräfte und Ihres Ojas unterstützt. Sie können sie im Sitzen mit nach oben zeigenden Handflächen oder auch im Stehen durchführen, wobei Ihre Füße etwas mehr als hüftbreit auseinanderstehen, die Knie leicht gebeugt sind und die Hände mit den Handflächen nach oben seitlich herabhängen. Schließen Sie die Augen und beginnen Sie langsam, tief und gleichmäßig zu atmen. Nun richten Sie Ihr Augenmerk auf einen Bereich Ihres Lebens, in dem Sie sich schwach oder unzulänglich fühlen. In welcher Hinsicht? Fühlen Sie sich finanziell unsicher, nicht ausreichend qualifiziert für Ihre Arbeit oder haben Sie das Gefühl, einfach nicht gut genug zu sein? Überlegen Sie sich ein aus ein bis drei Sätzen bestehendes Mantra, das Sie als einen in diesen Lebensbereichen starken Menschen darstellt, zum Beispiel: »Ich habe mehr als genug in meinem Leben. Ich bin bereit für das, was auf mich zukommen könnte. Ich bin gut genug.« Sprechen Sie diese Sätze mehrmals vor sich hin und stellen Sie sich dabei vor, wie Sie sich in diesen Lebensbereichen von einem schwachen zu einem starken Menschen entwickeln. Nach drei bis fünf Minuten schlagen Sie langsam die Augen auf und betrachten Ihr Leben aus dieser neuen Perspektive.

Mittagsrituale

Gleichmäßige Atmung (Sama Vritti) 3 Minuten

Gleichmäßiges Atmen kann Ihr Immunsystem stärken. Nehmen Sie sich nach dieser Übung Zeit, um innezuhalten und zu beobachten, wie Sie sich in körperlicher und seelischer Hinsicht fühlen. Betrachten Sie diese Atemübung als Zufluchtsort, zu dem Sie jederzeit zurückkehren können, wenn der Tag für Sie zu anstrengend wird (Seite 211).

Nasya 3 Minuten

Wenn wir sowohl körperlich als auch geistig stärker werden möchten, sollten wir die Ernährung unseres Nervensystems nicht außer Acht lassen. Nasya ist die schnellste und wirksamste Methode, Ihr Gehirn mit heilkräftigen Ölen und Heilpflanzen zu versorgen. Außerdem kann Ihnen diese Nasenpflege mit Öl um die Tagesmitte als natürliches Stärkungsmittel dienen (Seite 81).

Abendrituale

Tagebuch schreiben, um die Geschichte Ihres Lebens zu ändern 5 Minuten

Wenn Sie niedergeschlagen sind oder sich schwach, abgeschlagen oder krank fühlen, verfallen Sie leicht in eine negative Geschichte, die Sie dann für Ihr tatsächliches Leben halten. Dann erschaffen Sie vielleicht einen inneren Monolog um diese Geschichte herum und setzen den Teufelskreis auf diese Weise immer weiter fort. Aber Sie sind der Autor Ihrer Lebensgeschichte – also können Sie sie auch ändern! Versuchen Sie mithilfe der unten stehenden Tagebuch-Denkanstöße umzudenken und Ihre Lieblingsgeschichte zu leben.

- Wie fühlen Sie sich im Augenblick?
- Welche Sätze, die zu Ihrer jetzigen negativen Geschichte passen, reden Sie sich ein oder werden Ihnen von anderen Menschen eingeredet?
- Wie würden Sie sich gerne fühlen?
- Mit was für Sätzen werden Sie Ihre neue Geschichte beschreiben?
- Welchen Beitrag haben Sie heute zu Ihrer idealen Geschichte geleistet?
- Welchen Beitrag werden Sie morgen zu Ihrer idealen Geschichte leisten?

Stellung des Kindes (Balasana) 3 Minuten

Dies ist eine der angenehmsten und beruhigendsten Yogapositionen. Sie erzeugt ein Gefühl des Gehalten- und Umsorgtwerdens; mit der zusätzlichen Stütze durch Decken werden Sie sich dabei fühlen, als wären Sie in den Mutterleib zurückgekehrt. Dafür brauchen Sie eine Yogarolle und eine oder mehrere Decken (einen Stapel von 15 bis 20 Zentimeter Höhe), die der Länge nach so gefaltet werden, dass sie genauso lang sind wie Ihr Rumpf. Begeben Sie sich zunächst in eine kniende Position, wobei Ihre Füße einander berühren und die Knie weit gespreizt sind. Schieben Sie die Yogarolle oder den Stapel aus Decken längs zwischen Ihre Knie. Dann beugen Sie sich aus den Hüften heraus nach vorn und strecken Ihren Rumpf über die Yogarolle oder die Decken. Breiten Sie eine weitere Decke über Ihren Lendenwirbelsäulenbereich und Ihr Becken – oder bedecken Sie Ihren ganzen Körper mit einer Decke (dabei kann ein Übungspartner sehr hilfreich sein) – und versuchen Sie mithilfe dieses Gewichts einen möglichst starken Erdungseffekt zu erzielen. Sie können die Arme dabei seitlich neben Ihren Körper legen (wobei Ihr Kopf zur Seite gedreht auf dem Boden liegt) oder die Hände auf die Yogarolle oder die zusammengefalteten Decken legen und Ihre Stirn darauf abstützen. Bleiben Sie drei bis fünf Minuten lang in dieser Position und atmen Sie dabei ganz normal. Sobald Sie bereit sind, diese Position wieder zu verlassen, bewegen Sie sich ganz langsam und heben Sie den Kopf zuallerletzt an.

Hormonelle Probleme bei Frauen

Stress bringt den Körper durcheinander. Bei Frauen führt das oft zu einem Ungleichgewicht der Hormone Östrogen, Progesteron und Testosteron. Jede Frau wird diese Störung ihres Hormonhaushalts auf etwas andere Weise erleben, doch sie kann zu Problemen wie Unfruchtbarkeit, prämenstruellem Syndrom (PMS), Gebärmuttermyomen, Eierstockzysten, unregelmäßiger Menstruation oder Wechseljahrsbeschwerden (zum Beispiel Stimmungsschwankungen, Haarausfall und Hitzewallungen) führen. Am besten ist es, all diese Probleme gesondert zu behandeln, und zwar unter ärztlicher Aufsicht, doch da ihnen als gemeinsame Ursache häufig Stress zugrunde liegt, gibt es auch ein paar allgemeine Maßnahmen, mit denen Sie ein günstiges Umfeld für die Heilung weiblicher Hormonstörungen schaffen können.
Obwohl die Grenzen zwischen den Geschlechterrollen allmählich immer mehr verschwimmen, müssen Frauen im Vergleich zu ihren männlichen Kollegen nach wie vor härter für Anerkennung und Beförderung arbeiten; und gleichzeitig lasten dabei oft auch noch die Aufgaben der Kinderbetreuung und Organisation des Familienlebens auf ihnen. Aufgrund ihrer Entschlossenheit und ihres Arbeitseifers gelten Frauen häufig als Heldinnen, doch diese Rolle lässt ihnen wenig Zeit für körperliche Aktivität, gesunde Ernährung und Selbstfürsorge.

Ein Menstruationszyklus sollte beschwerdefrei ablaufen. Inzwischen sind wir schon so weit, das prämenstruelle Syndrom als etwas völlig Normales zu akzeptieren, worunter alle Frauen leiden, doch das stimmt nicht, und es gibt auch keinen Grund, warum das so sein sollte. Beobachten Sie zunächst einmal, wann Ihre Beschwerden auftreten, und versuchen Sie das daran beteiligte Dosha auszugleichen. Beschwerden während der Menstruation deuten oft auf ein Vata-Ungleichgewicht hin; Symptome, die zwischen Menstruation und Eisprung auftreten, sind Kapha zuzuordnen; bei Beschwerden vom Zeitpunkt des Eisprungs bis zur Menstruation ist ein Pitta-Ungleichgewicht die Ursache. Es ist nicht immer einfach, solche Probleme ohne professionelle Hilfe anzugehen; daher sollten Sie sich damit unbedingt an Ihren Ayurveda-Therapeuten wenden.

Hormone werden von Pitta – dem Dosha, das aus Feuer und Wasser besteht – reguliert. Die Zeit von der Pubertät bis zu den Wechseljahren ist die Pitta-Phase unseres Lebens und somit die Zeit, in der die meisten Unausgewogenheiten im Hormonhaushalt auftreten. Besonders stark wirkt sich das bei Frauen aus, bei denen Pitta vorherrscht und die in einer eher von Männern beherrschten beruflichen Karriere oder Umgebung tätig sind.

Da die Zeit nach den Wechseljahren Vata zugeordnet ist, können Wechseljahrsbeschwerden deutlich gelindert werden, indem Sie sowohl Pitta (das den weiblichen Hormonhaushalt reguliert) als auch Vata ausgleichen. Frauen, die mit akkumuliertem Vata in die Wechseljahre eintreten, werden in dieser Übergangsphase mehr Beschwerden haben. Während der Wechseljahre ist es hilfreich, ein geregeltes Leben zu führen und sich einer leichten körperlichen Aktivität wie Spazierengehen oder Yoga zu widmen, Öl äußerlich anzuwenden und gesunde Fette zu sich zu nehmen, indem mehr Nüsse, Kerne und Avocados gegessen werden.

Morgenrituale

Yin-Yang-Meditation **5 Minuten**

Yin und Yang sind gegensätzliche Energien; die eine kann ohne die andere nicht existieren. Yin steht für die weibliche, kühlende oder Mondenergie, Yang für die männliche, wärmende oder Sonnenenergie. Wir ziehen Yin-Energie an und bringen sie zum Ausdruck, wenn wir uns mitfühlend verhalten, uns langsam und frei bewegen, aus dem Herzen heraus sprechen und uns bei Entscheidungen von unserer Intuition leiten lassen. Die Yang-Energie wird dagegen betont, wenn wir unsere Willenskraft einsetzen, hart an der Erreichung von Zielen arbeiten, an Wettbewerben teilnehmen und Probleme durch logisches Denken lösen. Im Körper repräsentiert die linke Seite die Yin- und die rechte Seite die Yang-Energie. Bei der nun folgenden Meditation geht es darum, diese Energien in vernünftigen Maßen zu halten, damit es uns rechtzeitig auffällt, wenn wir uns mit der Verantwortung für Haushalt, Arbeit und Privatleben zu sehr übernommen haben und keine Zeit hatten, uns zurückzuziehen und etwas für uns selbst zu tun.

Setzen Sie sich mit gebeugten Ellenbogen aufrecht hin. Ihre Hände befinden sich in mittlerer Brusthöhe, die Handflächen zeigen nach oben. Spüren Sie beim Einatmen die Yang-Energie der Muskeln, die Ihren Rücken und Bauch stützen; beim Ausatmen konzentrieren Sie sich auf die Weichheit der Yin-Energie im Nacken-, Schulter- und Hüftbereich. Denken Sie nun an die Aspekte Ihres jetzigen Lebens, die die Yin-Energie repräsentieren, und stellen Sie sich vor, diese in der linken Hand zu halten. Wie schwer oder wie leicht fühlen sie sich an? Dann denken Sie an die Aktivitäten in Ihrem Leben, die die Yang-Energie repräsentieren, und halten diese in der rechten Hand. Wie fühlt sich dieses Gewicht an? Vergleichen Sie nun Ihre beiden Hände – trägt die eine ein schwereres Gewicht als die andere? Visualisieren Sie, wie Sie diese beiden Energien in Ihrem Leben gleichmäßiger zum Ausdruck kommen lassen könnten. Lassen Sie die Hände sinken, bis sie mit den Handflächen nach unten auf Ihren Oberschenkeln liegen, und atmen Sie dreimal tief durch.

Winkelsitz (Baddha Konasana) 3 Minuten

Bei dem auch als Schustersitz oder Schmetterling bezeichneten Winkelsitz handelt es sich um eine Dehnung im Sitzen, die die Hüftmuskeln lockert und Verspannungen im Beckenboden löst.

Setzen Sie sich auf eine auf dem Boden liegende dicke, gefaltete Decke. Legen Sie Ihre Fußsohlen aneinander und lassen Sie die Knie seitlich auseinanderfallen. Drücken Sie die Fingerspitzen in den Boden hinter sich, um Ihre Wirbelsäule zu dehnen, und kippen Sie Ihr Becken nach vorne, bis es aufrecht ist. Dabei werden Sie allmählich eine Dehnung an der Innenseite der Hüften und Oberschenkel spüren. Wenn Sie nicht viel davon merken, drücken Sie Ihre Hände noch fester in den Boden, um den Oberkörper nach vorne zu bewegen, wobei diese Bewegung nicht durch eine Krümmung des Rückens, sondern aus den nach vorne kippenden Hüften heraus erfolgen sollte. Dehnen Sie Ihre Wirbelsäule bei jedem tiefen Einatmen ein bisschen mehr. Bei jedem Ausatmen lockern Sie Ihren Hüftbereich und lassen Ihre Beine ganz schwer werden. Bleiben Sie auf diese Weise ein bis zwei Minuten lang in einer moderaten, nicht zu intensiven Dehnungsposition.

Mittagsrituale

Gleichmäßige Atmung (Sama Vritti) 3 Minuten

In Anbetracht der Wichtigkeit ausgewogener Doshas und Yin- und Yang-Energien ist gleichmäßige Atmung eine hervorragende Möglichkeit, Körper und Geist im Gleichgewicht zu halten.

Setzen Sie sich für diese Übung bequem und aufrecht hin. Beginnen Sie mit einem reinigenden Atemzug, indem Sie durch die Nase ein- und durch den Mund ausatmen. Beim nächsten Einatmen atmen Sie durch die Nase und zählen dabei bis vier. Dann halten Sie die Luft an und zählen wieder bis vier. Danach gleichmäßig durch die Nase ausatmen, bis vier zählen, die Luft anhalten und nochmals bis vier zählen. Damit ist ein Atemzyklus abgeschlossen.

Diese Atemübung sollte um die Tagesmitte durchgeführt werden, weil sie dann wie eine Art Neustart wirken kann. Obwohl es am besten wäre, sich dabei an einen besonderen Platz zu setzen oder mit einem Meditationskissen oder einer Decke auf dem Boden zu sitzen, ist es wichtiger, diese Übung regelmäßig jeden Tag zu machen – auch wenn Ihnen manchmal vielleicht nichts anderes übrig bleibt, als sie am Schreibtisch in Ihrem Bürostuhl oder bei ausgeschaltetem Radio im Auto sitzend durchzuführen (aber natürlich nicht während des Fahrens!). Egal in welcher Umgebung: Bleiben Sie während dieser Atemübung stets präsent und achtsam, damit sie sich nicht einfach nur wie ein weiterer Punkt auf Ihrer Erledigungsliste, sondern wie ein echter Akt der Selbstfürsorge anfühlt.

Das Anhalten des Atems oder Unterbrechen der Atmung ist eine Atemübung mittleren bis fortgeschrittenen Schweregrads. Bei manchen Menschen kann so etwas zu innerer Anspannung, ja sogar zu Angst oder Panik führen. Wenn Sie noch keine Erfahrung mit Atemübungen haben, machen Sie lieber erst einmal ein paar andere Übungen, bevor Sie sich an diese hier heranwagen.

Göttinnen-Tonikum 3 Minuten

Die wichtigste Zutat dieses Tonikums ist Granatapfel, eine Frucht, die sowohl Männern als auch Frauen guttut. Sie hat einen sauren Geschmack, was normalerweise zu einer Verstärkung von Pitta führen würde, doch diese Frucht stellt eine Ausnahme dar: Sie kann alle Doshas ausgleichen. Der Granatapfel ernährt Herz und Verdauungsorgane und gilt als Aphrodisiakum. Er ist ein Fruchtbarkeitssymbol, trägt zu einem ausgewogenen Östrogenhaushalt bei und eignet sich besonders gut dazu, Hitze während der Wechseljahre entgegenzuwirken. Aloe vera und Zitrone oder Limette regen außerdem die Verdauung an; daher tut es besonders gut, dieses Tonikum am Nachmittag oder nach dem Mittagessen zu trinken.

240 ml Granatapfelsaft
120 ml gefiltertes Wasser (Zimmertemperatur)
2 EL Aloe-vera-Saft
1 Spritzer Zitronen- oder Limettensaft
Heilpflanzenzusatz für eine besonders intensive Wirkung (wahlweise):
½–1 TL Shatavari

Geben Sie Granatapfelsaft, Wasser und Aloe-vera-Saft in eine große Schüssel und rühren Sie kräftig um, bis alle drei Zutaten sich gut vermischt haben. Fügen Sie einen Spritzer Zitronen- oder Limettensaft und (wahlweise) das Shatavari-Pulver hinzu. Bedenken Sie, dass sich das Pulver möglicherweise nicht vollständig auflöst. Stattdessen können Sie das Pulver auch drei Minuten lang in 120 Milliliter heißem Wasser ziehen lassen, dann abseihen und diese Flüssigkeit in den Granatapfel-Aloe-vera-Saft hineingeben. Bei Zimmertemperatur trinken.

Abendrituale

Ajna-Marma-Stimulation 5 Minuten

In Kapitel 6 haben wir über die Marma-Punkte gesprochen: wichtige Körperregionen, die verschiedenen Organen oder Erkrankungen zugeordnet sind und durch deren Stimulation Heilungsprozesse gefördert werden können. Bei diesem Ritual geht es um den Ajna-Marma-Punkt, der auf der Mittellinie der Stirn etwas oberhalb der Augenbrauen an der Stelle des dritten Auges liegt. Dieser Punkt wird auch als Sthapani bezeichnet, und beide Namen haben eine ähnliche Bedeutung: Ajna bedeutet »Ordnung« und Sthapani »Beständigkeit im Geist«. Das deutet bereits darauf hin, dass dieser Punkt für Gleichgewicht steht; wir nutzen ihn zur Behandlung eines unausgewogenen weiblichen Hormonhaushalts, vor allem weil er sich auf der Höhe der Hypophyse befindet. Die Hypophyse ist eine wichtige Schaltzentrale unseres Hormonhaushalts: Sie schüttet Hormone aus, die alle anderen Drüsen steuern. Gleichzeitig können Sie diesen Marma-Punkt auch zum Stressabbau stimulieren.

Für dieses Ritual können Sie entweder in Ihrer gewohnten Meditationshaltung sitzen oder sich auf den Rücken legen. Machen Sie es sich bequem – aber nicht so bequem, dass Sie dabei womöglich einschlafen. Üben Sie mit dem linken Daumen fünf bis sieben Atemzüge lang leichten Druck auf den Ajna-Marma-Punkt aus. Dann massieren Sie ihn fünfmal langsam mit kreisenden Bewegungen im Uhrzeigersinn und anschließend fünfmal gegen den Uhrzeigersinn. Zum Schluss lassen Sie den Punkt wieder los, lassen Ihre Arme bequem auf der Sessellehne oder dem Boden ruhen und konzentrieren sich in Gedanken drei Minuten lang auf diesen Punkt.

Abendliches Bad **20 Minuten**

Waschen Sie Ihre Sorgen mit einem abendlichen Bad oder Fußbad ab und widmen Sie sich während dieser Zeit ausschließlich Ihrer Ruhe und Entspannung.

Egal ob Sie sich für ein Vollbad oder Fußbad entscheiden: Verwenden Sie dafür warmes Wasser, Bittersalz und drei verschiedene ätherische Öle (Kardamom-, Minz- und Lavendelöl). Diese Öle bilden eine beruhigende, kühlende und erdende tridoshische (für alle drei Doshas heilsame) Aromatherapiemischung. Gönnen Sie sich ein 10- bis 20-minütiges Bad und ruhen Sie sich anschließend aus. Geben Sie dazu folgende Zutaten ins warme Badewasser:

Für ein Vollbad:

150 g Bittersalz
5 Tropfen Kardamomöl
8 Tropfen Minzöl
10 Tropfen Lavendelöl

Für ein Fußbad:

40 g Bittersalz
2 Tropfen Kardamomöl
4 Tropfen Minzöl
5 Tropfen Lavendelöl

Jahreszeitlich bedingte Allergien

Abgesehen von ein paar schwereren Fällen hängen die meisten Allergien mit der Fähigkeit unseres Körpers zusammen, das, was wir in uns aufnehmen, zu verarbeiten. Wenn er etwas nicht gut abbauen kann, beginnt es sich in unserem Körper anzusammeln und Ama zu bilden. An diesem Punkt wird Ihr Körper Ihnen auf jede erdenkliche Weise signalisieren, dass Sie sich von diesem Allergen fernhalten sollen. Jahreszeitlich bedingte Allergien – beispielsweise gegen Baumpollen, Ambrosia oder Schimmelpilze – werden durch in der Luft schwebende Partikel ausgelöst, unterscheiden sich ansonsten aber gar nicht so sehr von Lebensmittelallergien: Auch hier muss unser Körper in der Lage sein, das, was wir einatmen, zu verarbeiten und Abfallstoffe auszuscheiden.

Wie bei vielen anderen bisher besprochenen Erkrankungen sind auch die »Allergien« ein Oberbegriff für Krankheitsbilder, die sich je nach Jahreszeit, Individuum oder anderen Faktoren (beispielsweise Ernährung) in verschiedensten Symptomen äußern können. Wenn Sie unter trockenen Augen, einem kratzigen Hals oder laufender Nase mit klarem Sekret leiden, ist Ihr Problem höchstwahrscheinlich auf einen Überschuss des Elements Luft oder des Doshas Vata zurückzuführen. Ein brennendes Gefühl oder empfindliche Haut sind ein Anzeichen für zu viel Pitta oder Feuer. Verstopfte Nase, übermäßige Schleimproduktion oder produktiver Husten können auf einen Überschuss an Kapha oder des Elements Erde hindeuten. Sicherlich ist es sinnvoll, solchen Problemen durch einen Ausgleich des aus dem Gleichgewicht geratenen Doshas entgegenzuwirken, doch auch mithilfe der unten aufgeführten Rituale können Sie etwas für die Gesundheit Ihrer Atemwege tun und von vornherein verhindern, dass Allergene zum Problem werden.

Morgenrituale

Augenspülung 3 Minuten

Wenn Sie unter jahreszeitlich bedingten Allergien leiden, sollten Sie diesen Schritt Ihres morgendlichen Hygieneprogramms nicht weglassen (Seite74). Nach dem nächtlichen Reinigungszyklus Ihres Körpers werden Sie morgens kleine Ablagerungen in den Augenwinkeln finden. Wenn Sie Pollen oder anderen Umweltallergenen ausgesetzt waren, sammelt sich besonders viel davon dort an; daher ist es wichtig, diese Ablagerungen wegzuspülen. Zu diesem Zweck eignet sich Rosen- oder Gurkenhydrosol sehr gut, weil es am beruhigendsten wirkt.

> Als Teil Ihres morgendlichen Hygieneprogramms verwenden Sie entweder einen Neti-Topf (siehe Kapitel 5), um Ihre Nebenhöhlen zu spülen, oder Nasya-Öl (siehe Seite 81), um sie zu befeuchten und einzufetten. Die Spülung mit einem Neti-Topf ist sinnvoll, wenn Sie sich draußen im Freien aufgehalten oder verschmutzte Luft eingeatmet haben, während Nasya sich am besten für trockene und gereizte Nebenhöhlen eignet.

Schnellatmung (Kapalabhati) 3 Minuten

Diese Atemübung hat nicht nur eine leichte, reinigende Wirkung, die eine Erleichterung für Sie sein kann, wenn Sie aufgrund einer Atemwegsallergie eine verstopfte Nase haben, sondern sie entfacht gleichzeitig auch Ihr Agni (Seite 245). Oft ist unser Verdauungsfeuer bei Allergien nicht stark genug, um die Allergene zu verarbeiten (selbst wenn es sich dabei um Atemwegsallergien handelt). Übungen wie die Schnellatmung können diesem Problem abhelfen.

Mittagsrituale

Tee zur Befreiung von Allergien 5 Minuten

So widersinnig es auch klingen mag: Honig und Bienenpollen besitzen Eigenschaften, die Verstopfungen oder Allergene, welche sich in Ihrem System angesammelt haben, beseitigen können. Regionale Sorten sind in dieser Hinsicht besonders hilfreich, da sie dazu beitragen können, Ihre Abwehrkräfte gegen saisonale Allergene in Ihrer Region aufzubauen. Sie können die Wirkung dieses Getränks noch verstärken, indem Sie Tulsi hinzufügen, eine Heilpflanze, die eine Affinität zu den Atemwegen hat und bekannt dafür ist, selbst bei schlimmem Husten und stark verstopfter Nase die Atemwege zu befreien.

1 TL Bienenpollen aus Ihrer Region
1 TL Tulsi
Heilpflanzenzusatz für eine besonders intensive Wirkung (wahlweise):
½–1 TL Brennnesselblätter oder Brennnesseltee
480 ml heißes (nicht kochendes) gefiltertes Wasser
1 TL Honig aus Ihrer Region

Bienenpollen, Tulsi und (wahlweise) Brennnessel in einem Teesieb oder Tee-Ei in das heiße Wasser geben und zehn Minuten lang ziehen lassen. Das Sieb oder Tee-Ei herausnehmen und den Honig einrühren.

Kamel (Ustrasana) 5 Minuten

Das Kamel – eine wunderbare Entspannungsübung für die Mittagspause – hält die Herzregion offen, lockert die Brustmuskulatur und befreit Sie von Beklemmungsgefühlen in der Brust aufgrund von Erkältungen oder sonstigen Viruserkrankungen und Allergien. Dazu knien Sie sich aufrecht hin und polstern Ihre Knie bei Bedarf mit einer Matte oder Decke oder einem Handtuch ab. Achten Sie darauf, dass Ihre Hüften sich in gerader Linie oberhalb der Knie befinden, und legen Sie die Hände oben auf Ihr Becken (nicht in den Lendenwirbelsäulenbereich, um nicht ins Hohlkreuz zu fallen!). Das Ziel dieser Übung besteht darin, den oberen Teil Ihres Rückens oder Ihre Brustwirbelsäule durchzubiegen, indem Sie die Schultern nach hinten ziehen und das Brustbein anheben. Gleichzeitig drücken Sie mit den Händen Ihr Becken nach unten, sodass das Gefühl entsteht, als würden Brustkorb und Becken sich in entgegengesetzte Richtungen bewegen. Schauen Sie dabei nach vorne oder drücken Sie das Kinn leicht nach unten, um Ihren Hals nicht zu überstrecken. Atmen Sie fünfmal tief durch und dehnen Sie Ihren Brustkorb beim Einatmen so weit wie möglich. Dann kommen Sie langsam wieder in eine aufrechte Position, indem Sie Ihre Bauchmuskeln anspannen, und gehen in den Vierfüßlerstand. Zum Schluss machen Sie eine sanft schlängelnde Bewegung mit der Wirbelsäule.

Abendrituale

Kräuterdampfbad 25 Minuten

Ein Kräuterdampfbad kann Ihre letzte Rettung sein, wenn Ihre Nase sich so verstopft anfühlt, dass Sie nicht mehr atmen können. Es gibt zwar verschiedene rezeptfreie Arzneimittel, die gegen eine verstopfte Nase helfen können, doch diese wirken häufig austrocknend – nicht nur auf die Nasennebenhöhlen, sondern auf den ganzen Körper. Dank seiner befeuchtenden Wirkung, seiner Wärme und der Kräuter ist ein Dampfbad diesen Mitteln überlegen.

In einem großen Topf 960 Milliliter Wasser zum Kochen bringen. Vom Herd nehmen, 25 Gramm Kamille oder getrocknete Kamillenblüten hineingeben (siehe Glossar der Heilpflanzen, Seite 275) und 20 Minuten lang zugedeckt ziehen lassen. Dann nehmen Sie den Deckel ab, ziehen sich ein Handtuch über den Kopf, damit der Dampf nicht entweichen kann, halten Ihren Kopf über den Topf und atmen tief durch die Nase, bis der Dampf nachlässt oder Sie das Gefühl haben, dass Ihre Nase nicht mehr verstopft ist.

Öl in die Augen **3 Minuten**

Allergien gehen häufig mit trockenen, entzündeten, gereizten Augen einher. Sie können Ihre Augen beruhigen und gleichzeitig etwas für deren Gesundheit tun, indem Sie abends Rizinusöl (wenn möglich kaltgepresst und aus biologischem Anbau) hineinträufeln. Geben Sie mit einer Pipette, die Sie zuvor gründlich mit heißem Seifenwasser gespült haben, ein bis zwei Tropfen in jedes Auge. Dann zwinkern Sie ein paarmal und schließen das Auge für ein paar Minuten, damit das Öl sich darin verteilt. Danach werden Sie alles leicht verschwommen sehen; also praktizieren Sie das nur vor dem Zubettgehen.

Lymphstauungen

Das Lymphsystem gehört zum größten Zirkulationssystem des Körpers, da es mit unserem Herz-Kreislauf-System zusammenwirkt. Es spielt eine wichtige Rolle für unser Immunsystem, denn es transportiert die Lymphe durch den Körper, die weiße Blutkörperchen enthält, welche Infektionen bekämpfen. Doch vor allem bei der Beseitigung von Abfallstoffen aus unserem Körper kommt dem Lymphsystem eine große Bedeutung zu. Der Ayurveda hat die Wichtigkeit der Lymphe und des Lymphsystems schon vor Jahrtausenden erkannt. Von den sieben Körpergeweben (Dhatus), die die ayurvedische Medizin kennt, gilt die Lymphe (zusammen mit dem Blutplasma) als erstes Gewebe, das im Körper gebildet wird (siehe Tabelle 5). Das ist deshalb wichtig, weil unsere Gewebe sich der Reihe nach entwickeln; das heißt, die Gesundheit des zweiten hängt von der richtigen Bildung des ersten Gewebes ab und so weiter. Mit anderen Worten: Wenn dieses primäre System nicht funktioniert, kann alles andere, was danach kommt – rote Blutkörperchen, Muskeln, Fettgewebe, Knochen, Knochenmark und Fortpflanzungsorgane – seine Aufgaben ebenfalls nicht richtig erfüllen.

Tabelle 5: Die sieben Gewebe

Gewebe	Sekundärgewebe	Abfallprodukte
Blutplasma und Lymphe	Oberhaut (Epidermis), Muttermilch, Menstruationsflüssigkeit	Schleim
rote Blutkörperchen	Blutgefäße, kleine Sehnen	säurehaltige Sekrete, Galle
Muskeln	Bänder, Lederhaut (Dermis), Unterhautfettgewebe	Ohrenschmalz, Nasen- und Nabelsekrete, Zahnstein
Fettgewebe	Sehnen, Bauchnetz (Omentum)	Schweiß
Knochen	Zähne, Knorpel	Nägel
Knochenmark	Kammerwasser	Tränen
Fortpflanzungsgewebe	Ojas	Smegma

Wenn wir uns zu wenig bewegen oder zu vielen Dingen ausgesetzt sind, die unser Körper nicht verarbeiten kann oder mit denen er nicht in Berührung kommen sollte (zum Beispiel verarbeiteten Lebensmitteln, Rückständen von Plastik in der Nahrung oder Luftverschmutzung), können Lymphstauungen entstehen. Diese Stauungen sind ungesund, weil Abfallstoffe dann nicht richtig aus dem Körper abtransportiert werden können und/oder die Funktion des Immunsystems beeinträchtigt wird. Symptome, die aus einem stockenden Lymphfluss entstehen – beispielsweise Müdigkeit, Hirnleistungsstörungen (»Gehirnnebel«), Flüssigkeitseinlagerungen oder Schwellungen –, sind normalerweise auf Kapha-Ungleichgewichte zurückzuführen. Die nun folgenden Rituale helfen nicht nur gegen Lymphstauungen, sondern auch gegen ein allgemeines Trägheitsgefühl.

Morgenrituale

Befreiung vom Stillstand des Lebens 5 Minuten

Physische Stagnation kann sich in Form von emotionalen Problemen manifestieren und umgekehrt. So entsteht ein echter Teufelskreis. Gibt es Bereiche in Ihrem Leben, in denen Sie beruflich oder persönlich, in Ihrer kreativen Arbeit oder Ihren Beziehungen das Gefühl haben, nicht weiterzukommen? Versuchen Sie sich diese geistige oder emotionale Lähmung durch Tagebuchschreiben bewusst zu machen; das kann ein erster Schritt zur Befreiung sein.

Setzen Sie sich ein paar Minuten lang ruhig hin, um innerlich zur Ruhe zu kommen. Denken Sie an bestimmte wiederkehrende Probleme oder Hindernisse in Ihrem Leben. Dann visualisieren Sie Ihr Leben und versuchen Sie sich vorzustellen, wie Sie sich körperlich fühlen würden, wenn diese gestauten Bereiche sich lösen. Schlagen Sie die Augen auf und schreiben Sie die ersten Gedanken, die Ihnen dabei in den Sinn kommen, in Ihr Tagebuch.

Trockenbürstenmassagen regen den Kreislauf und die Lymphzirkulation auf natürliche Weise an; also verzichten Sie nicht auf diesen Teil Ihres Dinacharya. Konzentrieren Sie sich dabei vor allem auf Körperregionen, in denen besonders viele Lymphknoten sitzen, beispielsweise Leisten, Bauch, Brustkorb, Unterarme und Hals. Wenn Sie nach dem Trockenbürsten eine Ölmassage (Abhyanga, siehe Seite 84) durchführen, sollten Sie dafür Kapha ausgleichende Öle wie Senf-, Sesam- oder Mahanarayan-Öl (siehe Seite 198) verwenden, um Ihren Körper zu beleben und den Kreislauf anzuregen.

Ha Kriya 2 Minuten

Ein Kriya ist eine Technik, die eine Reihe von Aktionen umfasst, welche auf ein bestimmtes Ergebnis abzielen. Dieses Ergebnis hat häufig etwas mit

Energie zu tun. Beim Ha Kriya führt man immer wieder eine Bewegung aus und gibt dabei den Laut »Ha« von sich. Diese Übung dient dazu, stagnierende Energie im Körper in Bewegung zu bringen.

Dazu stellen Sie sich so hin, dass die Füße weiter als hüftbreit auseinanderstehen, und beugen die Knie, um die Muskeln in den Beinen zu aktivieren. Strecken Sie beim Einatmen die Arme über den Kopf; beim Ausatmen beugen Sie mit einem kräftigen »Ha« rasch die Ellbogen und ziehen Ihre Arme wieder nach unten. Wiederholen Sie das achtmal. Dann strecken Sie in einer ähnlichen fließenden Bewegung beim Einatmen die Arme gerade vor sich aus und ziehen sie beim Ausatmen mit einem scharfen »Ha« wieder zum Brustkorb zurück. Wiederholen Sie auch das achtmal. Dann wird dieser ganze Zyklus noch einmal wiederholt, und zwar folgendermaßen: Die Arme nach oben und dann nach vorn strecken und dabei jeweils bis vier zählen; dann das Ganze noch einmal wiederholen und jeweils bis zwei zählen (zweimal wiederholen); anschließend den Zyklus ein letztes Mal wiederholen und jeweils bis eins zählen (viermal wiederholen). Zum Schluss stehen Sie wieder mit weiter als hüftbreit auseinandergestellten Füßen da, die Beine gerade und leicht einwärts gedreht, und beugen sich nach vorn. Bleiben Sie drei Atemzüge lang in dieser Haltung und kehren Sie dann langsam wieder in die Standposition zurück, indem Sie Füße und Beine fest in den Boden stemmen.

Mittagsrituale

Blasebalgatmung (Bhastrika) 3 Minuten

So wie ein Blasebalg ein Feuer entfacht, erzeugt die »Blasebalgatmung« (Bhastrika) Wärme im Körper und regt die Durchblutung an. Weil dabei zuerst der Bauch und dann die Lunge mit Luft gefüllt werden, sorgt diese Atemübung für geistige Wachheit und körperliche Vitalität und hat eine allgemeine reinigende Wirkung. Wenn Sie schwanger sind, an Bluthochdruck leiden, bei dieser Übung in Panik geraten oder Ihnen dabei schwindelig wird, verzichten Sie lieber darauf.

Führen Sie diese Atemübung am besten im Sitzen durch, wobei die Hüften leicht erhöht auf einem Kissen oder einer Decke ruhen. Nehmen Sie dabei eine aufrechte Haltung ein, Ihr Bauch sollte aber trotzdem locker und entspannt sein, damit Sie ihn richtig mit Luft füllen und wieder leeren können. Nun schließen Sie die Augen und atmen ganz normal, vertiefen Ihre Atemzüge dabei aber allmählich immer mehr. Beim Ausatmen spannen Sie die Bauchmuskeln an und atmen kräftig, aber ohne Anstrengung durch den Mund aus. Dann atmen Sie durch die Nase ein, indem Sie Ihren Bauch dehnen und das Zwerchfell nach unten drücken. Auch dieses Einatmen sollte kraftvoll, aber ohne besondere Anstrengung erfolgen. Ein vollständiger Atemzug kann zwei bis drei Sekunden dauern; atmen Sie in einem Tempo, in dem das Einatmen und Ausatmen die gleiche Dauer hat und Sie diesen Rhythmus auch dauerhaft so beibehalten können. Atmen Sie auf diese Weise sieben bis zehn Atemzüge lang weiter. Danach bleiben Sie sitzen und konzentrieren sich darauf, wie sich durch diese Atmung stagnierende Energie gelöst hat und nun wieder ungehindert in Ihnen zirkuliert.

Tonikum zur Anregung des Lymphsystems 3 Minuten

Rote Lebensmittel sind bekannt dafür, den Lymphfluss sehr stark anzuregen, und haben außerdem oft eine ausgeprägte entgiftende Wirkung. Für dieses Rezept werden zwei Lebensmittel von leuchtend roter Farbe verwendet: Kirschen und Rote Bete. Rote Bete wirkt besonders stark reinigend auf den Verdauungstrakt. In Kombination mit Ingwerpulver, das Ihrem Körper einen leichten, trocknenden und erwärmenden Energieschub versetzt, befreit Sie die Rote Bete mit Sicherheit von Lymphstauungen.

240 ml Kirschsaft
240 ml Rote-Bete-Saft
1 Prise Ingwerpulver
Heilpflanzenzusatz für eine besonders intensive Wirkung (wahlweise):
½ TL Manjistha-Pulver

Kirsch- und Rote-Bete-Saft und Ingwerpulver in einem Glas mit 120 Milliliter Wasser verrühren und bei Zimmertemperatur trinken. Das Manjistha-Pulver löst sich nicht immer gut in Wasser auf; falls Sie Ihr Tonikum mit diesem Pulver anreichern möchten, verwenden Sie also lieber kein zimmerwarmes, sondern heißes Wasser, lassen das Manjistha-Pulver fünf Minuten lang darin ziehen, seihen es dann ab und rühren den mit dem Ingwerpulver gewürzten Kirsch- und Rote-Bete-Saft ein. Bei Zimmertemperatur trinken.

Sie können Ihren Körper bei seiner Arbeit unterstützen, indem Sie Lebensmittel und Gewürze in Ihren Speisezettel aufnehmen, die den Lymphfluss anregen. Essen Sie mehr Blaubeeren, Kirschen, Rote Bete, Preiselbeeren, Granatäpfel, Kurkuma, grünes Blattgemüse und Meeresalgen. Ernähren Sie sich nicht ausschließlich von diesen Lebensmitteln, aber achten Sie darauf, sie jeden Tag zu sich zu nehmen.

Abendrituale

Schulterstand (Viparita Karani) 5 Minuten

Der Schulterstand (Viparita Karani) ist eine erholsame Yogaposition, die Sie in eine passive umgekehrte Position bringt und verschiedene Zwecke erfüllt: Dadurch, dass Beine und Füße sich oberhalb des Herzens befinden, kann überschüssige Flüssigkeit, die sich in den Beinen angesammelt hat, durch die Lymphbahnen aus dem unteren Körperbereich in Bauch und Herz hineinfließen.

Suchen Sie sich eine freie Fläche an einer Wand, die so groß ist, dass Sie Ihre Beine dort senkrecht ausstrecken können. Wenn Sie an der Wand kein solches freies Plätzchen haben, können Sie sich stattdessen mit gebeugten Knien auf den Rücken legen und die Beine auf die Sitzfläche eines Stuhls oder Sofas legen. Falls Sie für diese Übung eine Wand benutzen, legen Sie sich auf die Seite und ziehen die Knie in Richtung Brust, sodass Ihre Sitzbeinhöcker an die Wand angelehnt sind. Dann drehen Sie sich auf den Rücken und heben die Beine, sodass sie nach oben zeigen und in einem Winkel von 90 Grad an der Wand lehnen. Ihre Arme können Sie entweder mit nach oben zeigenden Handflächen bequem seitlich ausstrecken oder aber die Ellbogen um 90 Grad nach oben abwinkeln wie ein Kaktus. Wenn Sie Ihre Beine in dieser aufrechten Position nicht entspannen können, rücken Sie entweder ein Stück von der Wand ab oder legen sich eine zusammengefaltete Decke unter das Becken, um mehr Platz zu schaffen und die Spannung an der Rückseite Ihrer Beine zu verringern. Bleiben Sie mindestens drei (und bis zu zehn) Minuten lang in dieser Position. Sobald Sie bereit sind, die Position wieder zu verlassen, beugen Sie die Knie in Richtung Brustkorb und rollen sich auf die Seite.

Lymphdrainagenmassage 10 Minuten

Diese Massage können Sie entweder während des Schulterstands oder anschließend als eigenständige Übung durchführen. Wenn Sie sie nach dem Schulterstand durchführen möchten, legen Sie sich auf den Rücken und bringen Ihre Beine in eine leicht erhöhte Position, zum Beispiel mithilfe von Kissen oder indem Sie die Beine auf die Sitzfläche eines Sofas oder Stuhls legen. Heben Sie Kopf und Schultern leicht an, um einen natürlichen Lymphfluss in Richtung Körpermitte zu erzeugen, und atmen Sie dreimal tief durch. Dann legen Sie eine Handfläche ein Stückchen unterhalb Ihres Schwertfortsatzes (der Punkt am unteren Ende des Brustbeins) an und reiben mit ganz leichtem Druck 20-mal im Uhrzeigersinn. Anschließend führen Sie alle ein bis zwei Sekunden eine Pumpbewegung durch und üben dabei gerade genügend Druck aus, um Ihre Haut zusammenzudrücken. Tun Sie dies ebenfalls 20-mal. Nun legen Sie Ihre Hände mit den Handflächen nach unten direkt unterhalb des Brustkorbs rechts und links auf den Bauch. Winkeln Sie die Hände so ab, dass sie in etwa parallel zu den Rippen verlaufen, und vollführen Sie an dieser Stelle 20-mal die gleichen rhythmischen Pumpbewegungen. Dann wandern Sie mit den Händen vom Brustkorb zur Innenseite Ihrer

Beckenknochen, legen sie links und rechts in der Nähe der Hüftfalten an und winkeln sie so ab, dass Ihre Finger in Richtung Schambein zeigen. Wiederholen Sie auch an dieser Stelle 20-mal die leichten Pumpbewegungen. Von dort aus lassen Sie Ihre Hände den gleichen Weg wieder zurückwandern: 20 Pumpbewegungen unterhalb des Brustkorbs, leichte Pumpbewegungen unterhalb des Schwertfortsatzes und dann 20 Kreisbewegungen im Uhrzeigersinn. Zum Schluss ruhen Sie sich mit nach oben zeigenden Handflächen aus und atmen tief durch.

Wie in den Ritualen für eine gesündere Verdauung (siehe Seite 245) erklärt, trägt das Liegen auf der linken Seite zum Herausfiltern von Abfallstoffen aus dem Körper bei und verbessert außerdem den Lymphfluss. Da unser Körper Blut durch die Leber filtert, die auf der rechten Körperseite liegt, hält das Schlafen auf der linken Seite einen stetigen Blutfluss aufrecht und verhindert, dass sich Blut in der Leber staut. Verwenden Sie ein Kissen als Polster für Kopf und Nacken und schieben Sie es auch zwischen Ihre Knie, um während des Schlafs Ihre Muskulatur auf der rechten Körperseite zu entlasten.

Nebennierenschwäche

Bei der Nebennierenschwäche handelt es sich um eine Erkrankung, die durch chronischen Stress verursacht wird – etwas, das in unserer modernen westlichen Zivilisation inzwischen leider fast schon an der Tagesordnung ist. Dieses Krankheitsbild tritt auf, wenn Sie Ihre Grenzen ausreizen, indem Sie sich mehr zumuten, als Ihre Energie erlaubt. Vielleicht bewegen Sie sich in so schnellem Tempo durchs Leben, dass Sie die Anzeichen schlechten Befindens gar nicht erkennen, oder Sie setzen sich bewusst darüber hinweg. Das führt zu einer chronischen Stimulation des sympathischen Nervensystems (»Kampf oder Flucht«) ohne Ausgleich durch das parasympathische Nervensystem (»Ruhe und Verdauung«). Was ein natürliches Auf und Ab zwischen Sympathikus und Parasympathikus sein sollte, wird zu einem dauerhaft erhöhten Stressniveau, bei dem der Körper das Gefühl hat, ständig ums Überleben kämpfen zu müssen.

Ihre Nebennieren tun, was sie können, um die Produktion von Stresshormonen wie Adrenalin und Cortisol zu regulieren, doch auch sie sind irgendwann erschöpft und kommen damit nicht mehr nach. Dann treten Symptome wie extreme Müdigkeit, Salzhunger, Ängste, Depressionen und Schwierigkeiten bei der Bewältigung selbst geringfügiger Stresssituationen auf. Komplizierter wird die Situation, wenn Ihr Körper das Gefühl hat, sich im Überlebensmodus zu befinden. Dann verbraucht er Energie für die zum Überleben notwendigen Funktionen auf Kosten anderer Körperfunktionen, die momentan nicht dringend benötigt werden, beispielsweise die Fortpflanzung. Mit anderen Worten: Wenn Sie von einem Bären verfolgt werden, hat die Empfängnisfähigkeit für Sie gerade keine besondere Priorität; Energie, die Ihr Körper sonst für die Regulierung des Fortpflanzungshormonhaushalts aufwenden würde, wird in die Regulierung von Atmung und Herzfrequenz umkanalisiert. Wenn Sie diesen Punkt erreichen, hat sich der Stress bei Ihnen bereits so lange angesammelt, dass Ihr Körper sich nur dann wieder erholen kann, wenn Sie etwas an Ihrem Leben verändern.

Die Lösung besteht stets darin, einen Gang herunterzuschalten und sich jetzt lieber um Ihre Regeneration zu kümmern, statt nach noch mehr Stimulation zu suchen. Doch oft lässt uns der Lebensstil, der zu einer Nebennierenschwäche führt, keine Zeit zur Erholung. Dann müssen Sie Ihre Energie eindämmen. Das ist wie bei einem Gartenschlauch, der voll aufgedreht wird, ohne dass ihn jemand festhält: Die Energie fliegt überallhin, auf die Erde und in die Luft. Wenn das in unserem Körper und unserer Psyche passiert, müssen wir Struktur und Organisation in unseren Alltag hineinbringen, um unsere Energie einzudämmen und ihren Einsatz besser zu steuern.

Ich habe die Rituale zur Behandlung einer Nebennierenschwäche so gestaltet, dass sie nur ein Minimum an Zeit und Anstrengung erfordern und Ihrem Nervensystem gleichzeitig eine wirkungsvolle und dringend benötigte Erholungspause ermöglichen. Seien Sie dabei konsequent und achtsam, damit Sie ein feineres Gespür dafür entwickeln, wie es Ihnen geht, und merken, wann es Zeit für eine Pause ist, bevor Sie sich zu sehr überlasten.

Morgenrituale

Die Zitronen auspressen, die Ihnen das Leben schenkt

3 Minuten

Es ist bekannt, dass ätherisches Zitronenöl sich positiv auf die Nebennierenfunktion auswirkt. Dieses Öl baut uns innerlich auf, ohne uns zu stark zu stimulieren. Da wir bei Stress oft das Gefühl haben, mehr im Kopf als in unserem physischen Körper zu leben, stellt dieses Ritual unsere Verbindung zum Körper wieder her; außerdem bringt es die Nebennieren ins Gleichgewicht.

Strecken Sie die Handflächen aus und betrachten Sie Ihre Hände. Achten Sie dabei auf alle Details: Ist die Handfläche quadratisch oder rund? Sind die Finger lang oder kurz? Sind die Linien in Ihrer Handfläche tief oder flach, gibt es viele Linien oder nur wenige? Denken Sie daran, dass Ihre Hände in Ihrem Alltagsleben eine wichtige Rolle spielen: Sie benutzen sie zum Kochen, Arbeiten und Spielen und dazu, anderen Menschen zu helfen. Geben Sie ein paar Tropfen ätherisches Zitronenöl, mit einem Teelöffel eines geruchlosen Trägeröls (zum Beispiel Jojoba- oder Süßmandelöl) vermischt, in Ihre Hände und reiben Sie die Handflächen aneinander. Ein paar Zentimeter vor Ihrem Gesicht öffnen Sie die Hände wieder und holen dreimal tief Luft. Massieren Sie überschüssiges Öl in Nacken und Schultern ein.

Gewöhnen Sie sich die Sache mit der Schlummertaste ab oder seien Sie dabei wenigstens realistisch. Wenn Sie um sechs Uhr morgens aufstehen möchten, aber nach dem Schellen des Weckers 45 Minuten lang immer wieder auf die Schlummertaste drücken, beginnen Sie Ihren Tag mit dem Gefühl, versagt zu haben. Wenn Sie jeden Morgen auf die Schlummertaste drücken, ist Ihre geplante frühe Aufwachzeit für Sie nicht geeignet. Wie lange können Sie schlafen, ohne zu spät zur Arbeit zu kommen? Stellen Sie Ihren Wecker auf diese Zeit, dann werden Sie mehr ununterbrochenen Schlaf bekommen und am nächsten Morgen erholt aufwachen – manchmal vielleicht sogar ohne Wecker.

Tägliches Energiebudget **5 Minuten**

Nehmen Sie sich drei bis fünf Minuten Zeit, um über Ihr tägliches Energiebudget Buch zu führen. Das ist eine gute Gelegenheit, sich Ihrer Energiereserven bewusst zu werden und sich in der Kunst des Loslassens zu üben. Die unten stehenden Anregungen sollen Ihnen dabei helfen, Ihre Energie für den Tag sinnvoll zu planen. Sie können die Antworten auf diese Fragen in Ihr Tagebuch oder auf ein Blatt Papier schreiben, das Sie dann als Gedächtnisstütze den ganzen Tag über bei sich tragen. Es kann auch sinnvoll sein, sie sich als Notiz auf Ihrem Handy zu speichern – doch wenn Sie sich durch digitale Geräte leicht ablenken lassen, tun Sie das lieber nicht!

Ich werde heute in meinem Energiebudget Platz lassen für: ___________.

Beispiel: Ich werde heute in meinem Energiebudget Platz lassen für: einen Nachmittagsspaziergang in der freien Natur.

Es ist wichtig, mir bewusst zu machen, wofür ich meine Energie investiere, denn: ____.

Beispiel: Es ist wichtig, mir bewusst zu machen, wofür ich meine Energie investiere, denn: Ich kann meinem Bedürfnis, anderen Menschen Energie zu geben, nicht nachkommen, wenn ich selbst keine Energie habe.

Mittagsrituale

In der Natur sein 10 Minuten

Noble Wellnessbäder und Spas liegen nicht ohne Grund häufig in schöner Landschaft: Die Natur ist wie ein Zufluchtsort für uns und kann zu unserer Heilung beitragen. Sie signalisiert uns, dass wir unser Leben entschleunigen sollten, und erinnert uns gleichzeitig daran, dass wir nur ein kleiner Teil von etwas viel Größerem sind.

Während Ihre Nebennierenschwäche abheilt, sollten Sie sich von Lebensmitteln ernähren, die leicht verdaulich sind, gleichzeitig aber auch eine regenerierende Wirkung haben. Nehmen Sie nur gegarte Kost zu sich, und zwar vor allem Speisen, die eine suppige oder breiige Konsistenz haben, beispielsweise Müsli, Eintöpfe und Reisgerichte. Essen Sie mehr Wurzelgemüse, Kürbis oder andere Nahrungsmittel, die Eigenschaften des Elements Erde besitzen (siehe Seite 108). Verzichten Sie auf knusprige Lebensmittel, denn deren leichte Eigenschaften entsprechen dem Element Luft, das man bei einer Nebennierenschwäche ausgleichen oder verringern sollte.

Stadtbewohner sollten sich öfters in einem nahe gelegenen Park oder einer kleinen Grünanlage aufhalten, doch selbst ein Spaziergang durch die Betonwüste Ihrer Heimatstadt kann Ihnen guttun. Beobachten Sie die Pflanzen, die sich ihren Weg durch die Risse im Straßenpflaster bahnen, oder achten Sie darauf, in welcher Phase ihres Lebenszyklus die Bäume sich gerade befinden. Wenn Sie in einer Klimazone leben, in der es im Sommer unerträglich heiß und im Winter kalt ist, tun Sie Ihr Möglichstes, um sich die Natur ins Haus zu holen. Richten Sie sich in Ihrem Büro ein Plätzchen für Pflanzen, Steine oder einen Zimmerbrunnen ein, und wenn Sie nicht dazu kommen, in der Mittagspause nach draußen zu gehen und frische Luft zu schnappen, setzen Sie sich wenigstens an diesen Platz, um ein Stückchen Natur in Ihrem Büro zu genießen. Diese kleinen Aktivitäten summieren sich mit der Zeit und führen dazu, dass Sie sich Ihrer natürlichen Umgebung wieder näher fühlen. Dadurch rücken Ihre persönlichen Probleme in den Hintergrund.

Wechselatmung (Nadi Shodhana) 5 Minuten

Die Wechselatmung ist wohl die neutralste und ausgewogenste Atemtechnik für unseren physischen und energetischen Körper. Ihr Sanskrit-Name, Nadi Shodhana, leitet sich von Nadi (»Energiekanal«) und Shodhana (»reinigen«) her.

Unser Atemzyklus läuft so ab, dass wir ein dominantes Nasenloch haben, das in regelmäßigen Zeitabständen (ungefähr jede Stunde) wechselt. Die moderne Medizin vermutet, dass dies auf eine Verstopfung zurückzuführen ist, während die yogische Philosophie besagt, dass Veränderungen in unserer jeweils vorherrschenden Energie dahinterstecken.

Es gibt Tausende von Energiekanälen im Körper. Zwei Hauptenergiekanäle liegen auf der rechten und linken Körperseite und haben jeweils einen Endpunkt an der Nase. Der rechte Energiekanal (Pingala Nadi) repräsentiert die Sonne und leitet die erwärmende, männliche oder aggressive Energie. Der linke Energiekanal (Ida Nadi) steht für das Mondprinzip und leitet die weibliche, weiche, mitfühlende Energie. Durch Wechselatmung bringen Sie diese Energien ins Gleichgewicht, indem Sie abwechselnd durch das eine und das andere Nasenloch atmen.

Setzen Sie sich dazu aufrecht hin. Die linke Hand liegt mit der Handfläche nach oben in Ihrem Schoß. Legen Sie Zeige- und Mittelfinger Ihrer rechten Hand zwischen Ihre Augen (den Punkt, der auch als drittes Auge bezeichnet wird). Verschließen Sie das rechte Nasenloch mit dem Daumen und atmen Sie durch das linke Nasenloch ein. Dann lassen Sie Ihr rechtes Nasenloch wieder los, verschließen das linke Nasenloch mit dem Ringfinger und atmen durch das rechte Nasenloch aus und anschließend wieder ein. Danach verschließen Sie wieder das rechte Nasenloch mit dem Daumen und atmen durch das linke Nasenloch aus. Damit ist ein Atemzyklus abgeschlossen. Fahren Sie auf diese Weise für mindestens fünf Zyklen fort und atmen Sie dann für einen letzten, abschließenden Atemzyklus durch beide Nasenlöcher.

Abendrituale

Abendliche Energiebilanz 5 Minuten

Beschäftigen Sie sich abends drei bis fünf Minuten lang mit Ihrem Tagebuch. Wenn Sie die Denkanstöße fürs morgendliche Tagebuchschreiben als hilfreich empfunden haben, ziehen Sie mithilfe der nun folgenden Anregungen eine abendliche Energiebilanz Ihres Tages. Das hat nichts mit Werturteilen zu tun; es geht dabei lediglich um aufmerksame Selbstbeobachtung. Wenn Sie das Gefühl haben, Ihre Pläne zum Energieeinsparen und -auftanken heute nicht verwirklicht zu haben, stellen Sie einen Plan für morgen auf, um wieder auf den richtigen Weg zu kommen.

Heute habe ich Energie aufgetankt, indem ich: ____________________.

Beispiel: Heute habe ich Energie aufgetankt, indem ich: meine beste Freundin angerufen, eine Stunde lang gemalt und ein Bad genommen habe.

Dadurch konnte ich: ____.

Beispiel: Dadurch konnte ich: mehr Geduld für meine Freunde und meine Familie aufbringen.

Tonikum zur Regeneration der Nebennieren 10 Minuten

Wenn man sich schlapp und müde fühlt, ist die Verlockung groß, nach einer Tasse Kaffee oder anderen koffeinhaltigen Getränken zu greifen, die einen mit künstlicher Energie versorgen. Gönnen Sie sich stattdessen lieber den folgenden wohltuenden, erholsamen Schlummertrunk (den Sie sowohl morgens als auch abends, warm oder bei Zimmertemperatur genießen können).

Die Nussmilch, das Kokosöl und die Prise Salz unterstützen Ihre Nebennieren je nach Bedarf: Sie geben Ihnen einen Energieschub, wenn Sie ihn brauchen, und helfen Ihnen ansonsten, sich zu entspannen.

480 ml Mandelmilch, wenn möglich selbst gemacht (siehe Seite 204)
1 TL Kokosöl
2 EL Kakaopulver
2 Datteln, entsteint und gehackt
1 TL Zimt
1 Prise Meersalz
½ TL Honig oder Melasse
Heilpflanzenzusatz für eine besonders intensive Wirkung (wahlweise):
½–1 TL Gotu Kola

1. Milch, Öl, Kakao, Datteln, Zimt und Salz 1 bis 2 Minuten lang im Mixer glatt pürieren.
2. Die Mischung in einem kleinen Topf zum Kochen bringen und dann gleich wieder vom Herd nehmen.
3. Sobald die Mischung auf Trinktemperatur abgekühlt ist, geben Sie Honig oder Melasse und wahlweise das Gotu Kola dazu. Genießen Sie dieses Getränk, während Sie es sich gemütlich machen und Ihr Lieblingsbuch lesen, Tagebuch schreiben oder mit Ihrer Katze schmusen.

Verwenden Sie keinen Haushaltszucker und keine künstlichen Süßstoffe, da diese in der Regel zu stark verarbeitet oder aus chemischen Stoffen hergestellt werden. Wenn Sie unter einer Nebennierenschwäche leiden oder das Dosha Vata bei Ihnen zu stark vorherrscht, süßen Sie lieber mit Honig oder Melasse. Beide Süßungsmittel haben einen langsamen Charakter (stellen Sie sich vor, Sie könnten Ihr Leben auf das Tempo des Fließens von Honig oder Melasse verlangsamen …) und eine erwärmende Wirkung im Körper.

Reisen

Jede Reise verstärkt Vata, weil sie mit Bewegung und Veränderung einhergeht. Dadurch kommt es stets zu einer Zunahme des Luftelements; bei Flugreisen ist diese jedoch ganz besonders ausgeprägt. Zusätzlich zum Jetlag, der die normalen Abläufe in Ihrem Leben und Ihrem Körper durcheinanderbringt, treten dabei normalerweise auch noch Vata-Ungleichgewichte wie trockene Haut, Verstopfung, innere Unruhe, Gelenkschmerzen und Schlafstörungen auf.

Jeder Mensch hat seine eigene Beziehung zum Reisen: Manche verkraften es besser als andere. Egal wie es Ihnen in dieser Hinsicht geht – die nun folgenden Reiserituale werden sicherlich auch Ihnen helfen, da die kleinen Unausgewogenheiten vielleicht nicht sofort spürbar sind, aber während einer Reise im Lauf der Zeit immer stärker werden, vor allem wenn Sie – aus beruflichen Gründen oder zum Vergnügen – öfters reisen.

Morgenrituale

Die richtige Schlafenszeit finden

Wenn Ihre Reise kürzer als eine Woche dauert und die Uhrzeit an Ihrem Zielort sich um nicht mehr als drei Stunden von der Uhrzeit in Ihrer Heimat unterscheidet, sollte Ihr Schlafplan in etwa Ihrer normalen Zeitzone entsprechen. So vermeiden Sie einen Jetlag; außerdem erleichtert Ihnen diese Vorgehensweise die Wiedereingewöhnung in Ihren normalen Zeitplan nach der Heimkehr. Bei Reisen, die entweder länger als eine Woche dauern oder bei denen Sie sich in Zeitzonen aufhalten, die sich um mehr als drei Stunden von Ihrer Heimatzeitzone unterscheiden, sollten Sie sich so schnell wie möglich auf die Uhrzeit Ihres Zielortes einstellen, indem Sie bei Einbruch der Dunkelheit schlafen gehen und tagsüber auf Schläfchen verzichten.

Sich wie zu Hause fühlen 5 Minuten

Selbst wenn das Reisen zu Ihren Lieblingsbeschäftigungen gehört, ist es gut, auch unterwegs feste Wurzeln zu haben. Also nehmen Sie unabhängig von der Dauer Ihrer Reise ein paar Sachen von zu Hause mit! Das können allgemeine Gegenstände für die Hygiene und Selbstfürsorge, aber auch persönliche Dinge sein, die Ihnen guttun, beispielsweise ein Foto Ihrer Familie, ein Lieblings-T-Shirt oder eine duftende Reisekerze, die Sie an Ihr Zuhause erinnert. Nehmen Sie sich bei Ihrer Ankunft am Zielort etwas Zeit, sich in Ihrem Hotelzimmer eine Art Reisealtar einzurichten oder diese Gegenstände einfach so ordentlich aufzuräumen, dass Sie sie sofort griffbereit haben, wenn Sie sie brauchen. Sie nehmen zwar vielleicht ein bisschen mehr Platz in Ihrem Gepäck weg, doch ein Stück von zu Hause mit auf die Reise zu nehmen, wird Sie erden und Ihnen ein Gefühl innerer Ruhe geben.

Mittagsrituale

Siegreicher Atem (Ujjayi-Atmung) 3 Minuten

Mit ihrem an Meeresrauschen erinnernden Klang kann diese Atemübung Sie auf ähnliche Weise beruhigen und besänftigen wie weißes Rauschen – zum Beispiel wenn Turbulenzen im Flugzeug Ihnen Angst einjagen oder es Sie beunruhigt, dass die Reise Sie aus Ihrem normalen Alltagstrott herausgerissen hat. Sie können diese Übung im Sitzen oder Stehen machen, und zwar nach Möglichkeit mit geschlossenen Augen. Auch den Mund sollten Sie dabei geschlossen halten, ohne jedoch die Zähne zusammenzubeißen oder das Gesicht anzuspannen. Atmen Sie langsam durch die Nase ein und aus und machen Sie dabei ein ähnliches Geräusch, wie wenn Sie einen Spiegel oder ein Fenster anhauchen würden – nur eben mit geschlossenem Mund. Spüren Sie beim Einatmen, wie Ihre Atemluft aus dem Rachen in die Lunge hineinströmt. Verengen Sie Ihren Hals dabei leicht, als wollten Sie Ihren Atem verlangsamen, wodurch ein weiches »Ha«-Geräusch entsteht. Beim Ausatmen tun Sie das Gleiche. Aber bemühen Sie sich nicht krampfhaft, dabei ein Geräusch zu erzeugen; lassen Sie es ganz natürlich und wie von selbst entstehen. Atmen Sie insgesamt eine Minute lang auf diese Weise.

Fenchelsamen kauen 1 Minute

Auf Reisen leidet man häufig unter Verstopfung oder unregelmäßiger Verdauung – beide Störungen hängen normalerweise mit einem Vata-Ungleichgewicht zusammen. Fenchelsamen sind eine wunderbare Verdauungshilfe, die man problemlos in einen kleinen Behälter packen und mitnehmen kann. Nach dem Mittagessen oder wann immer Sie das Gefühl haben, unter Blähungen oder Verdauungsstörungen zu leiden, nehmen Sie eine Prise Fenchelsamen (etwa fünf Stück), zerkauen und schlucken sie. Falls Ihnen die Samen zum Schlucken zu faserig sein sollten, können Sie sie stattdessen mehrere Minuten lang kauen, damit sie ihre medizinischen Öle freisetzen, und die Rückstände dann ausspucken.

Auf Reisen ernährt man sich am besten von Lebensmitteln, die Vata beruhigen und leicht verdaulich sind. Das Sitzen im Auto oder im Flugzeug kann zu einem Gefühl der Stagnation führen, sodass man sich nach etwas Leichtem und Frischem wie Obst oder Salat sehnt. Sie brauchen dieses Verlangen nicht zu unterdrücken, doch an den ersten ein bis zwei Tagen sollten Sie sich hauptsächlich von Lebensmitteln ernähren, die Sie erden und die leicht verdaulich sind, beispielsweise Suppen, Eintöpfe oder gekochtes Gemüse mit weißem Reis. Halten Sie sich möglichst an feste Mahlzeiten und verzichten Sie darauf, zwischendurch zu essen, weil das Ihren Verdauungszyklus stören kann. Gerade auf Reisen (vor allem wenn es sich um eine Vergnügungsreise handelt) kann es verlockend sein, auch einmal Gerichte auszuprobieren, die man normalerweise nicht isst. Natürlich dürfen Sie die regionale Küche genießen und sich ruhig auch ab und zu einmal ein paar raffinierte Leckereien gönnen, aber denken Sie daran, dass Ihre Verdauung am besten funktionieren wird, wenn Sie sich unterwegs hauptsächlich von Lebensmitteln ernähren, die Sie kennen.

Abendrituale

Girlande (Malasana) 3 Minuten

Diese tiefe Hocke wird aufgrund unserer heutzutage fast ausschließlich sitzenden Lebensweise vielleicht vielen Menschen schwerfallen, aber sie fördert die Verdauung und beruhigt das Nervensystem. Sie sollten diese Übung barfuß und in bequemer Kleidung machen. Dabei stehen Ihre Füße etwas mehr als hüftbreit auseinander. Drehen Sie die Füße in einem für Sie bequemen Winkel nach außen und beugen Sie langsam die Knie, und zwar in die gleiche Richtung wie Ihre Zehen. Ihr Ziel ist es, so tief wie möglich in die Hocke zu gehen; wenn Sie können, beugen Sie Knie und Hüften so stark, dass Ihre Ellbogen sich in die Oberschenkel hineindrücken, wenn Sie Ihre Hände vor dem Brustbein aneinanderlegen. Dehnen Sie sich aus der Wirbelsäule heraus und drücken Sie Ihre Hüften dabei nach unten. Bleiben Sie zehn tiefe Atemzüge lang in dieser Hocke. Dann kehren Sie entweder in die Standposition zurück, bewegen Ihre Hüften sanft im Kreis und beugen dabei die Knie, um Ihre Beine zu lockern, oder Sie lassen die Hände zu Boden sinken und beugen sich mit gegrätschten Beinen nach vorne (siehe Seite 172).

Falls Ihnen die starke Beugung im Knie- und Hüftbereich zu viel ist, können Sie die Übung etwas abwandeln: Wenn Ihre Fersen sich dabei vom Boden abheben, schieben Sie einfach eine zusammengerollte Decke darunter. Das kann auch helfen, wenn Ihnen die Dehnung der Wirbelsäule Schwierigkeiten bereitet. Falls es Ihnen fast unmöglich erscheint, in diese Position zu kommen, versuchen Sie sie in Rückenlage einzunehmen. Dazu legen Sie sich auf den Rücken, umfassen mit den Händen Ihre Schienbeine oder die Hinterseiten Ihrer Oberschenkel und ziehen Ihre Knie auf diese Weise zu den Außenseiten Ihres Brustkorbs hin. Lassen Sie Becken, Lendenwirbelsäulenbereich und Schultern schwer auf dem Boden ruhen. Atmen Sie in dieser Position zehnmal langsam und tief durch und lassen Sie dann wieder locker.

Erdende Meditation 5 Minuten

Es ist nicht immer einfach, regelmäßig zu meditieren, wenn man unterwegs ist. Das wird Ihnen leichterfallen, wenn Sie vorher einen festen Zeitpunkt dafür einplanen und Ihr Hotelzimmer sauber und ordentlich halten. Falls Sie persönliche Gegenstände mitgebracht haben, die Sie an Ihr Zuhause erinnern, können Sie daraus einen provisorischen Altar gestalten (siehe Seite 128). Es bleibt Ihnen überlassen, ob Sie sich auch auf Reisen an Ihre reguläre Meditationspraxis halten oder stattdessen lieber eine Meditation durchführen möchten, die darauf ausgerichtet ist, geerdet zu bleiben, wenn das Reisen Sie aus dem Konzept bringt.

Setzen Sie sich gerade auf den Boden, und zwar in einer Position, die Ihnen Halt bietet und in der Sie Ihre Wirbelsäule dehnen können. Legen Sie sich eine Decke um die Schultern und wickeln Sie diese vorne um Ihren Körper herum. Die Decke wird bei dieser Meditation nicht nur wegen ihrer schweren, erdenden Qualität verwendet, sondern auch, um Sie einzuhüllen wie ein Kokon. Halten Sie Ihre Arme von der Decke umhüllt und legen Sie Ihre Hände mit den Handflächen nach oben in den Schoß. Schließen Sie die Augen und sprechen Sie beim Einatmen vor sich hin: »Ich bin geerdet.« Beim Ausatmen sagen Sie: »Ich bin ruhig.« Setzen Sie das fünf Minuten lang fort.

Schlafstörungen

Inzwischen sind wir schon so weit, es für normal zu halten, wenn wir abends schlecht einschlafen, nachts öfters aufwachen oder vielleicht sogar manchmal die ganze Nacht wach liegen. So etwas mag zwar häufig vorkommen, trotzdem sind Schlafstörungen alles andere als normal. Eine ununterbrochene Nachtruhe ist für die Regeneration und Reparatur von Körper und Gehirn unerlässlich. Selbst wenn Sie nur einmal pro Nacht aufwachen, sollten Sie etwas dagegen tun, sofern das einmal oder mehrmals pro Woche passiert – egal ob Sie danach leicht wieder einschlafen können oder nicht.

Schlafstörungen hängen stets mit einer Verstärkung des Doshas Vata zusammen – dabei handelt es sich um eine Unregelmäßigkeit oder Variabilität der mobilen Luftqualität. Trotzdem gibt es immer noch verschiedene Gründe für Schlafmangel, bei denen auch ein anderes Dosha eine Rolle spielen kann. Wenn Sie nachts aufwachen und frieren, auf die Toilette gehen müssen, mit Sorgen oder rasenden Gedanken oder während der Vata-Zeit zwischen 2 und 6 Uhr morgens aufwachen, ist Ihr Schlafproblem auf Vata zurückzuführen. Wenn die Schlafstörungen zwischen 22 und 2 Uhr auftreten, Ihnen beim Aufwachen zu warm ist oder Sie mit einem bestimmten Gedanken oder Ziel im Kopf aufwachen, ist Pitta daran schuld. Kapha verursacht normalerweise eher übermäßigen als gestörten Schlaf, doch bei einer kaphabedingten Depression kann das überschüssige Wasser und die überschüssige Erde Sie von einer ungestörten Nachtruhe abhalten.

Die hier aufgeführten Rituale helfen in erster Linie gegen vatabedingte Schlafstörungen, sind aber so allgemein gehalten, dass sie sich für jeden Dosha-Typ und jedes Dosha-Ungleichgewicht eignen. Schlaf ist eines der am meisten erforschten Gebiete der zirkadianen Medizin; daher wird bei diesen Ritualen auch großer Wert darauf gelegt, mit der Natur in Verbindung zu bleiben.

Morgenrituale

Bei Sonnenaufgang aufwachen und spazieren gehen — 10 Minuten

Der Schlaf ist eine der wichtigsten Körperfunktionen, die mit zirkadianen Zyklen in Zusammenhang stehen. Das bedeutet, dass die Zeiten, zu denen wir wach sind, für das richtige Funktionieren unserer inneren Uhr eine wichtige Rolle spielen. Unser Körper stellt unsere zirkadiane Uhr anhand des Lichtzyklus der Sonne immer wieder richtig ein. Also stellen Sie Ihren Wecker so, dass Sie innerhalb von 30 Minuten vor oder nach Sonnenaufgang geweckt werden. Je konsequenter Sie das praktizieren, als umso natürlicher werden Sie es empfinden, abends zu einer angemessenen Zeit (spätestens um 22 Uhr, im Winter sogar noch früher) einzuschlafen: Dann wird es Ihnen leichterfallen, die ganze Nacht durchzuschlafen. Da der Zeitpunkt des Sonnenaufgangs von Jahreszeit zu Jahreszeit wechselt, sollten Sie Ihre Aufwachzeit daran anpassen: Beginnen Sie Ihren Tag im Sommer zeitiger und im Winter später. Auf diese Weise bekommen Sie stets eine an die Jahreszeit angepasste Menge Schlaf.

Wenn niemand in Ihr Schlafzimmerfenster hineinschauen kann und Sie dabei auch nicht unter Ängsten leiden oder sich zu ungeschützt fühlen, sollten Sie nach Möglichkeit bei offenen Jalousien oder Rollläden schlafen! Wenn Sie das Tageslicht in Ihr Schlafzimmer hineinlassen, können Sie sich an die jahreszeitlichen Schwankungen des Sonnenstands anpassen, denn das Licht ist für Ihren Körper ein natürliches Signal zum Aufwachen. Wenn Sie nicht die Möglichkeit haben, mit offenen Jalousien zu schlafen, könnten Sie sich einen Sonnenaufgangswecker (auch als Tageslichtwecker bezeichnet) anschaffen: Er weckt Sie mit einem Licht, welches das Tageslicht nachahmt, also nach und nach immer heller wird.

Wenn Sie erst einmal so weit sind, mit der Sonne aufzuwachen, werden Sie auch den Wunsch haben, gleich bei Sonnenaufgang ins Freie zu gehen. Unabhängig vom Klima wird unsere Melatoninausschüttung angeregt, wenn wir hinausgehen und uns dem Tageslicht aussetzen. Außerdem ist der Morgen, wie Sie bereits in Kapitel 3 erfahren haben, eine gute Zeit für körperliche Aktivität, denn um diese Tageszeit steigt unser Energieniveau naturgemäß an.

Anregender Morgentee 5 Minuten

Es kann schwierig sein, morgens in die Gänge zu kommen, wenn man nachts nicht lange genug geschlafen hat. Statt dann nach einem koffein- oder zuckerhaltigen Getränk zu greifen, versuchen Sie es lieber einmal mit diesem anregenden Tonikum. Dieser koffeinfreie Tee vermittelt Ihnen ein Gefühl der

Wachsamkeit und Leichtigkeit, das im Gegensatz zur Wirkung von Koffein lange anhält.

1 TL loser Rooibostee (Rotbuschtee)
½ TL Zimt
1 TL echtes Vanillepulver oder ½ TL Vanilleextrakt
Heilpflanzenzusatz für eine besonders intensive Wirkung (wahlweise):
¼–½ TL Shatavari + ¼–½ TL Ashwagandha
480 ml heißes (nicht kochendes) gefiltertes Wasser
Honig (wahlweise)

Tee, Zimt, Vanille und (wahlweise) Shatavari und Ashwagandha ins Wasser geben und fünf Minuten ziehen lassen. Abseihen, wahlweise Honig hinzufügen und zur morgendlichen Anregung trinken.

Mittagsritual

Ihre Wirbelsäule wecken — 5 Minuten

Dieses Mittagsritual ist für die Tageszeit bestimmt, zu der die Versuchung, nach einem zuckerhaltigen Snack oder koffeinhaltigen Getränk zu greifen, am größten ist. Solche Stimulanzien können Ihnen zwar gerade dann einen Energieschub geben, wenn Sie ihn am dringendsten brauchen, aber sie stören vielleicht auch Ihren nächtlichen Schlafzyklus. Bewegungen der Wirbelsäule können genauso belebend wirken, und zwar ohne diese negativen Auswirkungen.

Diese wach machenden Bewegungen können im Sitzen oder Stehen ausgeführt werden. Wenn Sie sie im Stehen machen, beugen Sie die Hüften und legen Ihre Hände auf die Knie. Im Sitzen legen Sie die Hände einfach auf die Knie, ohne sich vorzubeugen. Runden oder krümmen Sie Ihre Wirbelsäule während des Ausatmens nach vorne. Beim Einatmen kehren Sie diese Bewegung um und gehen ins Hohlkreuz. Wechseln Sie fünfmal zwischen diesen beiden Positionen hin und her und atmen Sie dabei kontinuierlich weiter. Führen Sie diese Bewegung Ihrer Wirbelsäule langsam und gleichmäßig aus. Als Nächstes bilden Sie mit Ihrem Körper ein »C«, indem Sie sich seitlich beugen und Ihre Schulter zur Hüfte hin bewegen. Wiederholen Sie auch das fünfmal pro Seite, wobei Sie beim Beugen aus- und bei der Rückkehr in die mittige Position einatmen. Beenden Sie diese Übung mit fünf kreisenden Bewegungen in alle Richtungen, indem Sie Rumpf und Wirbelsäule nach vorne, zur Seite, wieder zurück und zur anderen Seite hin bewegen.

Bienenatmung (Bhramari) 3 Minuten

Dies ist eine traditionelle Atemtechnik, bei der man das summende Geräusch einer Biene nachahmt. Sie dient dazu, Spannungen zu lindern und Ängste abzubauen, versetzt Sie aber gleichzeitig auch in einen Zustand der Freude. Da Erwachsene in der Öffentlichkeit normalerweise ungern Geräusche von sich geben (gerade deshalb ist diese Atemübung so lustig), möchten Sie sie vielleicht lieber zu Hause oder bei geschlossener Bürotür machen. Und da diese Atemübung unter anderem dazu dient, Sie wach zu halten, brauchen Sie die Augen dabei nicht unbedingt zu schließen. Setzen Sie sich auf einen Stuhl oder auf den Boden und atmen Sie mehrmals in normalem Tempo durch die Nase ein und aus. Dann erzeugen Sie nach einem langsamen, tiefen Einatmen beim Ausatmen mit geschlossenem Mund und entspanntem Kiefer ein gleichmäßiges, hohes »iiiii« oder Summen. Wiederholen Sie das insgesamt drei Atemzyklen lang.

Abendrituale

Bei der Beschreibung dieser Rituale habe ich auf ein Abendgetränk verzichtet, auch wenn dies auf den ersten Blick vielleicht unlogisch erscheint, wo es doch so viele natürliche schlaffördernde Substanzen gibt, aus denen man sich ein nächtliches Tonikum zubereiten könnte. Doch wenn Sie so kurz vor dem Zubettgehen noch etwas trinken, werden Sie nachts womöglich aufwachen und auf die Toilette gehen müssen. Wenn Sie das Gefühl haben, einen Schlummertrunk zu brauchen, trinken Sie einen Tee oder ein Milchgetränk mit Kräutern wie Baldrian, Passionsblume oder Helmkraut oder mit Gewürzen wie Muskat, Safran, Kardamom oder Vanille. Aber trinken Sie nicht mehr als eine Tasse davon und nicht später als eine Stunde vor dem Schlafengehen.

Schreiben Sie sich alles von der Seele 5 Minuten

Häufig steckt hinter nächtlichem Aufwachen ein allzu wacher Geist. Das können Sie verhindern, indem Sie sich vor dem Schlafengehen alles von der Seele schreiben, was Sie beschäftigt; und ein Tagebuch ist genau das richtige Medium dafür. Mir hat das Tagebuchführen ehrlich gesagt früher wenig Spaß gemacht; ich wurde erst süchtig danach, als ich Tagebücher entdeckte, die Denkanstöße enthalten. Wenn ich nicht wusste, worüber ich schreiben sollte, halfen mir eine Frage oder ein inspirierendes Zitat stets weiter. Wenn es Ihnen genauso geht, suchen Sie sich etwas Ähnliches (zum Beispiel ein Dankbarkeits- oder Glückstagebuch) mit schriftlichen Anregungen, um sich das Tagebuchführen vor dem Schlafengehen anzugewöhnen.

Wenn Sie der Idee des Schreibens völlig offen gegenüberstehen, gibt es zwei mögliche Vorgehensweisen: Wenn Sie nachts aufwachen oder abends nicht einschlafen können, weil Ihr Geist überaktiv ist und von einem Gedanken zum nächsten huscht, rekapitulieren Sie in Ihrem abendlichen Tagebucheintrag Ihren heutigen Tag mitsamt der Emotionen, die Sie dabei bewegt haben, und schreiben Sie anschließend auf, wie Ihr morgiger Tag aussehen sollte. Wenn Sie dagegen im Problemlösungsmodus oder mit hyperfokussiertem Geist erwachen, erstellen Sie vor dem Schlafengehen eine Erledigungsliste und umkringeln Sie Ihre drei wichtigsten Punkte. Achten Sie darauf, dabei tief durchzuatmen, und denken Sie daran, dass Sie sich bewusst entscheiden, jetzt zu schlafen, damit Sie die nötige Gehirnkapazität und Energie haben, um diesen Prioritäten morgen Ihre ganze Aufmerksamkeit zu widmen.

So-Hum-Meditation **5 Minuten**

Die Wiederholung von Wörtern kann dazu beitragen, unsere Gedanken zu fokussieren und unseren Geist zu zentrieren. Das ist so ähnlich wie beim Schäfchenzählen! Viel wirksamer als Schafe ist jedoch das Mantra So Hum, das »Ich bin das« bedeutet (So = »Ich bin«, Hum = »das«). Diese Meditation soll uns in einen Zustand reinen Seins versetzen und von allen Gedanken befreien.

Nehmen Sie eine Meditationsposition ein, bei der Sie Ihre Hände mit den Handflächen nach oben in den Schoß legen. Damit Sie in diesem ruhigen Zustand nicht einschlafen, ist es am besten, sich auf den Boden oder an Ihr heiliges Plätzchen zu setzen. Stellen Sie einen Timer auf fünf bis zehn Minuten. Dann richten Sie Ihre Aufmerksamkeit auf Ihre Atmung und beginnen sie zu vertiefen. Achten Sie dabei darauf, dass Ihre Atemzüge genauso klingen wie der Satz So Hum: das gehauchte »So« beim Einatmen und das vibrierende »Hum« beim Ausatmen. Sprechen Sie dann bei Ihrem nächsten Atemzug beim Einatmen »So« und beim Ausatmen »Hum« vor sich hin. Setzen Sie das so lange fort, bis Sie das Signal Ihres Timers hören. Dann erheben Sie sich langsam aus Ihrer Meditationsposition und gehen zu Bett.

> Wenn Sie ein schlechter Schläfer sind und normalerweise abends duschen oder baden, versuchen Sie doch einmal, Ihr Bad stattdessen morgens zu nehmen. Eine Dusche wirkt zwar reinigend und erfrischend, kann aber für den Abend zu anregend sein; und obwohl Bäder entspannend wirken, regt das warme Wasser doch manchmal die Durchblutung an, was uns wach machen kann. Wenn es für Sie wichtig ist, Ihren Körper am Ende des Tages zu reinigen, tun Sie das lieber mit einem Waschlappen oder halten Sie sich an die Empfehlungen auf Seite 99.

Verdauungs- und Ausscheidungsprobleme

Sowohl die ayurvedische als auch die westliche Medizin sehen Zusammenhänge zwischen unserer emotionalen und seelischen Verfassung und der Art, wie wir Nahrung aufspalten und in unseren Körper aufnehmen und Abfallstoffe ausscheiden. Aus ayurvedischer Sicht sitzt Agni, unser Hauptverdauungsfeuer, im unteren Magenbereich und Dünndarm. Wenn traumatische Erlebnisse aus der Vergangenheit zu unverarbeiteter Angst oder Wut geführt haben oder wir zurzeit unter solchen Gefühlen leiden, kann das unsere Verdauung stark beeinträchtigen. Vielleicht haben Sie das selbst schon einmal erlebt, wenn Sie nervöse Magenbeschwerden oder einen Druck im Magen hatten. In der westlichen Medizin werden derzeit immer mehr wissenschaftliche Untersuchungen zum enterischen Nervensystem durchgeführt – jenem Netzwerk aus Nerven, die den Darm umgeben, das auch unter der Bezeichnung »zweites Gehirn« oder »Darmhirn« bekannt ist. Aus diesen Untersuchungen wissen wir, dass hier über 90 Prozent des Neurotransmitters Serotonin hergestellt werden. Aufgrund dieser Bauch-Hirn-Verbindung können durch Verdauungsstörungen emotionale und mentale Probleme entstehen und umgekehrt.

Die aktuelle Diskussion zum Thema Verdauungsgesundheit beschäftigt sich intensiv mit dem Mikrobiom des Darms bzw. den gesunden Darmbakterien, die es uns ermöglichen, unsere Nahrung richtig aufzuspalten. Obwohl der Ayurveda sich nicht speziell mit dieser Darmflora befasst, stimmt dieses Konzept doch sehr stark mit den ayurvedischen Ernährungsempfehlungen überein, denn auch unsere Darmbakterien orientieren sich an einem jahreszeitlichen Zyklus: Die Zusammensetzung unserer Darmflora verändert sich, wenn das Klima von trocken zu nass oder von heiß zu kalt wechselt. Denn die Art der Mikroben im Boden wechselt von Jahreszeit zu Jahreszeit, um das Wachstum unterschiedlicher Pflanzen zu fördern. Durch den Verzehr saisonaler, regionaler Lebensmittel können wir uns mit diesem Zyklus synchronisieren. Dadurch steigen unsere Chancen, unsere Nahrung richtig zu verarbeiten und eine Verteidigungslinie gegen jahreszeitlich bedingte Krankheiten aufzubauen.

Verdauungsbeschwerden lassen sich nicht in eine allumfassende Kategorie einordnen. Die ayurvedische Medizin unterscheidet vier verschiedene Verdauungszustände:

1. Sama Agni: Sama bedeutet »ausgewogen«. Das ist unser begehrtester, aber leider auch seltenster Verdauungszustand. Bei einer ausgewogenen Verdauung leidet man überhaupt nicht unter Blähungen, Darmwinden, Bauchschmerzen oder Übersäuerung und hat ein bis zwei geformte Stuhlgänge pro Tag. Bei Menschen mit Sama Agni ist normalerweise auch der allgemeine Gesundheitszustand gut; sie haben ein starkes Immunsystem und einen klaren Geist.
2. Vishama Agni: Wenn das Verdauungsfeuer zu kalt oder zu wechselhaft ist, bezeichnet man diesen Zustand als Vishama Agni (variable Verdauung). Er kann sich in Symptomen wie Blähungen, Darmwinden, Verstopfung, hartem oder trockenem Stuhl oder regelmäßigem Wechsel zwischen normalem, weichem und zu wenig Stuhl äußern. Eine variable Verdauung entsteht meistens durch zu viel Äther und Luft – also durch einen Vata-Überschuss –, und zwar sowohl in der Ernährung als auch in der Lebensweise: zum Beispiel durch vieles Reisen, unregelmäßige Mahlzeiten, häufiges Zwischendurchessen oder den Verzehr von zu wenig Fetten oder zu vielen rohen Lebensmitteln. Diesem Problem kann man nur durch eine regelmäßige Lebensweise und gekochte Lebensmittel entgegenwirken, die mehr süße, saure und salzige als bittere, würzige oder zusammenziehende Aromen beinhalten (siehe Tabelle 3, Seite 108).
3. Tikshna Agni: Eigentlich sollte Ihr Verdauungsfeuer kräftig brennen, doch wie alle Dinge im Leben kann auch hier ein Ungleichgewicht entstehen oder das Agni kann zu heiß werden. Verdauungsprobleme aufgrund übermäßiger Hitze werden der Kategorie Tikshna Agni zugeordnet. Ein solches Agni ist scharf, heiß und/oder schnell: Der Speisebrei bewegt sich zu rasch durch die Verdauungsorgane, um dem Körper Nahrung zu liefern. Zu weicher Stuhl, Durchfall, Geschwüre und Übersäuerung sind Anzeichen für einen solchen Verdauungszustand. Wie Sie sich sicherlich

vorstellen können, kann ein überhitzter Verdauungstrakt durch den Verzehr von zu vielen erwärmenden – beispielsweise würzigen, sauren, säurebildenden oder salzigen – Lebensmitteln, aber auch durch einen feurigen Lebensstil entstehen: zum Beispiel durch Beziehungen oder Berufe, in denen es häufig zu Auseinandersetzungen kommt, ein Leben, in dem man sich viele Ziele setzt und erwartet, immer erfolgreich zu sein, oder einfach nur viel Verantwortung trägt. All diese Faktoren, die Pitta verstärken, können die Verdauung gleich von Anfang an zu stark befeuern oder sich allmählich aufbauen und in unserem Körper zu schwelen beginnen.
4. Manda Agni: Eine zu langsame Verdauung (Manda Agni) entsteht durch schweres Essen, eine sitzende Lebensweise oder einen allgemeinen Kapha-Überschuss. Wenn Verdauung und Ausscheidung bei Ihnen sehr langsam abzulaufen scheinen oder wenn Sie Schleim im Stuhl haben, gehören Sie diesem Verdauungstyp an. Bewegung und eine leichtere Kost mit wenig Fleisch, Zucker und Milchprodukten können dazu beitragen, Ihre Verdauung in Bewegung zu bringen.

Aufgrund dieser unterschiedlichen Verdauungstypen ist es ziemlich schwierig, ein Allheilmittel für Verdauungsprobleme zu finden, weil diese die verschiedensten Ursachen haben können: Vielleicht wird in der Werbung irgendetwas als gesund für die Verdauung angepriesen, was Ihrer Verdauung aber gar nicht guttut. Was bei Verstopfung (kalt) wirksam ist, bringt bei zu weichem Stuhl oder Säurereflux (heiß) beispielsweise keine Linderung. Manche Ihrer Symptome gehören vielleicht sogar verschiedenen Verdauungskategorien an. Mit den nun folgenden Ritualen versuche ich neutrale Lösungen anzubieten, die Ihnen unabhängig davon helfen können, ob Ihr Agni zu heiß oder zu kalt ist, Ihre Verdauungsorgane zu schnell oder zu langsam arbeiten oder Ihre Verdauung vielleicht sogar total durcheinandergeraten ist. Das Ziel besteht darin, einen Sama Agni-Zustand zu erreichen. Wenn Sie ein- bis zweimal täglich geformten Stuhl ausscheiden, nicht unter Blähungen oder Darmwinden leiden und einen gesunden Appetit haben, wissen Sie, dass Ihr Verdauungssystem ins Gleichgewicht gekommen ist.

Ihr Hauptverdauungsfeuer sitzt in der Mitte des Bauchs. Sie können schnell feststellen, ob dieses Feuer zu schwach ist, indem Sie Ihre Handfläche auf den Nabel legen. (Dabei soll die nackte Haut Ihrer Hand die Haut Ihrer Magengegend berühren.) Dieser Bereich sollte sich bei Berührung warm anfühlen und sogar eine höhere Temperatur haben als Arme oder Beine. Wenn er sich kühl anfühlt, bedeutet dies, dass Ihr Verdauungsfeuer einen Energieschub gebrauchen könnte.

Morgenrituale

Zungeninspektion 3 Minuten

Ihre Zunge verrät alles über Sie. Untersuchen Sie sie gleich nach dem Aufwachen und achten Sie auf Beläge, Risse oder Veränderungen im Vergleich zu ihrem sonstigen Aussehen. Kratzen Sie anschließend mit einem Zungenreiniger (er eignet sich besser dafür als Ihre Zahnbürste) den Belag ab und achten Sie genau darauf, wie er aussieht (siehe Seite 72).

Bauchmassage 3 Minuten

Nehmen Sie sich vor dem Duschen Zeit, Ihrem Bauch etwas Gutes zu tun. Massieren Sie ihn im Uhrzeigersinn mit Sesamöl oder Ihrem Lieblingskräuteröl. Diese Massage sollte im Stehen oder Liegen erfolgen, wobei Sie Ihre Hand flach auf den Bauch legen und sanften Druck ausüben. Wandern Sie mit Ihren Massagebewegungen zunächst vom rechten Beckenknochen nach oben zur rechten Bauchseite. Dann bewegen Sie sich quer über den Rumpf, unter den Rippen entlang und an der linken Seite wieder nach unten. Fahren Sie mit sanften, kreisenden Bewegungen den Verlauf Ihres Dickdarms nach. Diese äußere Stimulation des Bauchs kann die Darmtätigkeit in Bewegung bringen und Blähungen und Darmwinden entgegenwirken. Gleichzeitig sorgt das über die Haut aufgenommene Öl dafür, dass Ihr Verdauungsfeuer auch weiterhin gleichmäßig brennt.

Mittagsrituale

Kreuzkümmel-Koriander-Fenchel-Verdauungstee 5 Minuten

Vielleicht klingen Kreuzkümmel, Koriander und Fenchel wie eine ganz normale Gewürzkombination, doch zusammen als Tee eingenommen, sind sie ein sehr bekanntes, wirksames traditionelles Heilmittel der ayurvedischen Medizin. Die wichtige Bedeutung dieses Tees rührt daher, dass die Kräuter Ihr Verdauungsfeuer entfachen, ohne zu viel Wärme zu erzeugen. In gewisser Weise ist das eine Art kontrollierte Verbrennung, die Ihren Körper darauf vorbereitet, alles, was er aufnimmt, aufzuspalten. Trinken Sie 30 Minuten vor dem Mittagessen eine Tasse von diesem Verdauungstee.

½ TL ganze Kreuzkümmelsamen
½ TL ganze Koriandersamen
½ TL ganze Fenchelsamen
240 ml heißes (nicht kochendes) gefiltertes Wasser

Die Kreuzkümmel-, Koriander- und Fenchelsamen mit einem Mörser und Stößel leicht zerdrücken, damit die ätherischen Öle in das Wasser übergehen. Die Samen in ein Teesieb oder einen Teebeutel füllen und ins heiße Wasser geben. Fünf bis zehn Minuten lang ziehen lassen und trinken, sobald der Tee ausreichend abgekühlt ist.

Nach dem Essen auf der linken Seite liegen 10 Minuten

Auch wenn man Ihnen vielleicht seltsame Blicke zuwerfen wird: Nach dem Essen auf der linken Seite zu liegen, kann eine gesunde Verdauung und Ausscheidung fördern. Tatsächlich empfiehlt der Ayurveda ein zehnminütiges Nickerchen nach dem Essen.

Diese Position fördert den gesamten Verdauungsprozess. Das Liegen auf der linken Seite kann zum Transport von Nahrung in den Magen beitragen, der sich auf der linken Körperseite befindet. Auf die Weise können auch besser Verdauungsenzyme ausgeschüttet werden, um die aufgenommenen Lebensmittel aufzuspalten. Leber und Gallenblase befinden sich auf der rechten Körperseite: Wenn Sie auf der linken Seite liegen, kann die Galle besser in den Verdauungstrakt fließen und mit dem Fettabbau beginnen. Der absteigende Dickdarm (der den Speisebrei nach unten und aus dem Körper hinaus transportiert) liegt ebenfalls auf der linken Körperseite, sodass der Stuhl mithilfe der Schwerkraft besser durch Ihren Dickdarm wandern und am nächsten Morgen ausgeschieden werden kann, wenn Sie auf der linken Seite liegen.

Abendrituale

Ritual für die emotionale und geistige Verdauung — 7 Minuten

Wir trinken Tonika und Tinkturen, um unser Verdauungsfeuer zu stärken, damit wir unsere Nahrung besser verarbeiten können, doch oft vergessen wir, gleichzeitig auch etwas für unsere emotionale und geistige Verdauung zu tun. Obwohl unser Agni um die Tagesmitte am stärksten ist, kann es trotzdem durch Grübeleien behindert werden. Also tun Sie vor dem Abendessen Folgendes:

1. Setzen Sie sich an einen Platz, wo Sie nicht abgelenkt werden, und bleiben Sie dort ein paar Minuten lang ruhig sitzen. Rufen Sie sich alle schwierigen Gespräche oder Situationen ins Gedächtnis zurück, die Sie in den letzten 24 Stunden erlebt haben.
2. Wenn Sie an diese Erfahrungen zurückdenken, an welcher Stelle Ihres Körpers spüren Sie sie dann? Fühlen sie sich nach innerer Anspannung, Schmerz oder einem anderen Gefühl an?
3. Lassen Sie diese negativen Erfahrungen aus den betroffenen Körperregionen los: entweder durch eine Massage, eine Bewegung oder Dehnung. Führen Sie zum Beispiel Ihre rechte Hand zur linken Schulter und reiben

oder drücken Sie diese Stelle ein bis drei Minuten lang, oder stellen Sie die Füße weit auseinander und beugen Sie sich aus den Hüften heraus vor, um die Muskeln an den Rückseiten Ihrer Beine zu lockern.

4. Setzen Sie sich anschließend wieder ruhig und bequem hin. Holen Sie dreimal tief Luft, indem Sie durch die Nase ein- und durch den Mund ausatmen.

Knie-zur-Brust-Position oder windebefreiende Stellung (Apanasana) 3 Minuten

Fördern Sie Ihre Verdauung vor dem Schlafengehen mit sanften Bewegungen wie dieser Yogahaltung, die Ihren Darm massiert.

Dazu legen Sie sich auf den Rücken, strecken die Beine gerade auf dem Boden aus und ziehen das rechte Knie zur Brust. Sie können es dazu entweder am Schienbein oder an der Rückseite des rechten Oberschenkels festhalten. Wenn Sie den Oberschenkel näher an Ihren Oberkörper heranführen, werden Sie spüren, wie die rechte Seite Ihres Bauchs oder Ihr aufsteigender Dickdarm zusammengepresst werden. Halten Sie diese Position 30 Sekunden bis eine Minute lang. Dann lassen Sie das rechte Bein los und atmen dreimal tief durch. Ziehen Sie nun beide Knie zum Brustkorb und bleiben Sie 30 Sekunden bis eine Minute lang in dieser Haltung. Diese Position stimuliert den Querdarm, der die auf- und absteigende Seite des Dickdarms miteinander verbindet. Strecken Sie nun beide Beine wieder gerade aus und atmen dreimal tief in Ihren Unterbauch hinein. Anschließend führen Sie das linke Knie zum Brustkorb und lassen es 30 Sekunden bis eine Minute lang dort. Dadurch wird der absteigende Dickdarm sanft komprimiert. Zum Schluss legen Sie sich mit ausgestreckten Beinen flach auf den Rücken.

Wut

Selbst freundliche, aufgeschlossene Menschen, die in ihrem Leben viel Unterstützung erhalten, können ab und zu wütend werden – manchmal sind solche Charaktere sogar besonders anfällig für Wutausbrüche, weil man von ihnen ständig erwartet, dass sie sich wie Engel benehmen. Es ist gar nicht so einfach, ein angemessenes Ventil zu finden, wenn man in griesgrämiger Laune ist; oft empfinden wir es dann als »gesündeste« Lösung, unseren Gefühlen einfach freien Lauf zu lassen. Wenn Sie wütend sind, ist es am besten, diese Emotion vorübergehend in Ihrem Inneren schwelen zu lassen, statt sie sofort zu unterdrücken – aber ohne Ihren Zorn an anderen Menschen auszulassen. Wer seine Wut unterdrückt, setzt sich nicht richtig damit auseinander, und dann wird sie sich wahrscheinlich anstauen und zu ernsteren Problemen führen – wie es bei den meisten negativen Energien in unserem Körper und Geist der Fall ist.

In der ayurvedischen Tradition gilt Wut als heiße Emotion. In physischer Hinsicht wirkt sie sich auf Verdauung, Herz, Haut, Leber und Gehirn aus – also auf die Organe, die aus ayurvedischer Sicht von Pitta und den Elementen Feuer und Wasser gesteuert werden. Aufgrund des vielen Feuers in ihrer Konstitution sind Menschen, bei denen Pitta vorherrscht, besonders anfällig für Wut. Stellen Sie sich einmal eine Karikatur von einem wütenden Menschen vor: Er ist rot im Gesicht, und sein Kopf steht so unter Druck, dass ihm Dampf oder Rauch zu den Ohren herauskommt. Erkennen Sie den Zusammenhang? In unserer Sprache veranschaulichen wir das gerne mit Sätzen wie »Ich muss ein bisschen Dampf ablassen« oder »sein Mütchen kühlen«, weil Wut Hitze erzeugt. Die umgekehrte Vorstellung – dass Hitze Wut erzeugt – trifft übrigens ebenfalls zu.

Um unseren Zorn verrauchen zu lassen und uns zu beruhigen, müssen wir diese Hitze entschärfen: zum Beispiel indem wir warmen, würzigen Lebensmitteln und Erlebnissen nach Möglichkeit aus dem Weg gehen oder uns öfters kühlenden Lebensmitteln und Erlebnissen aussetzen (siehe Tabelle 3 auf Seite 108). Außerdem ist es wichtig, Zorn durch Mitgefühl und Liebe auszugleichen. Die nun folgenden Rituale werden Sie als kühlend, sanft, liebevoll und voller Selbstfürsorge empfinden. Sie eignen sich hervorragend dazu, Wut und verwandte Emotionen wie Frustration, Reizbarkeit und negative Werturteile auszugleichen. Wenn Pitta Ihr primäres Dosha ist oder Sie dazu neigen, auf Stress mit Wut zu reagieren, sind diese Rituale eine gute Vorbeugungsmaßnahme.

Morgenrituale

Eine Dankbarkeitsliste erstellen — 5 Minuten

Dank Oprah Winfrey und anderen Ikonen scheint das Dankbarkeitstagebuch seinen Weg in unsere Mainstream-Gesellschaft gefunden zu haben, doch in Wirklichkeit war die Zeit einfach reif für ein Comeback dieser guten Gewohnheit. Dankbarkeit soll dem Gefühl der Liebe am verwandtesten sein, und wenn wir uns innerlich öffnen und für die Menschen, Orte und Erfahrungen in unserem Leben dankbar sind, kommen wir der Liebe zu uns selbst einen Schritt näher. Also nehmen Sie sich jeden Morgen drei bis fünf Minuten Zeit, um mindestens drei Dinge aufzuschreiben, für die Sie dankbar sind. Denken Sie nicht lange darüber nach, sondern bringen Sie einfach spontan das zu Papier, was Ihnen als Erstes in den Sinn kommt.

Massage zur Öffnung des Herzens — 3 Minuten

Sich von anderen Menschen massieren zu lassen oder sich selbst zu massieren, hat positive Auswirkungen auf sehr viele emotionale Probleme, da eine Massage Körper und Emotionen durch Berührung miteinander verbindet.

Für diese von Herzen kommende Massage geben Sie ein paar Tropfen Öl in Ihre Handfläche. Ein geruchloses Öl wie Jojoba- oder Traubenkernöl, das keine erwärmende Wirkung hat, eignet sich gut. Sie können es mit ein paar Tropfen ätherischem Rosenöl vermischen, um die herzöffnende Wirkung zu verstärken. Massieren Sie das Öl mit ungefähr sieben kreisenden Bewegungen sanft in die Mitte Ihres Brustkorbs ein. Dann legen Sie beide Hände so auf Ihr Herz, dass die linke Hand auf der rechten liegt, und schließen Sie die Augen. Atmen Sie tief ein und spüren Sie, wie Ihr Brustkorb sich dabei ausdehnt. Dann atmen Sie tief aus und spüren den gleichmäßigen Schlag Ihres Herzens.

Man ist das, was man isst; und da das Mittagessen die Hauptmahlzeit Ihres Tages ist, sollten Sie sichergehen, dabei keinen Zorn im Herzen zu tragen. Versuchen Sie Ihr Mittagessen in freudiger Stimmung zuzubereiten oder es in Gesellschaft von Menschen zu verzehren, die Sie zum Lachen bringen. Da Wut eine heiße Emotion ist, sollten Sie weniger Lebensmittel zu sich nehmen, die eine erwärmende Wirkung haben, wie salzige, würzige, saure, fermentierte oder säurebildende Speisen. Wählen Sie stattdessen lieber Lebensmittel mit süßem, bitterem oder zusammenziehendem Aroma wie dunkelgrünes Blattgemüse, Getreide, Bohnen und Linsen.

Mittagsrituale

Sich auf den eigenen Puls konzentrieren 3 Minuten

In der modernen Medizin ist der Puls die Verbindung zum Herzen. Im Ayurveda ist er ein Maß für Energie und der Weg zu Ihrem wahren Ich: Er soll unser Bewusstsein und unsere ganz besondere Energie und Schwingung beinhalten. Ayurveda-Ärzte und -Therapeuten beurteilen anhand des Pulses das Dosha und den Gesundheitszustand ihrer Patienten. Das ist sehr schwierig, und es erfordert ein langjähriges Studium und viel Erfahrung, mithilfe dieser Methode präzise Aussagen zu treffen. Dabei misst man nicht nur den Pulsdruck, sondern auch Qualität, Kraft und Rhythmus des Pulses: ob er sich wie eine Schlange, ein Frosch oder ein Schwan bewegt. Ein tiefer Puls gibt Einblick in Ihre Konstitution; ein oberflächlicher Puls verrät dem Arzt etwas über Ihre Ungleichgewichte. Und um die Sache noch komplizierter zu machen, ertastet jeder der drei Finger, die man zum Messen des Pulses verwendet, eines der drei Doshas und gleichzeitig auch noch die Funktionsweise Ihrer Gewebe und Organe. Obwohl dies nur eine von mehreren körperlichen Untersuchungsmethoden ist, verlassen manche sehr erfahrene Ayurveda-Ärzte sich bei der Beurteilung der Bedürfnisse ihrer Patienten ausschließlich auf den Puls.

Wenn Wut sich körperlich manifestiert, kann sie sich auf das Herz-Kreislauf-System auswirken: Dann steigen Blutdruck und Herzfrequenz. Wenn Sie in der Lage sind, das zu spüren, können Sie Ihren Puls als Maß für Ihre emotionale Verfassung heranziehen und in solchen Situationen versuchen, sich in einen Zustand innerer Ruhe zu versetzen, damit diese ungesunden Veränderungen nicht dauerhaft bestehen bleiben.

Legen Sie Ihre rechte Hand um das linke Handgelenk. Tasten Sie mit Zeige-, Mittel- und Ringfinger Ihrer rechten Hand den radialen Puls, der sich unterhalb des Daumens an Ihrem Handgelenk befindet. Drücken Sie fest in diesen Punkt hinein, bis Sie den Puls spüren. Dann beginnen Sie den Druck zu verringern, bis Sie Ihren Puls in allen drei Fingerspitzen fühlen können. Falls es Ihnen schwerfallen sollte, die Stelle zu finden, an der Sie Ihren Puls mit allen drei Fingern gleichermaßen ertasten (oder vielleicht sogar richtig in den Fingerspitzen spüren) können, bemühen Sie sich einfach, den Puls überhaupt erst einmal wahrzunehmen. Sobald Sie die richtige Stelle gefunden haben, schließen Sie die Augen, halten den Puls eine Minute lang und greifen mit Ihrem äußeren Körper auf Ihre innere Energie zu. Durch das Fühlen des Pulses entwickeln Sie ein Gespür für Ihre innere Energie mithilfe Ihres äußeren Körpers.

Zischende Atmung (Sitkari) 3 Minuten

Sie können sich diese Atemübung als eine Art »Dampfablassen« vorstellen, weil Sie dabei tatsächlich das Geräusch eines Dampfkochtopfs nachahmen. Machen Sie sie immer dann, wenn Sie spüren, wie Wut in Ihnen aufsteigt, denn sie erfordert keine besondere Körperposition. Dazu atmen Sie mit geöffneten Lippen und zusammengepressten Zähnen langsam durch den Mund ein und ziehen die Luft dann durch die Zahnzwischenräume und an der Innenseite Ihrer Wangen entlang. Dabei entsteht ein zischendes Geräusch. Der Atem sollte sich kühl anfühlen. Dann atmen Sie mit geschlossenem Mund durch die Nase aus. Insgesamt fünfmal wiederholen.

Abendrituale

Herzöffnendes Asana mit Lendenwirbelsäulenstütze — 5 Minuten

Wenn Sie darstellen wollten, wie Wut sich in Ihrem Körper anfühlt, was für eine Haltung würden Sie dann einnehmen? Würden Sie die Fäuste ballen, mit den Zähnen knirschen und sich ducken, um sich für einen Kampf zu wappnen? Wenn sich Wut in uns anstaut, verspannen sich unsere Beugemuskeln. Das sind die Muskeln, mit denen wir die Hände zu Fäusten ballen – und diejenigen, die unser Herz schützen, indem wir Brust und Oberkörper vorwärtskrümmen. Wenn diese Muskeln angespannt sind, staut sich auch Hitze in unserem Körper an. In kühleren Jahreszeiten rollen Tiere sich zu einer Kugel zusammen, um sich warm zu halten; an heißen Tagen strecken sie dagegen alle viere von sich, um Wärme abzugeben.

Wenn Wut sich in unserer Muskulatur und unserer Körperhaltung anstaut, könnten wir dann glücklicher werden, indem wir unsere Position verändern? Ja! Und wenn Zorn Hitze erzeugt, könnten wir dann Hitze an unsere Umgebung abgeben, um uns von dieser Emotion zu befreien? Natürlich. Das geht folgendermaßen:

Versuchen Sie vor dem Schlafengehen drei bis fünf Minuten lang in dem unten beschriebenen gestützten Asana zu verharren, das Ihren Brustkorb und Ihr Herzzentrum dehnt. Rollen Sie eine Decke der Länge nach zusammen. Alternativ können Sie auch eine Yogarolle verwenden, falls Sie eine zur

Hand haben. Setzen Sie sich auf den Boden, wobei sich das untere Ende der zusammengerollten Decke oder Yogarolle direkt oberhalb Ihres Kreuzbeins befinden sollte. (Das ist der breite Knochen an der Rückseite des Beckens, der die Basis Ihrer Wirbelsäule bildet.) Lehnen Sie sich so zurück, dass Ihr Kopf bequem auf der Rolle liegt und Ihre Lendenwirbelsäule nicht komprimiert wird. (Die Rolle sollte diese Krümmung Ihres unteren Rückenbereichs abstützen). Sie können die Beine dabei kreuzen, anwinkeln oder gerade auf dem Boden ausstrecken, so wie es für Sie am bequemsten ist. Aber achten Sie darauf, Ihre Arme T-förmig (auf Schulterhöhe oder noch höher) seitlich auszustrecken! Lassen Sie die Arme mit den Handflächen nach oben passiv so liegen, sodass Sie eine sanfte Dehnung von Handfläche zu Handfläche und in der Mitte Ihres Brustkorbs spüren.

Atmen Sie ganz normal weiter und spüren Sie dabei, wie Ihre Herzgegend sich immer weicher anfühlt.

Hitze freisetzendes, herzöffnendes Tonikum 5 Minuten

Wenn sich Wut in Ihnen anstaut, können sich auch andere mit zu viel Hitze zusammenhängende Zustände wie Säurereflux, entzündliche Hauterkrankungen, Schilddrüsenprobleme und Unausgewogenheiten im Fortpflanzungshormonhaushalt manifestieren. Mit dem folgenden Tee aus beruhigender Kamille und den kühlenden Heilpflanzen Minze, Süßholz und Fenchel können Sie diesen Hitzestau abbauen. Da der Tee gleichzeitig auch sehr entspannend wirkt, sollten Sie ihn tagsüber, wenn Sie – beispielsweise beim Autofahren oder bei Besprechungen – wach sein müssen, lieber nicht trinken. Er eignet sich hervorragend als abendliches Tonikum.

Beachten Sie: Falls Sie an Bluthochdruck leiden, lassen Sie das Süßholz weg und ersetzen es entweder durch Anis oder verwenden die doppelte Menge Fenchelsamen. Diese Pflanzen haben zwar nicht genau die gleiche Wirkung wie Süßholz, doch alle drei besitzen ein kühlendes Aroma und eine kühlende Qualität.

½ TL ganze Fenchelsamen
½ TL Süßholzwurzelstücke
2 frische Minzblätter oder ½ TL getrocknete Minze
1 TL Kamillentee oder getrocknete Kamillenblüten
Heilpflanzenzusatz für eine besonders intensive Wirkung (wahlweise): ½–1 TL Arjuna-Pulver
480 ml heißes (nicht kochendes) gefiltertes Wasser

Fenchelsamen, Süßholz und Minze mit Mörser und Stößel oder in einer Kräutermühle leicht zerdrücken. Zusammen mit der Kamille und (wahlweise) dem Arjuna-Pulver in ein Tee-Ei oder einen Teebeutel füllen, ins heiße Wasser geben und 5 Minuten (oder für ein stärkeres Tonikum entsprechend länger) ziehen lassen. Tee-Ei oder Beutel aus dem Wasser nehmen und den Tee genießen.

Nachwort

Der letzte Zyklus

Zugegebenermaßen habe ich meinen ersten Yogakurs nur deshalb belegt, weil das, was ich auf den Fotos gesehen hatte, wie Gymnastik für Erwachsene aussah. Da alles, was mit Bewegung zu tun hat, mich fasziniert, sprach mich dieses Programm an. Nach meinem ersten Yogakurs fühlte ich mich innerlich wacher – als wären meine Sinne geschärft worden. Die Musik in meinem Auto hörte sich plötzlich lauter an, und die Menschen um mich herum schienen sich schneller zu bewegen, während ich mein Lebenstempo unbedingt verlangsamen und mehr in mich hineinhören wollte. Die Yogaübungen wirkten auf mich irgendwie absichtsvoll, und auch ich verspürte mit einem Mal das Bedürfnis, ein absichtsvolleres Leben zu führen. Ich wusste, dass ich einen neuen Weg eingeschlagen hatte, und es war unwahrscheinlich, dass ich diesen Weg wieder verlassen würde.

Für mich hat das Studium des Ayurveda diesen Grundgedanken eines absichtsvollen Lebens durch eine neue, sehr wichtige Dimension bereichert. Nichts war mehr gleichgültig – von der Farbe meiner Kleidung über die Temperatur des Wassers, das ich trank, bis hin zu der Frage, ob ich mich auf banales Small Talk einlassen sollte oder nicht. Je bewusstere Entscheidungen ich traf, umso sinnvoller wurde mein Leben – jetzt begann ich endlich, mein wahres, authentisches Ich zu verwirklichen. Ich fragte mich seltener, ob ich objektiv betrachtet alles richtig machte, und achtete stattdessen mehr darauf, ob ich für mich in jedem Augenblick meines Lebens alles richtig machte.

Im Rahmen dieses Bewusstwerdungsprozesses hielt ich es für immer notwendiger, meinen Tagesablauf so zu gestalten, dass er ein Fundament für meine wahre Identität bildete – eine Möglichkeit, so zu leben, wie ich es gerne möchte. Manchmal bedeutete das, dass ich etwas Neues in mein Leben einbauen musste, um mich wohler zu fühlen; manchmal entdeckte ich aber auch etwas Altes wieder, das mir das Gefühl gab, lebendig zu sein. Die Natur war schon immer ein roter Faden in meinem Leben gewesen; mein Körper wusste noch aus meiner Kindheit, dass das Streben nach Harmonie zwischen unserer inneren Natur und der äußeren Natur uns herum zu höchstmöglichem Wohlbefinden führt. Ich sehe die Natur, höre auf sie und lerne von ihr. Ich weiß, dass der süße Geschmack von frischen Beeren im Sommer genauso beglückend sein kann wie die Tage, die ich als Kind an unserem Gartenteich verbrachte, und ich weiß, dass die Jahreszeiten keiner Hierarchie unterliegen: Die energiegeladenen Sommertage sind nicht wichtiger als die ruhige Winterzeit. Alle Jahreszeiten und Elemente haben ihren Stellenwert.

Obwohl sich die Natur nach ihren eigenen Gesetzen bewegt und verändert, können wir selbst entscheiden, inwieweit wir uns von ihr beeinflussen lassen. Es ist jeden Tag aufs Neue unsere eigene Entscheidung, ob wir sowohl in uns hinein- als auch über uns hinausschauen wollen – ob wir uns auf unsere individuellen Bedürfnisse einstimmen und erfahren möchten, wie die Natur uns diese Bedürfnisse erfüllen kann. Wir können entweder einen Weg gehen, der uns nicht dorthin führt, wo wir hinmöchten, oder wir können geduldig lernen, alte Teufelskreise zu überwinden und Raum für neue, bessere Kreisläufe zu schaffen. Nutzen Sie die Erkenntnisse, die Sie aus diesem Buch gewonnen haben – über sich selbst, die Natur und die Lehren des Ayurveda –, als Werkzeug, das Ihnen die Möglichkeit gibt, Rituale und Lebensgewohnheiten zu entwickeln, mit deren Hilfe Sie sich selbst treu bleiben und Ihr höchstes Gesundheitspotenzial verwirklichen können.

Tagebuchführen als Ritual

Die Gewohnheiten, mit denen wir unser Leben verbessern möchten, werden uns nicht weiterhelfen, wenn wir sie nicht richtig in unseren Tagesablauf einbauen können. Es gibt verschiedene Methoden, die es uns erleichtern, unseren Vorsätzen treu zu bleiben: Zum Beispiel sollten wir genügend Zeit für ihre Umsetzung einplanen, darauf achten, uns keine unrealistischen Ziele zu setzen, und uns ab und zu anerkennend auf die Schulter klopfen, weil wir zumindest versucht haben, uns an unsere Vorhaben zu halten, auch wenn es uns nicht immer gelungen ist. Manchmal braucht man auch einfach nur die richtigen Werkzeuge und Hilfsmittel, um seine Rituale konsequenter und effektiver zu praktizieren.

Genau zu diesem Zweck habe ich die Tagebuchvordrucke in diesem Kapitel entwickelt: Sie sollen Ihnen helfen, die neuen Rituale und Gewohnheiten, mit denen Sie Ihr Leben bereichern möchten, nahtlos in Ihren Tagesablauf zu integrieren.

Mit meinen Denkanstößen auf den folgenden Seiten möchte ich Sie dazu motivieren, den Beginn und das Ende Ihres Tages achtsam zu gestalten, und Ihnen ein bisschen Spielraum für Selbstreflexion geben. Im Gegensatz zu anderen Tagebüchern oder Terminkalendern sollen Sie hier keine Erledigungslisten eintragen. Damit sich das Ganze auch wirklich wie ein Ritual anfühlt, könnte es sich sogar lohnen, ein bisschen Geld in ein neues, leeres Tagebuch und einen neuen Stift zu investieren.

Ich habe drei verschiedene Tagebuchvorlagen für Sie entwickelt: Zunächst einmal sollen Sie sich überlegen, was für Rituale Sie in der kommenden

Woche durchführen möchten, und auch dazuschreiben, aus welchen Gründen diese Praktiken für Sie zum jetzigen Zeitpunkt wichtig sind. Als Nächstes sollten Sie jeden Tag aufschreiben, ob es Ihnen auch gelungen ist, diese Rituale zu praktizieren, sich Notizen über Ihre Erfolge machen und darüber nachdenken, wo Sie noch ein bisschen mehr Ermutigung gebrauchen könnten. Und dann gibt es auch noch ein Tagebuchsegment für allwöchentliche Überlegungen. Mithilfe dieser Informationen können Sie Ihre Rituale für die kommenden Wochen besser planen.

Den eigenen Tagesablauf neu zu gestalten, ist gar nicht so einfach. Berücksichtigen Sie die Tipps aus den Kapiteln 8 und 9, um neue, effektive Rituale in Ihr Leben zu integrieren.

Wöchentliche Tagebucheinträge

Nehmen Sie sich zu Beginn der Woche bis zu drei Rituale vor, die Sie jeden Morgen, Mittag und Abend durchführen möchten. Schreiben Sie auch dazu, wie viel Zeit Sie schätzungsweise dafür brauchen werden, um sicherzugehen, dass Ihre Planung realistisch ist, und notieren Sie, warum diese Rituale für Sie persönlich so besonders wichtig sind.

1. Januarwoche

Mein morgendliches Wellnessritual

1. **Meditation** Zeitaufwand: 10 Minuten
2. **Heißes Zitronenwasser trinken** Zeitaufwand: 5 Minuten
3. **Ölmassage/Abhyanga** Zeitaufwand: 20 Minuten

Gesamtzeitaufwand für die achtsame Durchführung meines ganzen Morgenrituals: 35 Minuten

Ich habe mich für dieses Morgenritual entschieden, weil ich in letzter Zeit wenig Energie habe und es sich so anfühlt, als würde ich mich einfach nur durch meine Tage hindurchhetzen, ohne dass sie einen Sinn haben oder mir Erfüllung schenken.

Nach diesem Morgenritual habe ich das Gefühl/werde ich das Gefühl haben, meinen Tag besser im Griff zu haben, mich meinen Mitmenschen voll und ganz widmen und bewusste Entscheidungen treffen zu können.

Mein mittägliches Wellnessritual

1. **Einen kurzen Spaziergang machen** Zeitaufwand: 5 Minuten
2. **Dreimal tief durchatmen** Zeitaufwand: 1 Minute
3. **Drei Minuten lang mit geschlossenen Augen dasitzen** Zeitaufwand: 3 Minuten

Gesamtzeitaufwand für die achtsame Durchführung meines ganzen Mittagsrituals: 9 Minuten

Ich habe mich für dieses Mittagsritual entschieden, weil ich nachmittags müde werde und mich dann oft nicht mehr richtig konzentrieren kann.

Nach diesem Mittagsritual habe ich das Gefühl/werde ich das Gefühl haben, erholt und ausgeruht zu sein und mehr Energie für den Rest des Tages zu haben.

Mein abendliches Wellnessritual

1. **Mir einen Schlummertrunk zubereiten** Zeitaufwand: 10 Minuten
2. **Meine Füße einölen** Zeitaufwand: 5 Minuten
3. **Atemübungen** Zeitaufwand: 5 Minuten

Gesamtzeitaufwand für die achtsame Durchführung meines ganzen Abendrituals: 20 Minuten

Ich habe mich für dieses Abendritual entschieden, weil ich in letzter Zeit nachts öfter aufwache und mich dann am nächsten Morgen nicht ausgeruht fühle.

Nach diesem Abendritual habe ich das Gefühl/werde ich das Gefühl haben, mit klarem Kopf zu Bett gehen und ohne Probleme ein- oder durchschlafen zu können. Dann wird mein Tag auch nicht mehr so abrupt enden, sondern ich kann ihn langsam und allmählich ausklingen lassen.

Tägliche Tagebucheinträge

Haken Sie die Rituale, die Sie durchgeführt haben, jeden Tag ab und beschreiben Sie die positiven Gefühle, die Sie dabei hatten. So werden Sie sich wieder an die Auswirkungen Ihrer neuen Lebensgewohnheiten erinnern, wenn Sie Ihr Tagebuch später noch einmal durchblättern, um sich zu inspirieren oder zu motivieren. Und weil es immer einmal passieren kann, dass etwas nicht ganz so läuft wie geplant, notieren Sie sich an dieser Stelle auch, was Sie tun können, um sich ein Umfeld zu schaffen, das Ihnen noch mehr Unterstützung und Ermutigung für die geplanten Veränderungen bietet.

Tag 1: 1. Januar

- [x] Morgenritual
- [x] Mittagsritual
- [x] Abendritual

Was hat mir heute Kraft gegeben?

Ich hatte am Nachmittag mehr Energie und konnte nach der Arbeit Sport treiben. Ich wurde nicht gleich nervös, wenn nicht alles so lief wie geplant. Ich hatte das Gefühl, mehr Zeit für meine Arbeit und meine Familie zu haben, obwohl ich mir Extrazeit genommen habe, um etwas für mich selbst zu tun.

Wofür brauche ich noch einen kleinen Anstoß?

Es fällt mir schwer, abends so zeitig ins Bett zu gehen, dass ich genügend Schlaf bekomme. Der Abend scheint die einzige Tageszeit zu sein, zu der ich Zeit für mich selbst habe; daher will ich dann trotz Müdigkeit oft noch nicht schlafen gehen.

Wöchentliche Überlegungen

War ich bei der Planung meiner Rituale realistisch?

Ja, mit Ausnahme meiner morgendlichen Abhyanga. Alle Rituale ließen sich leicht in meinen Tagesablauf einbauen, aber die Abhyanga dauert länger – dadurch ist der Morgen für mich zu einer ziemlichen Hetzerei geworden.

Sollte ich für die kommende Woche etwas an meinem Programm ändern?

Ich möchte morgens nicht mehr die ganze Abhyanga durchführen, sondern nur noch meinen Nacken, meine Hüften und meinen unteren Rückenbereich einölen, weil sich bei mir an diesen Stellen nach einem langen Tag Stress, Verspannungen und Schmerzen festzusetzen scheinen. Das wird weniger Zeit kosten. Außerdem bin ich nächste Woche unterwegs, also muss ich daran denken, das Zubehör für meine Rituale in meinem Reisegepäck zu verstauen.

Wöchentliche Tagebucheinträge

Vordrucke

Woche vom ___.___.___

Mein morgendliches Wellnessritual

1. __________________ Zeitaufwand: ____
2. __________________ Zeitaufwand: ____
3. __________________ Zeitaufwand: ____

Gesamtzeitaufwand für die achtsame Durchführung meines ganzen Mittagsrituals: ________
Ich habe mich für dieses Mittagsritual entschieden, weil __________________
____.
Nach diesem Mittagsritual habe ich das Gefühl/werde ich das Gefühl haben,
____
____.

Mein mittägliches Wellnessritual

1. __________________ Zeitaufwand: ____
2. __________________ Zeitaufwand: ____
3. __________________ Zeitaufwand: ____

Gesamtzeitaufwand für die achtsame Durchführung meines ganzen Mittagsrituals: ________

Ich habe mich für dieses Mittagsritual entschieden, weil ________________

____.

Nach diesem Mittagsritual habe ich das Gefühl/werde ich das Gefühl haben,

____

____.

Mein abendliches Wellnessritual

1. ________________ Zeitaufwand: ___
2. ________________ Zeitaufwand: ___
3. ________________ Zeitaufwand: ___

Gesamtzeitaufwand für die achtsame Durchführung meines ganzen Abendrituals: _______

Ich habe mich für dieses Abendritual entschieden, weil ________________

____.

Nach diesem Abendritual habe ich das Gefühl/werde ich das Gefühl haben,

____

____.

Tägliche Tagebucheinträge

Vordrucke

Tag 1 ___.___.___

- ☐ Morgenritual
- ☐ Mittagsritual
- ☐ Abendritual

Was hat mir heute Kraft gegeben?

____

____

Wofür brauche ich noch einen kleinen Anstoß?

____

____

Tag 2 ___.___.___

- ☐ Morgenritual
- ☐ Mittagsritual
- ☐ Abendritual

Was hat mir heute Kraft gegeben?

____

____

Wofür brauche ich noch einen kleinen Anstoß?

____

____

Tag 3 ___.___.___

- ☐ Morgenritual
- ☐ Mittagsritual
- ☐ Abendritual

Was hat mir heute Kraft gegeben?

____

____

Wofür brauche ich noch einen kleinen Anstoß?

____

____

Tag 4 ___.___.___

- ☐ Morgenritual
- ☐ Mittagsritual
- ☐ Abendritual

Was hat mir heute Kraft gegeben?

____

____

Wofür brauche ich noch einen kleinen Anstoß?

____

____

Tag 5 __.__.__

- ☐ Morgenritual
- ☐ Mittagsritual
- ☐ Abendritual

Was hat mir heute Kraft gegeben?

____

____

Wofür brauche ich noch einen kleinen Anstoß?

____

____

Tag 6 ___.___.___

- ☐ Morgenritual
- ☐ Mittagsritual
- ☐ Abendritual

Was hat mir heute Kraft gegeben?

____

____

Wofür brauche ich noch einen kleinen Anstoß?

____

____

Tag 7___.___.___

- ☐ Morgenritual
- ☐ Mittagsritual
- ☐ Abendritual

Was hat mir heute Kraft gegeben?

Wofür brauche ich noch einen kleinen Anstoß?

Wöchentliche Überlegungen

Vordrucke

War ich bei der Planung meiner Rituale realistisch?

Sollte ich für die kommende Woche etwas an meinem Programm ändern?

Glossar der Heilpflanzen

Heilpflanzen sind etwas Wunderbares, weil sie unseren Körper in der Erfüllung seiner Funktionen unterstützen, statt diese Funktionen einfach nur zu ersetzen. Das bedeutet, dass Sie von einem pflanzlichen Heilmittel wahrscheinlich nicht abhängig werden, sondern es irgendwann absetzen können, sobald es Ihnen wieder besser geht. Genau wie bei verschreibungspflichtigen Medikamenten kann es auch bei Heilpflanzen Kontraindikationen oder mögliche Nebenwirkungen geben, doch normalerweise sind diese unerwünschten Wirkungen nur sehr leicht und klingen wieder ab, sobald Sie die Einnahme des pflanzlichen Mittels beenden.

Die folgende Liste enthält sämtliche Heilpflanzen und Gewürze, die in den Rezepten und Ritualen in diesem Buch vorkommen. Es gibt auch noch viele andere Pflanzen, die von Ayurveda-Therapeuten verwendet werden, die ich hier aber nicht aufführe. Heilpflanzen haben sehr spezielle Wirkungen und eine Affinität zu bestimmten Körpersystemen. Vielleicht erscheint Ihnen eine Heilpflanze für einen bestimmten Verwendungszweck besonders attraktiv, doch Sie sollten sich der Tatsache bewusst sein, dass das nicht die einzige Wirkung dieser Pflanze ist. Ohne das richtige Wissen nehmen Sie womöglich irgendein Mittel ein, das bei Ihnen unwirksam ist oder zwar gegen ein bestimmtes Problem hilft, aber dafür gleichzeitig ein anderes hervorruft.

Dieses Glossar soll Ihnen nähere Informationen über die Heilpflanzen und die Gründe vermitteln, warum ich sie für die Behandlung der in diesem Buch besprochenen Erkrankungen ausgewählt habe, aber es ist kein Ersatz für Ratschläge und Empfehlungen von Ihrem Ayurveda-Therapeuten oder sonstigen Gesundheitsdienstleistern.

Wie man mit diesem Glossar arbeitet

Dosha: Unter dieser Rubrik erfahren Sie, auf welche Doshas sich die Einnahme der betreffenden Heilpflanze auswirken kann. Ein Minuszeichen (-) deutet darauf hin, dass die Pflanze beruhigend auf dieses Dosha wirkt; ein Pluszeichen (+) zeigt an, dass sie es verstärkt. Ein Gleichheitszeichen (=) bedeutet, dass sie eine neutrale Wirkung hat, das Dosha also weder verstärkt noch verringert.
Energie: Dieser Begriff bezieht sich auf die thermische Wirkung der Heilpflanze (das heißt, ob sie Wärme oder Kälte im Körper erzeugt).
Gunas: Unter dieser Rubrik werden die wichtigsten Gunas oder Eigenschaften der Pflanze aufgeführt. Obwohl es zur Beschreibung der Elemente und Doshas insgesamt 20 Gunas gibt (siehe Seite 30), verwendet man zur Beschreibung der Energie von Heilpflanzen lediglich fünf primäre Gunas: leicht (die Pflanze reduziert Gewebe), schwer (sie baut Gewebe auf und nährt es), ölig (sie ist fettig und kann Flächen mit einer Fettschicht überziehen), trocken (sie nimmt Feuchtigkeit auf und reduziert Gewebe) und scharf (sie dringt schnell ins Gewebe ein).
Kontraindikationen: Das sind die Ausnahmen, also die Umstände, unter denen Sie eine Heilpflanze nicht einnehmen sollten. Vor der Einnahme von Heilpflanzen sollten Sie stets mit Ihrem Arzt sprechen, vor allem wenn Sie gerade unter einem gesundheitlichen Problem leiden oder Medikamente einnehmen.

Aloe

Dosha: V=P=K=
Energie: kühlend
Gunas: schwer, ölig
Kontraindikationen: Schwangerschaft
Aloe ist ein Tonikum für die weiblichen Fortpflanzungsorgane und kann für Menschen, die unter übermäßigen Blutungen, Blutgerinnseln oder Wechseljahrsbeschwerden leiden, besonders hilfreich sein. Die Pflanze heilt entzünd-

liche Hauterkrankungen und eignet sich außerdem für die Behandlung von entzündlichen Krankheiten des Magen-Darm-Trakts wie Colitis ulcerosa, Geschwüren oder Übersäuerung.

Arjuna

Dosha: V=P–K–
Energie: kühlend
Gunas: leicht, trocken
Kontraindikationen: Schwangerschaft, Verstopfung
Wenn Sie mit dem Yogatext der Bhagavad Gita vertraut sind, werden Sie in Arjuna den Namen des Helden der Geschichte wiedererkennen. Diese Heilpflanze ist bekannt für ihre positiven Auswirkungen auf das Herz, die von Blutdrucksenkung über die Besserung von Herzinsuffizienz bis hin zur Heilung eines gebrochenen Herzens reichen. Sie trägt aber auch zur Linderung von Atemwegserkrankungen wie Asthma und Bronchitis bei und kann die Heilung von Wunden und entzündlichen Hauterkrankungen fördern.

Ashwagandha

Dosha: V–P+K–
Energie: erwärmend
Gunas: leicht, ölig
Kontraindikationen: starkes Pitta/Erkrankungen, denen starke Hitze oder übermäßiges Ama zugrunde liegen
Ashwagandha ist ein Adaptogen, hilft uns also in stressigen Zeiten. Es kann zur Regulation des Nervensystems beitragen und entweder als Beruhigungsmittel oder als Nerventonikum eingesetzt werden. Die Pflanze regeneriert das Muskelgewebe und trägt bei Abmagerung, Kräfteverfall oder anderen schwächenden Erkrankungen zum Wiederaufbau sämtlicher Gewebe bei. Sie hat eine Affinität zum männlichen Fortpflanzungssystem und kann die Fruchtbarkeit und Libido fördern, eignet sich aber auch gut für die Behandlung weiblicher Fortpflanzungsstörungen. Auch bei Schilddrüsenerkrankungen kann Ashwagandha helfen.

Baldrian

Dosha: V-P-K-
Energie: erwärmend
Gunas: leicht, ölig
Kontraindikationen: Depression

Diese beruhigende Heilpflanze ist vor allem für ihre schlaffördernde Wirkung bekannt. Baldrian wirkt warm und erdend und kann innere Anspannungs- und Unruhezustände lindern, vor allem wenn sie durch Ängste verursacht werden. Baldrian wurde aber auch schon des Öfteren zur Linderung von Entzugserscheinungen in der Behandlung von Suchtpatienten eingesetzt.

Bhringaraj

Dosha: V-P-K=
Energie: kühlend
Gunas: leicht, trocken
Kontraindikationen: Verstopfung

Bhringaraj hat eine Affinität zum Kopf und eignet sich sowohl für die Heilung von körperlichen Beschwerden im Bereich des Kopfes (beispielsweise Hörprobleme, Schwindel und Nasennebenhöhlenerkrankungen) als auch zur Beruhigung geistiger Erregungszustände, wie sie vor allem bei Stress auftreten. Am bekanntesten ist Bhringaraj jedoch als Haarwasser und Mittel gegen ergrauende Haare und Glatze. Es ist eine beruhigende Heilpflanze, die man zur Verbesserung des Schlafs einnehmen kann, dient aber auch anderen Zwecken, zum Beispiel der Behandlung von Leber-, Lungen- und entzündlichen Hauterkrankungen.

Boswellia

Dosha: V-P-K-
Energie: erwärmend und kühlend
Gunas: leicht, trocken, scharf
Kontraindikationen: Schwangerschaft

Boswellia ist auch unter dem Namen »Indischer Weihrauch« bekannt und besitzt die besondere Eigenschaft, gleichzeitig erwärmend und kühlend zu wirken. Diese Heilpflanze kann die Durchblutung anregen, gleichzeitig aber auch Entzündungszustände lindern und eignet sich daher hervorragend für die Behandlung von Schmerzen oder entzündlichen Zuständen, vor allem in den Gelenken. Sie beugt der Bildung von hartem Narben- oder dichtem Fasziengewebe vor und wirkt Veränderungen in der Gewebezusammensetzung entgegen, die die Beweglichkeit der Gelenke einschränken können. Viele Menschen nutzen diese Pflanze auch aufgrund ihrer spirituellen Eigenschaften (entweder als ätherisches Öl oder als Räucherkraut), weil man ihr nachsagt, dass sie den Geist öffnet.

Brahmi

Dosha: V=P=K=
Energie: kühlend
Guna: leicht
Kontraindikationen: keine bekannt

Brahmi ist vor allem für seine positiven Auswirkungen auf das Nervensystem berühmt. Die Heilpflanze wird als Gehirntonikum zur Verbesserung des Gedächtnisses sowie zur Behandlung von Lernbehinderungen und mentalen Zuständen eingesetzt, die durch Stress entstehen. In der Behandlung von Parkinson, Alzheimer und Demenz dient sie als Nerventonikum; außerdem behandelt man damit Hauterkrankungen, die in erster Linie auf Störungen des Nervensystems zurückzuführen sind.

Brennnessel

Dosha: V+P–K–
Energie: kühlend
Gunas: leicht, trocken
Kontraindikationen: keine bekannt

Brennnessel ist eine umstimmende oder blutreinigende Heilpflanze. Sie wird zur Behandlung von Asthma, Allergien und verschleimten Atemwegen, aber auch als entzündungshemmendes Mittel eingesetzt.

Chyavanprash

Dosha: V=P=K=
Energie: erwärmend
Guna: schwer
Kontraindikationen: im Übermaß eingenommen, kann Chyavanprash zu stark erwärmend auf das Dosha Pitta wirken
Chyavanprash ist eine Marmelade, die aus Heilpflanzen und Gewürzen hergestellt wird. Manche Menschen halten sie für das ayurvedische Äquivalent eines Multivitaminpräparats: Je nach Zubereitungsart kann sie 20 oder noch mehr Zutaten enthalten und daher die verschiedensten heilsamen Wirkungen in sich vereinen. Zu den häufigsten Inhaltsstoffen gehören Amalaki, Ghee und Kardamom. Chyavanprash wird generell zur Steigerung der Vitalität und Stärkung des Immunsystems eingenommen; außerdem soll es eine regenerierende Wirkung auf sämtliche Gewebe haben.

Dashamula

Dosha: V−P=K−
Energie: erwärmend
Gunas: schwer, trocken
Kontraindikationen: Schwangerschaft
Dashamula bedeutet »zehn Wurzeln«. Diese Heilpflanzenkombination gehört zu den Präparaten mit besonders stark erdender Wirkung. Die Einnahme von Dashamula wird vor allem Menschen mit Vata-(Äther oder Luft)-Ungleichgewicht empfohlen. Bei diesem Präparat handelt es sich um ein Nervenstärkungsmittel, das gegen Schmerzen, Ischias, Angstzustände und die Parkinson-Krankheit hilft. Außerdem dient Dashamula zur Behandlung von Schwächezuständen des Immunsystems.

Fenchel

Dosha: V=P=K=
Energie: erwärmend (leicht)
Gunas: leicht, trocken
Kontraindikationen: keine bekannt

Auch Fenchel wird schon seit jeher zur Behandlung von Verdauungsproblemen eingesetzt. Er lindert Blähungen, Bauchkrämpfe und Übelkeit und kann das Verdauungsfeuer stärken, ohne einen Pitta-Überschuss zu erzeugen. Außerdem wird er zur Behandlung von Erkrankungen der Harnwege, Krämpfen der glatten Muskulatur und zur Befreiung der Atemwege von Schleim verwendet.

Gewürznelke

Dosha: V−P=K−
Energie: kühlend
Gunas: leicht, ölig, scharf
Kontraindikationen: entzündliche Erkrankungen

In der Zahnmedizin werden Gewürznelken schon seit Jahren als Antiseptikum und Betäubungsmittel eingesetzt. Aber man verwendet Nelken auch für andere Zwecke, da sie einen direkten Einfluss auf die Verdauung haben: Sie stärken das Verdauungsfeuer, ohne einen Pitta-Überschuss zu erzeugen. Auch in der Behandlung von Erkältungen mit verstopfter Nase oder Halsschmerzen ist die Gewürznelke hilfreich. Äußerlich angewendet lindert sie Muskel- und Gelenkschmerzen.

Gotu Kola (Indischer Wassernabel)

Dosha: V=P−K−
Energie: kühlend
Gunas: leicht, trocken
Kontraindikationen: Schwangerschaft

Gotu Kola ist ein blutreinigendes Adaptogen, das die Nerven regeneriert. Diese Heilpflanze unterstützt den Körper in Stresssituationen, kann das Gedächtnis verbessern und die Wachheit verstärken. Gotu Kola ist bekannt für seine Fähigkeit, entzündliche Gelenk- und Hauterkrankungen zu heilen, ist aber auch ein ausgezeichnetes Schönheitsmittel, das klare Haut und glänzendes Haar schenkt.

Guduchi

Dosha: V–P–K=
Energie: erwärmend
Gunas: leicht, ölig
Kontraindikationen: Schwangerschaft
Guduchi ist eine bittere Heilpflanze und bekannt für ihre Fähigkeit, brennende Schmerzen zu lindern und Fieber zu senken, unterstützt aber gleichzeitig auch die Leber bei ihrer Entgiftungstätigkeit. Guduchi wird zur Behandlung von Autoimmunerkrankungen verwendet, weil es das Immunsystem stärkt; außerdem wirkt es sich positiv auf entzündliche Hauterkrankungen aus.

Helmkraut

Dosha: V=P–K–
Energie: kühlend
Gunas: leicht
Kontraindikationen: keine bekannt
Helmkraut wird hauptsächlich aufgrund seiner Wirkung als Nervenstärkungsmittel eingesetzt: Diese Heilpflanze schenkt geistige Klarheit, hilft gegen Schlafstörungen und einen unruhigen Geist. Sie soll sich besonders gut für Pitta-Typen und zur Beruhigung von Pitta-Emotionen eignen.

Hibiskus

Dosha: V+P–K–
Energie: kühlend
Gunas: leicht, trocken
Kontraindikationen: Erkrankungen, die durch einen Vata-Überschuss oder übermäßige Kälte entstehen

Hibiskus ist eine Blume, die Blut und Herz reinigt. Sie wird oft als Zutat in Schönheitsmitteln verwendet, denn sie schenkt einen klaren Teint und fördert den Haarwuchs. Auch auf das weibliche Fortpflanzungssystem kann Hibiskus sich positiv auswirken (vor allem bei starken Monatsblutungen).

Ingwer

Dosha: V−P+K−
Energie: erwärmend
Gunas: frische Ingwerwurzel ist schwer und ölig, trockenes Ingwerpulver leicht, trocken und scharf
Kontraindikationen: Krankheiten, die auf zu viel Pitta zurückzuführen sind, wie Sodbrennen, Bluthochdruck oder entzündliche Hauterkrankungen
Ingwer ist ein Rhizom oder eine Wurzel, die verschiedene medizinische Eigenschaften besitzt und außerdem als Küchengewürz verwendet wird. Bei Erkältungen oder Atemwegserkrankungen sollten Sie zu Ingwer greifen, da er eine schleimlösende Wirkung hat. Außerdem können Sie damit Ihr Verdauungsfeuer stärken, Blähungen und Übelkeit lindern und einer Reisekrankheit vorbeugen. Mit Ingwer können auch Gelenkerkrankungen (einschließlich Arthritis) behandelt werden, da er die Durchblutung erhöht und gleichzeitig entzündungshemmend wirkt.

Kamille

Dosha: V+P−K−
Energie: kühlend
Gunas: leicht, trocken
Kontraindikationen: keine bekannt
Diese Blume oder Heilpflanze wird normalerweise als Tee zubereitet und ist für ihre beruhigende Wirkung bekannt. Kamille lindert Nerven- und Kopfschmerzen sowie Verdauungsbeschwerden, die auf zu viel Hitze zurückzuführen sind. Auch bei Menstruationsbeschwerden kann sie eine regulierende Wirkung ausüben.

Kardamom

Dosha: V–P–K–
Energie: kühlend
Gunas: leicht, trocken
Kontraindikationen: übermäßiges Pitta oder zu starke Hitze

Kardamom sollte auf der Liste Ihrer Verdauungshilfen nicht fehlen. Dieses Gewürz stärkt die Verdauung und hilft gegen Verdauungsstörungen und Blähungen. Es wirkt auch gegen Morgenübelkeit und andere Erkrankungen, die mit Übelkeit einhergehen. Außerdem befreit Kardamom die Lunge von Schleim, heilt Halsschmerzen und eignet sich daher gut für die Behandlung von Erkältungen.

Koriander

Dosha: V–P–K–
Energie: kühlend
Gunas: leicht, ölig
Kontraindikationen: keine bekannt

Koriander wird häufig zur Behandlung von Reizdarmsyndrom, Koliken und entzündlichen Erkrankungen der Verdauungsorgane wie Morbus Crohn, Geschwüren oder Säurereflux angewendet. Das Gewürz hat eine stark fiebersenkende Wirkung, kann die Lunge von Schleim befreien und eignet sich daher gut zur Behandlung von Grippe und Erkältungen. Die Blätter der Pflanze (Korianderkraut) dienen zur äußerlichen Behandlung von Hauterkrankungen (vor allem wenn diese auf Allergien zurückzuführen sind) und können zur Entgiftung von Schwermetallen eingenommen werden.

Kreuzkümmel (Kumin)

Dosha: V=P=K=
Energie: kühlend
Gunas: leicht, trocken
Kontraindikationen: bei entzündlichen Erkrankungen im Verdauungstrakt mit Vorsicht anwenden

Der Sanskrit-Name für Kreuzkümmel lautet Jiraka, was »die Verdauung fördern« bedeutet – und genau dafür ist diese Pflanze auch am bekanntesten. Als Küchengewürz kann sie die Aufnahme von Nährstoffen aus Speisen verbessern; außerdem hilft sie gegen Durchfall und lindert Verdauungsstörungen und Übelkeit. Sie wird auch zur Steigerung der Muttermilchproduktion und zur Behandlung von Lungenproblemen wie einem Engegefühl in der Brust eingenommen.

Kurkuma

Dosha: V–P–K–
Energie: erwärmend
Gunas: leicht, trocken
Kontraindikationen: während der Schwangerschaft oder bei Einnahme von blutverdünnenden oder gerinnungshemmenden Medikamenten nicht in größeren Mengen verzehren
Der Sanskrit-Name für Kurkuma lautet Harida (»gelb«). Tatsächlich erkennt man das aus der Wurzel dieser Pflanze gewonnene Pulver an seiner gelben Farbe, und dank der vielen Forschungsstudien, die zu seiner medizinischen Anwendung durchgeführt wurden, erfreut sich Kurkuma großer Bekanntheit und Beliebtheit. Es gibt eine lange Liste positiver Wirkungen dieser Heilpflanze, sodass man fast schon davon ausgehen kann, dass Kurkuma gegen so gut wie alle Erkrankungen hilft. Hier nur ein paar ihrer vielen heilenden Eigenschaften: Kurkuma wirkt entzündungshemmend und antibiotisch, regt die Durchblutung an und eignet sich zur äußerlichen Behandlung bei Schnitten und Prellungen.

Manjistha

Dosha: V+P–K–
Energie: kühlend
Gunas: schwer, trocken
Kontraindikationen: Erkrankungen, die durch einen Vata-Überschuss entstehen

Manjistha bedeutet »rote Wurzel«, und wie alle roten Lebensmittel eignet diese Pflanze sich gut zur Behandlung des Lymphsystems. Sie hat eine Affinität zur Haut und kann Ekzeme, Psoriasis, Akne und Rosacea beseitigen. Manjistha wird aber auch verwendet, um Blutungen bei Geschwüren und Morbus Crohn zu stillen und den Menstruationszyklus zu regulieren.

Minze

Dosha: V–P–K–
Energie: kühlend, im Übermaß erwärmend
Gunas: leicht, trocken, scharf
Kontraindikationen: Epilepsie, Erkrankungen, die durch einen Vata-Überschuss entstehen
Die Minze ist ein sehr häufiges Kraut, dessen Aroma allgemein bekannt und beliebt ist, über dessen medizinischen Nutzen die Menschen jedoch vielleicht weniger wissen. Sie wird zur Behandlung von Erkältungen eingesetzt, da sie schweißhemmend wirkt und eine verstopfte Nase befreit. Außerdem beruhigt sie das Nervensystem, wenn man unter Stress oder emotionaler Anspannung steht. Äußerlich wird sie in Sprays oder Salben zur Behandlung entzündlicher Hauterkrankungen eingesetzt.

Mucuna pruriens (Juckbohne)

Dosha: V–P+K–
Energie: erwärmend
Gunas: schwer, ölig
Kontraindikationen: verstopfte Nase
Mucuna pruriens (auch Kapikacchu genannt) ist ein Nerventonikum. Es enthält einen natürlichen Vorläufer des Neurotransmitters Dopamin, dessen Spiegel bei depressiven Menschen oft zu niedrig ist. Außerdem handelt es sich bei dieser Heilpflanze um ein Tonikum für die Fortpflanzungsorgane, das gegen zu schwache Libido hilft und die Fruchtbarkeit von Männern und Frauen verbessert.

Muskat

Dosha: V−P+K−
Energie: erwärmend
Gunas: leicht, ölig, scharf
Kontraindikationen: nicht in größeren Mengen (über sechs Gramm) verzehren

Muskat ist ein Nervenstärkungsmittel. Als Beruhigungsmittel wird das Pulver der Muskatnuss zur Behandlung von Schlaflosigkeit und geistiger Überaktivität verwendet. Es entspannt aber nicht nur den Geist, sondern auch die Muskeln (zum Beispiel bei einem Restless-Legs-Syndrom). Außerdem hilft es gegen Magenkrämpfe, Schmerzen oder Blähungen und trägt zur besseren Aufnahme von Nährstoffen im Dünndarm bei.

Neem

Dosha: V+P−K−
Energie: kühlend
Gunas: leicht, trocken
Kontraindikationen: Abmagerung, kräftezehrende Krankheiten

Neem ist die Heilpflanze, an die man zuallererst denkt, wenn es um die Behandlung von Hauterkrankungen geht. Sie wird bei allen entzündlichen Erkrankungen der Haut eingesetzt; besonders gut eignet sie sich (sowohl innerlich als auch äußerlich angewendet) zur Heilung von Bakterien- und Pilzinfektionen. Neem ist ein Antiseptikum, das für die Mundhygiene verwendet wird. Ihre kühlen und bitteren Eigenschaften machen diese Pflanze zu einem guten Mittel gegen Verdauungs- und Atemwegserkrankungen, die mit Entzündungen oder einem Pitta-Überschuss einhergehen.

Rose

Dosha: V=P=K=
Energie: kühlend
Gunas: leicht, trocken
Kontraindikationen: keine bekannt

Von nun an sollten Sie die Rose stets mit ihrer Fähigkeit assoziieren, die Haut zu beruhigen und zu klären und Erkrankungen des weiblichen Fortpflanzungssystems zu bessern. Rose kann zur Linderung von PMS und Wechseljahrsbeschwerden eingesetzt werden. Als kühlende Heilpflanze eignet sie sich außerdem gut zur Behandlung von Entzündungen des Verdauungstrakts und soll auch zur Senkung zu hoher Blutfettwerte beitragen.

Safran

Dosha: V−P=K−
Energie: erwärmend
Gunas: leicht, ölig
Kontraindikationen: Schwangerschaft
Safran hat eine Affinität zu Blut, Herz und den Fortpflanzungsorganen. Diese Heilpflanze wird zur Regulation des Menstruationszyklus und zur Behandlung von Fruchtbarkeitsproblemen verwendet. Außerdem ist Safran ein Aphrodisiakum und wirkt Herzinsuffizienz und Blutarmut entgegen.

Salz

Dosha: V−P+K+
Energie: erwärmend
Gunas: schwer, scharf
Kontraindikationen: Bluthochdruck
Es gibt verschiedene Arten von Salz, beispielsweise Stein- und Meersalz. Steinsalz ist leichter verdaulich; Meersalz hat einen höheren Mineralstoffgehalt. Salz fördert die Verdauung dadurch, dass es unser Verdauungsfeuer anregt. Außerdem kann es dazu beitragen, die Lunge von Schleim zu befreien.

Senfkörner

Dosha: V−P+K−
Energie: erwärmend
Gunas: leicht, trocken, scharf
Kontraindikationen: entzündliche Erkrankungen

Senfkörner haben eine Affinität zu Lunge und Gelenken. Sie können die Atemwege von Schleim befreien, erleichtern Patienten mit Bronchitis oder Lungenentzündung die Atmung und können Erkältungen im Keim ersticken. Bei Gelenkbeschwerden wie Arthritis werden Senfkörner zur Bekämpfung von Schmerzen und Schwellungen eingesetzt.

Shatavari

Dosha: V–P–K+
Energie: kühlend
Gunas: schwer, ölig
Kontraindikationen: zu schwaches Verdauungsfeuer
Shatavari ist eine der besten Heilpflanzen, um den weiblichen Hormonhaushalt wieder ins Gleichgewicht zu bringen. Es reguliert den Menstruationszyklus, fördert aber auch die Fruchtbarkeit, beugt Fehlgeburten vor und lindert Hitzewallungen in den Wechseljahren. Shatavari kann zur Behandlung entzündlicher Verdauungsbeschwerden eingesetzt werden; außerdem trägt es zum Wiederaufbau von Gewebe bei, wenn das Immunsystem geschwächt ist, und ist ein Adaptogen, das heißt, es hilft unserem Körper, besser mit Stress fertigzuwerden.

Süßholz

Dosha: V–P–K–
Energie: kühlend
Gunas: schwer, ölig
Kontraindikationen: Bluthochdruck, Ödeme, Lebererkrankungen, Schwangerschaft
Süßholz ist eine Wurzel, die bei Erkrankungen verschiedener Organsysteme eingesetzt wird. Sie wirkt sich positiv auf die Lunge aus, weil sie trockenen und produktiven Husten, Asthma und Bronchitis lindert. Da sie eine dünne Schleimschicht bildet, eignet sie sich auch gut zur Behandlung von Halsschmerzen, Geschwüren oder Übersäuerung, also in Situationen, in denen Gewebe beruhigt werden muss. Süßholz wird zur Stärkung der Nebennieren

und des Nervensystems eingesetzt; außerdem können damit trockene oder entzündliche Hauterkrankungen behandelt werden.

Triphala

Dosha: V=P=K=
Energie: kühlend
Gunas: leicht, trocken
Kontraindikationen: keine bekannt
Triphala ist ein pflanzliches Kombinationspräparat, das aus drei verschiedenen Früchten besteht: Haritaki, Amalaki und Bibhitaki. Jede dieser drei Früchte wirkt beruhigend auf ein Dosha oder einen doshischen Verdauungstypus; es handelt sich dabei also um ein tridoshisches Heilmittel. Triphala ist eines der ersten Mittel, an die man bei der Behandlung von Verdauungsstörungen denken sollte, da jede der drei Heilpflanzen sich positiv auf die verschiedenen Arten von unausgewogenem Agni auswirkt. Außerdem lindert Triphala Entzündungen der Haut und der Augen.

Tulsi

Dosha: V−P+K−
Energie: erwärmend
Gunas: leicht, trocken
Kontraindikationen: Erkrankungen, die auf einen Pitta-Überschuss zurückzuführen sind
Tulsi ist auch unter dem Namen »heiliges Basilikum« bekannt und gilt als Heilpflanze, die spirituelle Klarheit schenken kann. Tulsi hat eine Affinität zur Lunge und eignet sich daher besonders gut für die Behandlung von Erkrankungen der Lunge und der oberen Atemwege wie Asthma, Bronchitis und Allergien. Da Tulsi sowohl gegen eine verstopfte Nase hilft als auch Fieber senkt, können damit außerdem Erkältungen behandelt werden.

Zimt

Dosha: V–P+K-
Energie: erwärmend
Gunas: leicht, trocken, scharf
Kontraindikationen: übermäßige Hitze im Verdauungstrakt
Dieses Gewürz, das die meisten Menschen in ihrer Küche haben, besitzt viele medizinische Eigenschaften. Greifen Sie zu Zimt, wenn Sie unter einer Erkältung oder Verstopfung der Nasennebenhöhlen leiden oder wenn Ihre Verdauung sich zu langsam oder träge anfühlt. Zimt kann auch zur Behandlung von Koliken, Durchfall und einer unausgewogenen Darmflora verwendet werden. Außerdem wirkt sich die Hitze des Zimts positiv auf die Durchblutung aus, vor allem bei kalten Extremitäten.

Glossar ayurvedischer Fachbegriffe

Abhyanga: Ölmassage oder Einreibung mit Öl (ein Bestandteil des ayurvedischen Dinacharya)

Agni: das Verdauungsfeuer, das wir für die Verarbeitung physischer (Nahrung) oder nichtphysischer Dinge (Emotionen) benötigen, die wir über den Körper oder mit unseren Sinnesorganen in uns aufnehmen

Ama: unverdauliche oder nicht resorbierbare Abfallstoffe im Körper

Asana: eine Yogaposition oder -haltung

Ayurveda: die »Wissenschaft des Lebens«; eine traditionelle Heilkunde aus Indien

Bhuta: Element; die Natur besteht aus fünf verschiedenen Elementen (Äther, Luft, Feuer, Wasser und Erde)

Dhatu: eines der sieben Gewebe, die unseren Körper stützen und der Reihe nach gebildet werden

Dinacharya: das tägliche ayurvedische Pflege- und Selbstfürsorgeprogramm

Doshas: die drei Konstitutionen Vata, Pitta und Kapha, die uns in ausgewogenem Zustand gesund und in unausgewogenem Zustand krank machen

Gandusha: Mundreinigung durch Ölziehen (ein Teil des täglichen ayurvedischen Pflege- und Selbstfürsorgeprogramms)

Garshana: Trockenbürstenmassage des Körpers (ein Teil des täglichen ayurvedischen Pflege- und Selbstfürsorgeprogramms)

Ghee: geklärte Butter, bei deren Herstellung die festen Milchbestandteile entfernt werden

Guna: eine Eigenschaft oder Qualität zur Beschreibung der Elemente und Doshas; insgesamt gibt es 20 Gunas

Ida Nadi: Hauptenergiekanal auf der linken Körperseite, der die weibliche Energie oder Mondenergie repräsentiert

Kapha: eines der drei Doshas; Konstitution, die aus Erde und Wasser besteht

Nadi: Kanal (beispielsweise ein Energiekanal oder der Puls)

Ojas: die Vitalität, die uns Kraft gibt und unser Immunsystem stärkt

Panchakarma: die fünf reinigenden Handlungen (Erbrechen, Abführen, Einläufe, Aderlass und Verabreichung von Öl durch die Nase)

Pingala Nadi: Hauptenergiekanal auf der rechten Körperseite, der die männliche Energie oder Sonnenenergie repräsentiert

Pitta: eines der drei Doshas; Konstitution, die aus Feuer und Wasser besteht

Prakriti: unsere angeborene Konstitution bzw. unser angeborenes Dosha oder Wesen, das bereits bei der Empfängnis festgelegt wird

Prana: Lebenskraft, »Atem«; die Energie, die alle Lebensformen brauchen, um existieren zu können

Ratricharya: abendliches ayurvedisches Pflege- und Selbstfürsorgeprogramm

Ritucharya: jahreszeitliches ayurvedisches Pflege- und Selbstfürsorgeprogramm

Ritusandhi: Übergang oder Bindeglied zwischen zwei Jahreszeiten

Samskara: »Furche«; ein Muster oder Eindruck, der durch innere Programmierung (Konditionierung) entsteht, kann negativ oder positiv sein

Shodhana: reinigen, säubern

Svadhyaya: Selbststudium

Swasthavritta: Verhaltensempfehlungen für den Erhalt eines guten Gesundheitszustands

Vaidya: Ayurveda-Arzt oder -Therapeut

Vata: eines der drei Doshas; Konstitution, die aus Äther und Luft besteht

Vikriti: eine Unausgewogenheit in der Konstitution oder dem Dosha eines Menschen

Yoga: die Schwesterdisziplin des Ayurveda; eine Praxis, durch die man zur Einheit zwischen Geist, Körper und dem eigenen Ich gelangt

Dank

Wie alle Pitta-Typen neige ich von Natur aus dazu, Hilfe abzulehnen, und möchte am liebsten immer alles allein schaffen. Doch da ich einer Gemeinschaft hilfsbereiter gleichgesinnter Menschen angehöre, habe ich die Erfahrung gemacht, dass es Ideen, Projekte, Beziehungen, ja sogar den eigenen Gesundheitszustand stärkt, wenn man sich von anderen helfen lässt. Ich bin dankbar dafür, bei meiner Arbeit an diesem Buch von so vielen wunderbaren Menschen Unterstützung erfahren zu haben.

Meinen Lehrern und Studienkollegen vom Mount Madonna Institute, wo ich meine Entdeckungsreise in die Welt des Ayurveda begonnen habe, werde ich für immer dankbar sein. Sie haben mir nicht nur das Wissen, sondern auch das wahre Wesen des Ayurveda vermittelt – ein festes Fundament, das stets ein wichtiger Teil von mir sein wird.

Liebe Cassandra Bodzak, liebe Kolleginnen im Club für angehende Autorinnen: Mit eurer Inspiration und Unterstützung habt ihr mich in meinem Traum bestärkt, ein Buch zu schreiben. Auch heute inspiriert ihr mich immer noch tagtäglich.

Meinem literarischen Agenten Steve Harris und meiner Redakteurin Jennifer Kurdyla bin ich dankbar für ihre Anleitungen, mit deren Hilfe ich meine Ideen und Erfahrungen zu etwas viel Schönerem gestalten konnte, als ich es mir erträumt hatte.

Meine lieben Freundinnen und Freunde vom Sage Center: Ich danke euch dafür, dass ihr immer da wart, mich angespornt und über meine Witze gelacht habt. Wenn jeder so hilfsbereite Menschen um sich hätte, wäre die Welt ein sehr viel schönerer Ort.

Und schließlich möchte ich mich bei meinen Eltern, Dan und dem kleinen Barry Allen bedanken. Eure liebevolle Bereitschaft, mir zu helfen, ist mir stets voll und ganz bewusst.

Über die Autorin

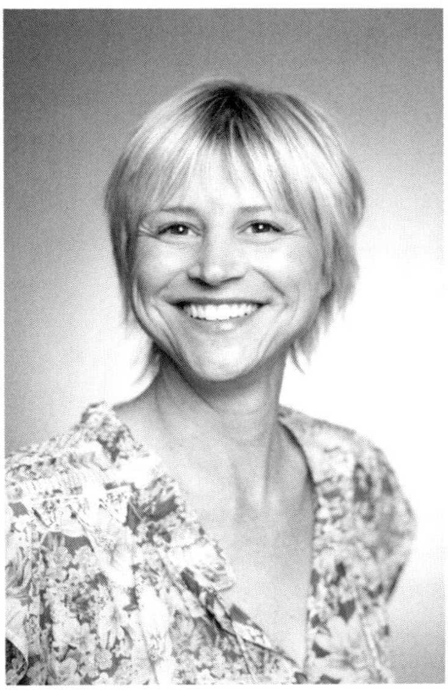

Sarah Kucera, Chiropraktikerin (DC) und zertifizierte Ayurveda-Therapeutin (CAP) setzt sich schon seit über zehn Jahren professionell für eine gesunde Lebensweise ein; persönlich tut sie dies bereits ihr Leben lang. Die staatlich zugelassene Chiropraktikerin, zertifizierte Ayurveda-Therapeutin, Yogalehrerin, Yogatherapeutin und Unternehmerin hat das Sage Center, ein Gesundheitszentrum mit Heilpflanzenapotheke in Kansas City (Missouri), begründet. Dort verhilft Sarah Menschen durch eine Kombination dieser Behandlungsmethoden zu mehr Wohlbefinden.

sarahkucera.com

Bezugs- und Informationsquellen

Ayurveda-Portal: ayurveda-portal.de
Aktuelles Wissen zu Ayurveda und Gesundheit inkl. Ayurveda-Blog und Veranstaltungskalender

Institut für Ayurveda: ayurveda-klinik.de
Traditionelle indische Medizin an den Kliniken Essen-Mitte

Ayurveda-Kurzentrum: rosenberg-ayurveda.de
Ayurveda-Gesundheits- und -Kurzentrum mit einem reichhaltigen Therapieangebot und Wissenswertem zu Ayurveda inkl. Test, Rezepte und Lexikon

Ayurveda-Akademie: ayurveda-akademie.org
Europäische Akademie für Ayurveda inkl. Seminarangebot für Deutschland, Österreich, Schweiz und international

Ayurveda-Produkte: ayurveda-produkte.de
Wissenswertes rund um Ayurveda und Shop mit Nahrungsergänzungsmitteln, Tees, Getränken, Gewürzen und Naturkosmetik

Ayurveda-Produkte: ayurveda-marktplatz.de
Großer Ayurveda-Shop mit Lebensmitteln, Getränken, Kräutern und Kosmetik

Pukka Herbs: pukkaherbs.de
Von Ayurveda inspirierte Tees und Heilpflanzen

Stichwortverzeichnis